第2版

临床神经解剖图谱

ANATOMIE CLINIQUE TOME 5: NEUROANATOMIE 2ᵉ ÉDITION

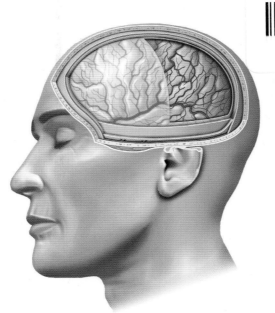

〔法〕皮埃尔·卡米纳　编著

夏　蓉　译

北京科学技术出版社

Originally published in French by Éditions Maloine, Paris, France under the title: ANATOMIE CLINIQUE TOME 5: NEUROANATOMIE 2ᵉ ÉDITION © Maloine 2013.

著作权合同登记号　图字：01-2018-3240

图书在版编目（CIP）数据

临床神经解剖图谱：第2版 /（法）皮埃尔·卡米纳
编著；夏蓉译. — 北京：北京科学技术出版社，2020.6
ISBN 978-7-5714-0525-0

Ⅰ. ①临… Ⅱ. ①皮… ②夏… Ⅲ. ①神经系统－人
体解剖学－图谱 Ⅳ. ①R322.8-64

中国版本图书馆CIP数据核字（2019）第229158号

临床神经解剖图谱：第2版

作　　者：〔法〕皮埃尔·卡米纳	电子信箱：bjkj@bjkjpress.com
译　　者：夏　蓉	网　　址：www.bkydw.cn
责任编辑：马丽平　张青山	经　　销：新华书店
责任校对：贾　荣	印　　刷：北京利丰雅高长城印刷有限公司
责任印制：吕　越	开　　本：787mm×1092mm　1/16
封面设计：申　彪	字　　数：450千字
图文制作：北京永诚天地艺术设计有限公司	印　　张：28.25
出 版 人：曾庆宇	版　　次：2020年6月第1版
出版发行：北京科学技术出版社	印　　次：2020年6月第1次印刷
社　　址：北京西直门南大街16号	ISBN 978-7-5714-0525-0/R·2688
邮政编码：100035	
电话传真：0086-10-66135495（总编室）	
0086-10-66113227（发行部）	
0086-10-66161952（发行部传真）	

定　　价：268.00元

致谢

我特别感谢我的妻子安妮，她将我的手写稿录入电脑，感谢她的耐心及她所做的、无可替代的工作。

我很感谢马鲁瓦那出版社首席执行官 Daniel Vigot 先生，在创作本书时他给了我最大的自由度，他允许我使用大量的插图，这体现了他对现代教学方法的浓厚兴趣。

我还要感谢医学绘图师 Cyrille Martinet 先生，他的插图作品令本书既精准科学又赏心悦目。

译者前言

　　本书是法国马鲁瓦那（MALOINE）出版社出版的"临床解剖学"（*ANATOMIE CLINIQUE*）丛书中的一本。丛书作者皮埃尔·卡米纳（Pierre Kamina）是布瓦迪艾大学（UNIVERSITE DE POITIERS）的解剖学教授，具有丰富的理论教学和临床实践经验。丛书出版以来，深受法国和其他法语国家医学生、全科医生及各专科医生的欢迎。

　　本书图文并茂，特色鲜明，包括简明扼要的文字介绍和精美的原创插图。文字使用解剖学国际术语，准确达意，方便读者理解和记忆；插图涉及范围广，内容丰富，精确美观，有助于读者的理解和记忆。

　　本书由七部分共三十二章及附录组成，涵盖了神经解剖学的方方面面，并与临床紧密结合。其中临床应用的内容和医学影像图片能引导读者理解病变的病理特征，使读者能同时认识正常和处于疾病状态的人体。本书既反映了 40 年来解剖学教学与临床实践的结合，又反映了医学的最新发展，可以陪伴医学生从初期基础医学直到后期专业医学的学习，也适合临床医生继续教育的需要。

　　参与本书翻译工作的还有何国钰、林正钰、邱雨佳、任佳逸（排名不分先后），在此表示感谢。

　　本书的翻译如有不妥之处，恳请读者予以指正。

夏蓉

2020 年 2 月于上海

原著序言

　　解剖学研究无疑是一项枯燥乏味的工作，许多医学生对解剖学大量且复杂的名词望而却步。医学生以苦行僧的方式学习基础医学和临床医学的大部头教科书，他们学习解剖学时，只是通过努力学习达到记忆的目的。

　　《临床神经解剖图谱》适用于医学本科生及相关专业学生进行医学学习和研究。本书使用了通用的解剖学专业术语。

　　本书内容简洁、精确，没有大段大段的烦琐概念，因此有助于医学生记忆学习。

　　本书插图绘制精确，色彩醒目，更具吸引力，使读者有美的享受。一些模式图的绘制是为了方便记忆，但并不影响其解剖学的真实性。

　　最后，书中收录了大量基本数据及临床实际的治疗和手术，以帮助读者加深对书中解剖结构的理解。

　　皮埃尔·卡米纳还为年轻的医学生和医生编写了另一本有价值的工具书，内容为妇产科手术中的静脉解剖学图谱，同样图文精良。

André Gouqze

法兰西医学院解剖学教授协会前秘书

原著前言

通过反复学习解剖学，你才能获得有关人类世界的完美知识。

Rabetais

为了更好地认识事物，你必须细致研究它。

La Rochefoucautd

《临床神经解剖图谱》中的临床解剖学内容，反映了近40年来解剖学教学与临床实践的成果和发展。

人们通常认为人体的解剖学不会改变，因为几千年来，人体几乎未发生改变。然而，就所有的科学而言，对"不变"表象的认识不仅取决于它的外观，还取决于用来研究它的工具仪器，以及我们操作和使用的方法。

任何临床实践都与解剖学的3个基本方面相关，即将解剖学作为诊断、分析思考和交流的工具。

解剖学是临床医生诊断的基础工具。人体是医学研究的主要目标和医学存在的理由。所以，在日常的医疗实践中，一名医生如果没有掌握一套完整的解剖学知识便对患者的身体进行检查或治疗，他很难成为一名称职的医生。

对于初入校门的医学生来说，解剖学是一门启蒙课程，是一个分析思考工具。医学生接触的不仅是极其复杂的人体结构，而且也是情绪、心理、意识形态与艺术等多元人类情感的载体，人类共同的身体结构是一面反映世界的镜子。

解剖学也是交流的工具，用于医生和患者之间的基本沟通，人体功能的改变往往涉及解剖结构的破坏，医患间能有效交流的基础是使用相同且简单的解剖学语言。本书只使用国际通用的解剖学术语。

本书的特色是在简洁的文字基础上，使用了大量的三维插图。这些插图绘制准确、精美，增加了读者学习的乐趣，对读者感受、认知和记忆的价值是不可替代的。

本书未选取解剖操作的照片，因为它们主要适合初步探讨解剖学的医学生；书中使用了丰富的临床医学图片，适合所有希望更好地了解人体内部结构，以便更好地进行临床治疗的医生们。

作者编写本书的目标很明确，即不仅要准确，而且要栩栩如生地描述人体。

皮埃尔·卡米纳

目录

第七部分

神经系统概述

第一章　神经系统的组成

神经系统的功能包括对来自人体和它所处环境的信息的接收、集成、转换和传输。

神经系统能协调和保证有机体的各项主要功能。

人在脑死亡或昏迷时，失去所有的脑的主要活动（意识、脑神经的反射活动、周围神经的反射活动、自主呼吸和脑电图无反应），可能仍有一些自主神经的功能。

神经系统包括两个部分（图 1.1）。

- 一个集成部分，即中枢神经系统。
- 一个接收和效应部分，即周围神经系统。

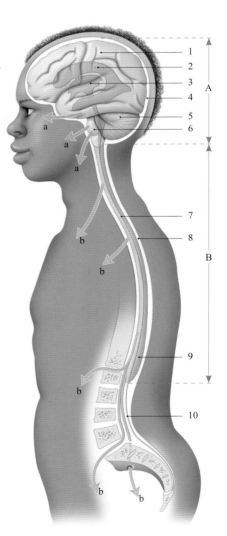

图 1.1　中枢神经系统（整体观）

A. 脑

B. 脊髓

a. 脑神经

b. 脊神经

1. 端脑
2. 侧脑室
3. 第三脑室
4. 颅腔
5. 小脑
6. 脑干
7. 中央管
8. 椎管
9. 腰膨大
10. 终丝

第一节 中枢神经系统

中枢神经系统作为神经系统的中心，具有转化、整合和协调神经冲动的作用。它的周围包绕着脑膜和脑脊液，将其与骨壁分离。中枢神经系统包括脑和脊髓。

1. 脑

脑位于颅腔内，与颅骨内壁间有脑膜分离。

脑由大（端）脑、间脑、脑干和小脑4个部分组成。

（1）大脑

大脑是脑的4个部分中容量最大的部分，它的结构和功能都十分复杂。

大脑中央有一条正中矢状位的沟，名为纵裂，将大脑分为左右两个半球。

两侧大脑半球由其内面的连合部相连，该连合部称为胼胝体。

大脑表面是不规则的，凹陷为脑沟，突起为脑回。

每个大脑半球进一步被分割成叶，并具有以下结构。

①周围层：由灰质组成，称为大脑皮质。
②中央白质：有众多神经通路经此穿行而过，并包含内囊、外囊和最外囊。
③中央灰质：由神经细胞体成团构成，形成许多基底核，有纹状体、尾状核、豆状核、屏状核和杏仁体。
④中央腔：侧脑室。

（2）间脑

间脑位于中脑向前延伸的位置，并且连接大脑两个半球。

其内有一个扁平、矢状位的空腔，称为第三脑室。

每侧间脑包含5个区域。

- 背侧丘脑，细胞团构成了间脑的4/5。
- 上丘脑，位于背侧丘脑上方，由缰部和松果体组成。
- 下丘脑，位于背侧丘脑下方，并向下延伸与垂体相连。
- 底丘脑，位于下丘脑侧方，背侧丘脑下方。
- 后丘脑，为背侧丘脑后方的附属物，由膝状体组成。

间脑为激素分泌中心，也是自主神经通路的交汇点。

（3）脑干（图1.2）

作为神经束的主要通路，脑干包含了所有的脑神经核和重要的网状结构。脑干由上至下分为中脑、脑桥和延髓3个部分。

脑桥和延髓的背面与小脑之间被一个空腔分隔，称为第四脑室。

①中脑：中脑是脑部中体积较小的一段，它由以下两部分组成：一部分位于腹侧，较厚，称为大脑脚；另一部分位于背侧，称为中脑被盖，自小脑上脚背侧向外延伸而成。

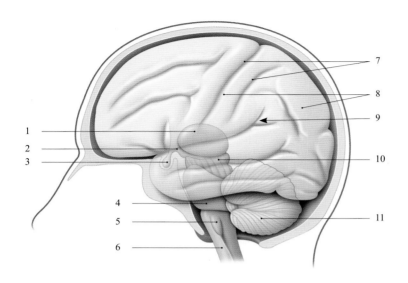

图 1.2　脑的一部分（侧面观）

蓝色：间脑
绿色：脑干

1. 丘脑
2. 下丘脑
3. 脑垂体
4. 脑桥
5. 延髓
6. 脊髓
7. 脑沟
8. 脑回
9. 大脑
10. 中脑（红色）
11. 小脑（黄色）

②脑桥：脑桥形成一个横向的突起，通过大脑中脚以桥梁的形式在腹侧联结两个大脑半球。它包含两个部分。

● 腹侧部分或称基底部，由相交叉的神经束和神经核构成。

● 背侧部分或称脑桥被盖，富含网状结构。

③延髓：脊髓延伸而成，通过小脑下脚与小脑相连。

（4）小脑

小脑位于大脑下方，脑干后方，通过小脑脚与端脑相连。

小脑分为左、右两个半球，以位于小脑正中名为小脑蚓部的结构相连。小脑分为 3 叶，整个表面布满浅沟。

小脑前部与脑干之间是第四脑室的位置。

小脑由以下两部分组成。

● 皮质，位于外围，由灰质组成。

● 中央部分，由白质组成，称为小脑髓质，

其中含有分散的灰质团，被称为小脑核。

2. 脊髓

脊髓是中枢神经系统的一部分，位于椎管内，由脊膜包绕，呈长圆柱状、微白柔软，有颈膨大和腰膨大两处隆起。头端连接延髓，尾端为圆锥形，或称脊髓圆锥，延长为终丝。

脊髓含有 31 对脊神经，与 31 个脊髓节段相对应：8 个颈段、12 个胸段、5 个腰段、5 个骶段和 1 个尾段。

脊髓由以下两部分组成。

● 白质：位于周围，与神经束和传导感觉、运动神经冲动的神经纤维相连。

● 灰质：位于中央，有自主神经系统中枢和突触。

3. 中枢神经系统中的腔隙

中枢神经系统中有很多相互交通的空间形成的腔隙，其中充满脑脊液。

（1）脑室

①左、右侧脑室分别位于两侧大脑半球。
②第三脑室位于间脑。
③第四脑室位于脑干和小脑之间。第三脑室和第四脑室之间通过中脑水管相交通；

第四脑室还与蛛网膜下隙区域连通。

（2）中央管

位于脊髓的中轴线上，与第四脑室相连。

第二节　周围神经系统

周围神经系统是连接中枢神经系统与器官的纽带，由神经和神经节构成。

脑神经和其神经节直接与大脑相连；脊神经和其神经节直接与脊髓相连。

第三节　神经系统的医学影像

研究活体神经系统形态学的工具越来越多，包括功能造影和分子造影等技术。后者十分先进，能够通过检测活动中的神经元的特殊标记物监测脑中的情感变化。无论使用哪种技术，掌握中枢神经系统的形态学知识都是至关重要的，据此可以对机器提供的图像做出准确的判断。

1. 放射影像学

标准 X 线平片检查和 X 线计算机断层扫描（CT）（即在计算机辅助下实现的断层成像），都是探究自然环境下神经系统形态学的可选方法。

CT 能用于检测对 X 线不透光的组织（骨骼、关节盘、肌肉等）的移位及外观形态。

CT 影像和其三维重建可以帮助分析白质、灰质以及脑室的情况（图 1.3）。

2. 大脑超声

对子宫内的胎儿或新生儿用超声波进行超声造影，能够检测出大脑畸形和病理改变（图 1.4）。

3. 血管造影术

关于中枢神经系统形态学和动静脉血流的研究与其他所有影像学技术都有关联（如 CT 血管造影、磁共振血管造影等）。

血管造影完善并扩展了临床信息量。

4. 磁共振成像（MRI）

该技术的影像信号来源于氢原子顺从于强力磁场的作用，其影像清晰生动，解析度可以达到毫米级别。

MRI 为识别中枢神经系统的结构提供

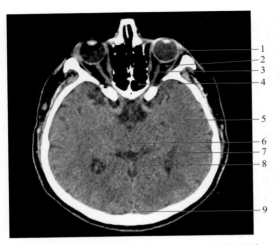

图 1.3 头部 CT（横切面）（由 Diesce 博士提供）

1. 眼球	6. 脑干
2. 眼外直肌	7. 侧脑室
3. 视神经	8. 小脑蚓部
4. 右侧鼻腔	9. 上矢状窦
5. 右侧大脑半球	

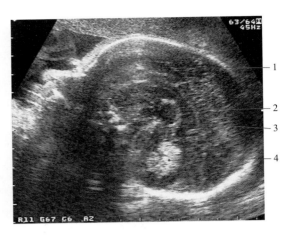

图 1.4 产科超声（矢状切面），33 周胎儿（由 de Boysson 博士提供）

1. 大脑半球
2. 丘脑
3. 胼胝体
4. 小脑

了具有优势的研究方法，如识别白质和灰质、神经系统的神经起始点等。

5. 大脑功能成像

活跃的脑区会消耗经血运输的葡萄糖，因而可以由此研究大脑各部分的功能。通过定位脑血流量和新陈代谢的变化，可以绘制一张脑功能成像图，这是基于 3 种不同原理的成像技术（图 1.5）。

（1）单光子发射计算机断层显像（SPE-CT）（或 γ 射线断层显像）

在注射或吸入经典放射性混合物后，使用 γ 射线探测大脑的血流量变化。收集的信号由电脑处理为切面图像。

（2）功能性磁共振成像（fMRI）

它是使用示踪剂的 MRI 技术。

（3）正电子发射计算机断层扫描（PET-CT）

PET 技术探测了由位置发射器（回旋加速器）标记的单个原子在三维空间中的分布，与 CT 技术融合后组成 PET-CT（图 1.6）。

在实际应用中，医疗成像技术的联合使用能够提供形态学和功能学上的信息，帮助定位损伤的结构，从而制订最理想的治疗计划。

主要适应证有痴呆、癫痫、血管病变及肿瘤。

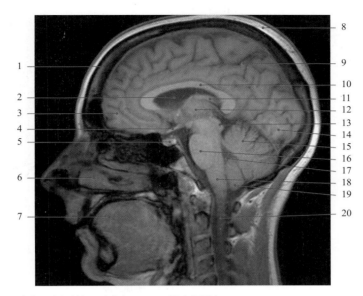

图 1.5　头部的 MRI（旁正中矢状切面）（由 Diesce 博士提供）

1. 上矢状窦	6. 下鼻甲	11. 穹隆	16. 脑桥
2. 透明隔	7. 舌	12. 丘脑	17. 第四脑室
3. 额叶	8. 颅骨	13. 上下丘	18. 延髓
4. 视交叉	9. 顶叶	14. 枕叶	19. 小脑扁桃体
5. 下丘脑	10. 胼胝体	15. 小脑半球	20. 脊髓

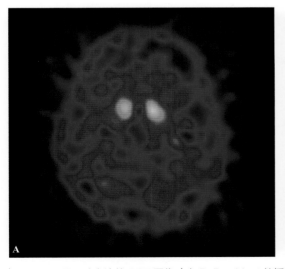
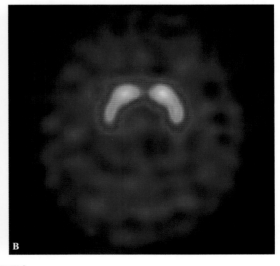

图 1.6　显示脑血流的 PET 图像（由 R. Perdrisot 教授提供）

A. 正常图像（健康志愿者或特发性震颤）

B. 异常图像（帕金森综合征）

第二章 神经发育学

神经系统在胚胎第8天开始发育，胚泡的胚细胞转化为双胚层，被称为胚盘的蛋形结构。该结构由两层界限分明的不同结构组成，腹侧为下胚层，背侧为上胚层。

第一节 胚盘

1. 胚胎发育第15天（图2.1）

在上胚层中线尾端部分出现一增厚部分，称为原条。最靠近头端的一侧向外突起，构成原节。此处通过原始神经板向头端生长。原条自原沟和原节起出现一个凹陷，称为原窝。原条中的上胚层细胞增生迁移，替代下胚层细胞，形成内胚层。

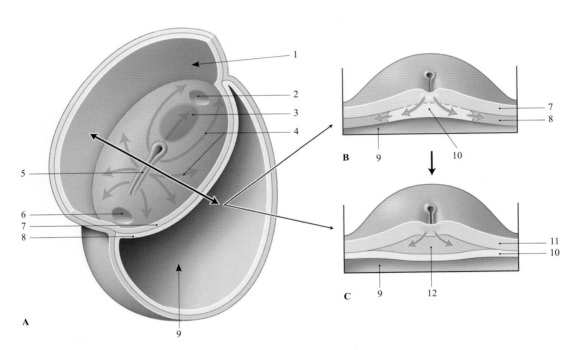

图2.1 **胚盘的发育**

A. 斜切：胚盘的颅侧观
B. 妊娠15天的横切面
C. 妊娠16天的横切面

1. 羊膜腔
2. 口咽膜
3. 原始神经板
4. 细胞迁移（箭头）
5. 原沟和原条
6. 泄殖腔膜
7. 上胚层
8. 下胚层
9. 卵黄囊腔
10. 内胚层
11. 外胚层
12. 中胚层

2. 胚胎发育第 17 天（图 2.2）

原条中的细胞出现新的增殖，在上胚层和内胚层之间迁移，形成胚内中胚层。残余的上胚层细胞形成表皮结构。

梨形的胚胎变为 3 层结构，分别命名为外胚层、中胚层和内胚层。

原窝沿着中线层层套叠，向头端延伸形成脊索管。（注释：神经管原肠管暂时在羊膜腔内，卵黄囊穿过原节。它们闭塞于此，直到脊索形成。）

脊索管失去孔洞，变为脊索，成为在轴向骨架发育过程中的体轴。

3. 胚胎发育第 20 天

原条继续向尾端方向退化，此时它已高度退化（长度仅剩胚胎最长时期的 10%~20%）。它产生一个中胚层细胞团称为尾侧隆起。

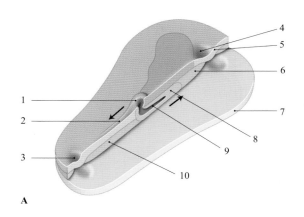

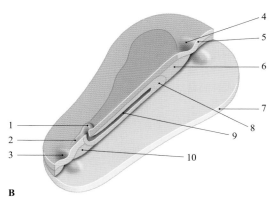

图 2.2　原条的演变（颅侧观：第 17 天的胚胎）

A. 脊索管开始扩张　　　　　1. 神经板　　　　　7. 内胚层
B. 脊索管延伸结束　　　　　2. 原窝　　　　　　8. 脊索突起
　　　　　　　　　　　　　3. 原条　　　　　　9. 脊索管
　　　　　　　　　　　　　4. 口咽膜　　　　　10. 中胚层
　　　　　　　　　　　　　5. 外胚层
　　　　　　　　　　　　　6. 脊索前板

第二节　神经胚的形成

1. 初级神经胚的形成

初级神经胚的形成由脊索的发育诱导，大约在胚胎第 16 天从神经板的形成而开始发育，然后形成神经管和神经嵴（图 2.3）。

（1）神经板

神经板由神经外胚层细胞演变而来，外胚层细胞增厚覆盖脊索和中胚层旁轴。神经板沿着背侧面依照其轴线扩大、折叠，形成

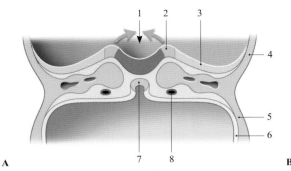

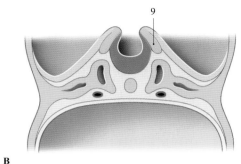

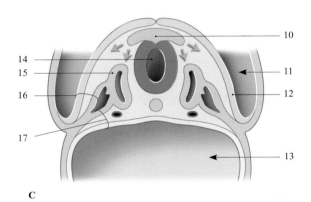

图 2.3　初级神经胚的形成：胚盘中部的横切面

A. 胚胎第 18 天	8. 原始主动脉
B. 胚胎第 20 天	9. 神经嵴形成
C. 胚胎第 21 天	10. 神经嵴
	11. 羊膜腔
1. 神经沟	12. 表面外胚层
2. 神经褶	13. 卵黄囊
3. 外胚层	14. 神经管
4. 体腔中胚层	15. 近轴中胚层
5. 内脏中胚层	16. 胚体壁
6. 内胚层	17. 胚脏壁
7. 脊索	

两侧有神经褶的神经沟。

（2）神经管

近第 3 周末，神经褶沿着中线融合，其中的孔洞形成神经管。

该融合从第四体节的位置起，向头端和尾端延伸。

神经管的最末端，称作神经孔，开口于羊膜腔。头端的神经孔在第 25 天闭合，尾端的神经孔比头端晚两天闭合。

神经管壁由神经上皮细胞构成，增厚并分化成 3 层。

①边缘层：位于周围，产生白质。

②套层：由神经外胚层组成，形成灰质。这层将分化成背侧板、腹侧板和外侧板。

③室管膜层：可形成脑室管膜和脉络丛上皮层。

④神经管：形成中枢神经系统中的空腔。

（3）神经嵴

神经褶的神经外胚层细胞向腹侧迁移，并入中胚层形成外胚层间质，是一种神经嵴组织。神经嵴介于神经管和上胚层之间，与中胚层下层分化为体节的部分紧密相连。

2. 次级神经胚的形成（图 2.4）

尾侧隆起处，在尾侧神经孔关闭后，第 31 体节的位置上方发育形成一条神经索。该神经索与神经管连接时凹陷成管状，在第 6 周时与神经管相连。

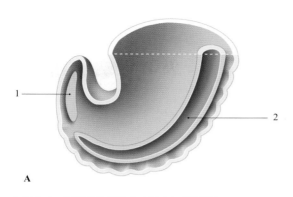
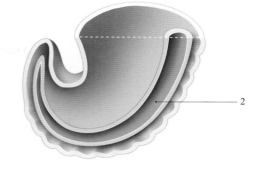

图 2.4　尾侧隆起的演变（正中矢状切面）

A. 第 20 天　　　　　　B. 第 40 天　　　　　　1. 尾侧隆起　　　　　　2. 神经管

第三节　神经系统的组织发生

1. 神经管的组织发生

神经管细胞的分化从菱脑开始，并且沿着头端和尾端扩展。

神经管的上皮属于假复层上皮，其中的神经外胚层细胞的细胞核位于不同的水平。

神经管细胞进行活跃的有丝分裂，形成两种类型的细胞：中枢成神经细胞和中枢海绵状细胞。

胚胎期过后，神经外胚层细胞失去了分化为成神经细胞和海绵状细胞的能力。但一些神经胶质细胞，例如星形胶质细胞，仍然保留该能力。

（1）中枢成神经细胞（负蛋白细胞）（图2.5）

中枢成神经细胞体积较大，为圆形或纺锤形，是神经元的前身。

在其生长过程中，会有一处或多处细胞质突起，称作生长锥。这些生长锥包含神经纤维和大量的细胞器。其中一个朝向靶器官生长的生长锥，将成为轴突。轴突的生长速度大约为每天 1cm。

其他的生长锥将成为树突。

当生长中的生长锥与其靶器官接触，则变得扁平形成突触。

（2）中枢海绵状细胞（正蛋白细胞）

中枢海绵状细胞可变为成胶质细胞、室管膜母细胞和松果体母细胞。

①成胶质细胞：可分化成为星形胶质细胞、少突胶质细胞和小胶质细胞。放射状成胶质细胞在成神经细胞成长的迁移过程中起辅助作用（图2.6）。

②室管膜母细胞：在原位分化为室管膜细胞，这是一种带纤毛的细胞，覆盖中央管和脑室。

③松果体母细胞：可分化成为松果体的实质细胞。

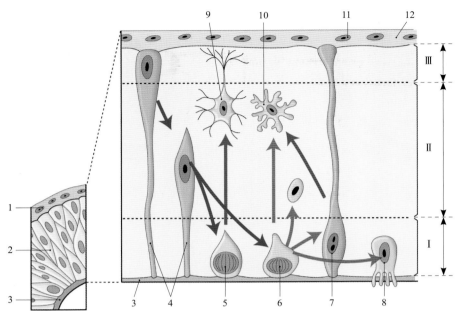

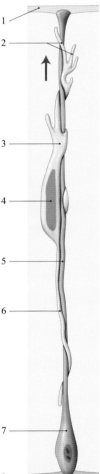

图 2.5　脑内细胞的分化

I. 室管膜层
II. 灰质层
III. 白质层

1. 软脑膜和蛛网膜细胞
2. 神经外胚层
3. 室管膜
4. 神经外胚层细胞
5. 中枢成神经细胞（有丝分裂）
6. 中枢海绵状细胞
7. 放射状胶质细胞
8. 胚胎干细胞
9. 中枢成神经细胞
10. 成胶质细胞
11. 软膜细胞
12. 软膜

图 2.6　迁移中的成神经细胞（示意图）

1. 软膜
2. 成神经细胞的突起延伸
3. 迁移中的成神经细胞
4. 成神经细胞的核
5. 成胶质细胞的放射状突起
6. 成神经细胞的细胞质踪迹
7. 放射状成胶质细胞
8. 室管膜

2. 神经嵴的组织发生（图2.7）

每个神经嵴分化为嵴段、脑神经节和脊神经节。它们形成间充质多核神经外胚层细胞（或外胚层间充质细胞）。

（1）神经外胚层细胞

它能够分化为不同的细胞，向不同方向迁移。

①周围成神经细胞产生脊神经节、脑神经节和自主神经节的神经元。

②周围成胶质细胞分化为神经鞘膜细胞（或称施万细胞）、神经节胶质细胞和末梢胶质细胞。

③嗜铬母细胞分化为肾上腺髓质嗜铬细胞、

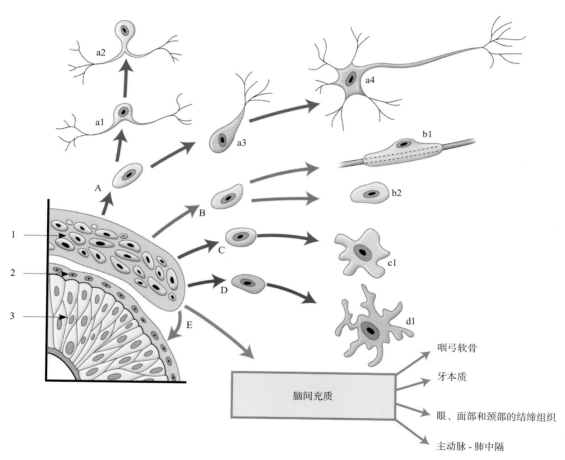

图 2.7　神经嵴的细胞分化

A. 周围成神经细胞
B. 周围成胶质细胞
C. 嗜铬母细胞
D. 成黑素细胞
E. 间充质
a1. 双极细胞

a2. 神经节细胞
a3 和 a4. 单极细胞
b1. 神经鞘膜细胞
b2. 神经节胶质细胞和末梢细胞
c1. 嗜铬细胞
d1. 黑色素细胞

1. 神经嵴
2. 软脑膜和蛛网膜细胞
3. 神经外胚层

器官周围神经节细胞、甲状腺 C 细胞（得到许多专家认可）。

④成黑素细胞分化为黑色素细胞。

（2）脑间充质

它是一系列异质组织的起源：成牙质细胞、主动脉 – 肺中隔、蛛网膜和软脑膜、头部真皮、鳃弓的软骨、瞳孔肌和睫状肌。

3. 髓鞘的形成

髓鞘的形成为轴突被含有髓磷脂（一种脂蛋白）的向心薄片一层层包裹的过程。

中枢的轴突以少突胶质细胞包裹保护，而周围的轴突由施万细胞包裹保护。

髓鞘形成紧随于组织发生，脊髓的髓鞘形成从胎儿在子宫内第 4 个月开始，随后向脑扩张。扩张过程一直持续到婴儿出生后一年，形成过程保持到青少年时期。

某些运动纤维直到生后第二年才髓鞘化。

> 髓鞘形成所需的时间部分解释了儿童精神运动发育的时间长度。
>
> 脱髓鞘疾病能使神经功能无效化，如多发性硬化症。

第四节　神经系统的发生

神经系统的发生见图 2.8。

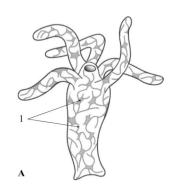
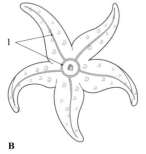
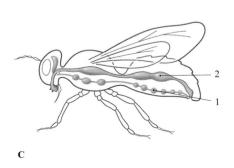

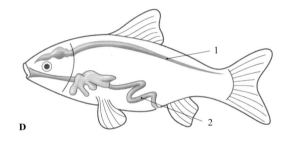

图 2.8　神经系统的局部演化

A. 水蛭（环节动物）

B. 海星（棘皮动物）

C. 昆虫（节肢动物）

D. 鱼类（脊椎动物）

1. 神经系统

2. 消化系统

比较解剖学发现，在局部解剖学、形态解剖学和功能解剖学上，中枢神经系统存在着逐步进化的过程，人类的中枢神经系统是最完善的。

1. 初级后生动物

一些后生动物的神经系统是分散的，神经元遍布体内的各个表面，比如生活在温水中的水蛭。此外，海水中的海星则拥有环状或辐射状排列的神经纤维，组成神经网。

2. 无脊椎后生动物

无脊椎后生动物，例如昆虫，它们的中枢神经系统位于消化管道的下方，具有脑苷脂组成的神经节和一对神经节串形成的中枢神经系统。

3. 脊椎后生动物

脊椎后生动物，例如鱼类，它们的中枢神经系统位于消化管道的上方，包括脑和脊髓。

拥有脊髓是脊椎动物的 3 个特点之一。

最重要的改变发生在大脑水平上。

第三章 神经生物学

中枢神经系统缺乏结缔组织，可以被划分为两个区域，一个为浅灰色的灰质，一个为近白色的白质。

灰质：富含毛细血管，由神经元胞体、树突、无髓鞘神经纤维的轴突和胶原细胞组成（图3.1）。灰质中聚集了所有的突触。

白质：毛细血管贫乏，主要由无髓鞘轴突纤维和少突胶质细胞组成。白质是传导神经冲动的地方（图3.2）。

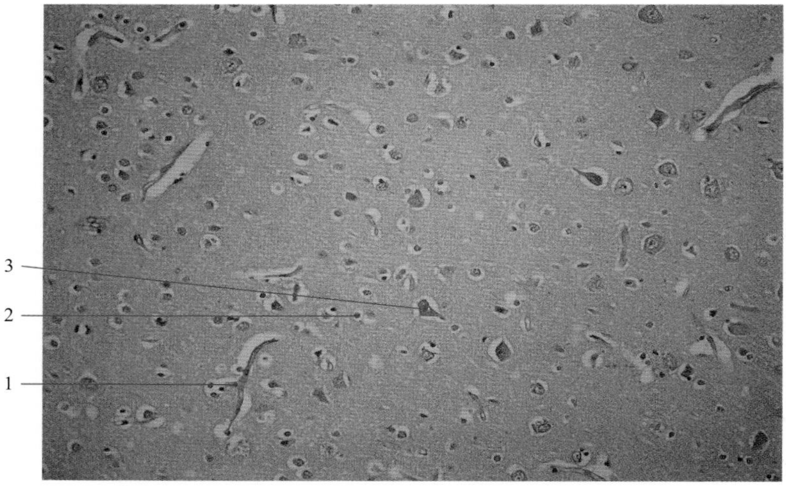

图 3.1 灰质：PAS 反应，目镜20倍（显微照片由 P. Levillain 教授提供）

1. 毛细血管
2. 糖细胞
3. 神经元

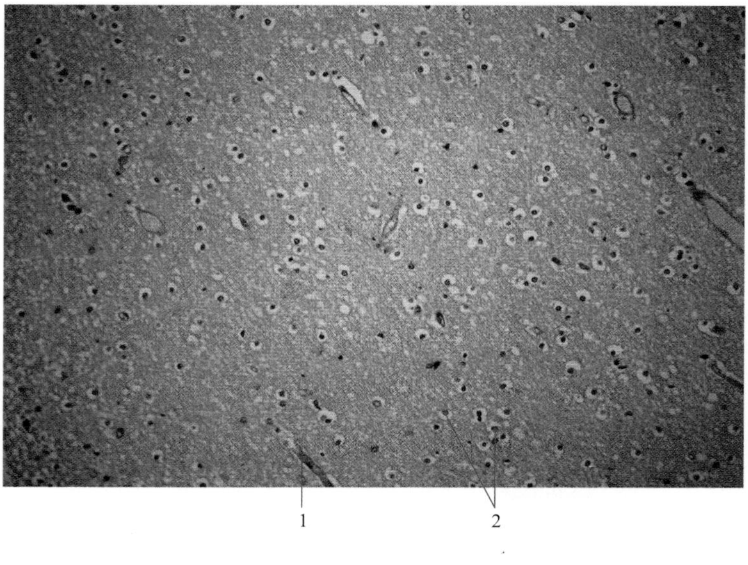

图 3.2 白质：PAS 反应，目镜20倍（显微照片由 P. Levillain 教授提供）

1. 毛细血管
2. 少突胶质细胞的有髓轴突

第一节 神经元

神经元（神经细胞）是神经系统的功能性细胞，是神经冲动的传导者。

神经元是形态学和功能学上的一个基本单元，其概念由 C. Ramony Cajal（获1906年诺贝尔奖）提出。

1. 组成

神经元由神经元胞体（核周组织）、细胞质延伸部分、神经纤维组成（图3.3）。

（1）核周组织

核周组织也称神经元胞体（图3.4），有多种不同形态，长度为 4～130 μm 不等。

①细胞核：神经元细胞经常只含一个细胞核，神经节的神经元中偶尔会有两个细胞核。

- 核染色体巧妙地散开。细胞核包含 DNA，其中藏有合成蛋白质所必需的遗传信息。
- 核仁和核基质清晰可辨。

②细胞质：在细胞基质或浸泡的细胞液中含有如下结构。

- 发达的细胞器（内质网和附于其上的核糖体、高尔基复合体和线粒体）。
- 细胞骨架（微管、微丝和微纤丝），负责保持神经元的形态。
- 细胞质中还包含蛋白质聚合物、脂质、易染颗粒（尼氏体）、有分泌作用的微粒、晶体等。

（2）神经纤维

神经纤维从形态和功能的角度分为树突和轴突两类。

①树突：树突向整合信息的核周体传导神经冲动。

神经细胞含有多个树突，树突由伸长的细胞质构成。树突中含有细胞器，但不含高尔基复合体、神经管和神经丝。

每个树突形成一个短小的神经纤维分支。这些树突分支可形成大量突触，其数量

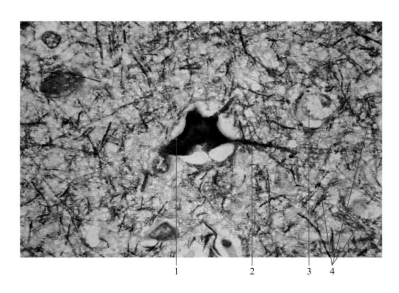

图3.3 神经元和神经丝（免疫组化法，目镜40倍）（由 P. Levillain 教授提供）

1. 核周和核
2. 轴突
3. 糖细胞
4. 神经纤维积聚的神经丝

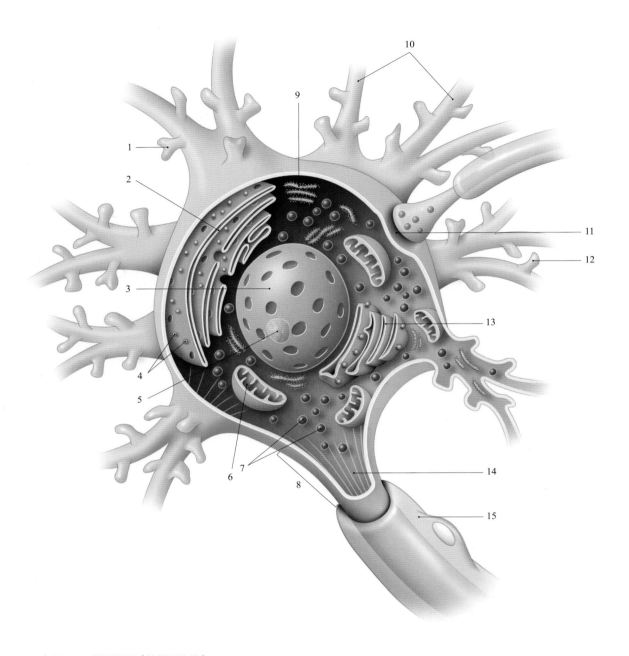

图 3.4　核周组织（神经元胞体）

1. 树突棘
2. 内质网
3. 细胞核
4. 核糖体
5. 核仁

6. 线粒体
7. 分泌颗粒
8. 轴丘
9. 神经元的嗜铬性物质（尼氏体）
10. 树突

11. 突触
12. 针状树突
13. 高尔基复合体
14. 微管
15. 神经膜细胞

可达 20 万个。

树突表面有大量附属物，呈圆形的树突芽尖和尖顶状的树突棘。

②轴突：每个神经细胞只含一个轴突，它将核周体的神经冲动向其他神经元或效应细胞传导，形成突触。

轴突长度不等，长者可超过数米（长颈鹿的神经元）。轴突直径相对恒定，在 $1\sim20\,\mu m$ 之间。

- 轴突起始段，从核周体延长出来，形成轴丘。它不含染色质，但含有一些核糖体、神经微丝和神经微管，后者是轴突运输的支持物。
- 轴突可以产生分支，称为轴突侧支。
- 轴突结束于称为终树突的细小分支，每个末端形成一个终扣，含有突触小泡。
- 髓鞘又名神经鞘，是一些轴突的保护层。这层包裹为片层状脂蛋白结构。神经鞘的存在与否可以区分有髓神经纤维与无髓神经纤维。
  - 对于有髓神经纤维，中枢神经轴突上的髓鞘由少突胶质细胞的突起构成，周围神经轴突上的髓鞘由神经膜细胞构成（或称施万细胞）。

    髓鞘细胞突起和施万细胞围着轴突环绕几周，形成多层髓磷脂层或神经鞘（从整体来看）。
  - 对于无髓神经纤维，每个施万细胞包裹数个神经元轴突，并且不包含髓磷脂。

2. 分类

（1）按神经元分类（图 3.5）

①形态学分类：具体如下。

- 根据外形，将神经元命名为锥体形、星形等。
- 根据神经纤维的数量，将只含有一个轴突的神经元称为单极神经元，含有一个轴突和一个树突的神经元称为双极神经元，含有一个轴突和多个树突的神经元称为多极神经元。

②功能学分类：具体如下。

- 运动神经元（或传出神经元）将神经中枢的神经冲动向效应器传导。
- 感觉神经元（或传入神经元）将感受器的神经冲动传至神经中枢。
- 中间神经元将神经冲动从一个神经元传向另一个神经元。它可以进行节段内或节段间的冲动传导。
- 分泌性神经元通过产生神经分泌物来回应刺激。
- 色素神经元（神经黑色素细胞）内含有黑色素颗粒。

（2）按神经纤维分类

从解剖学分类来看，根据轴突直径和有无髓鞘，神经纤维分成 A、B 和 C 3 类。

从生理学分类来看，根据其传导速度，分成 Ⅰ、Ⅱ、Ⅲ 和 Ⅳ 4 种类型（表 3.1）。

① A 型神经纤维：粗且有髓鞘。

- 躯体感觉神经纤维包括如下。
  - Aα（Ⅰ型）神经纤维，直径最粗，传导速度最快。
  - Aβ（Ⅱ型）神经纤维。
  - Aδ（Ⅲ型）神经纤维。
- 躯体运动神经纤维包括如下。
  - α 神经纤维（Aα，Ⅰ型）。
  - γ 神经纤维（Aγ，Ⅱ型）。

②B型神经纤维：有髓鞘，形成自主神经的节前纤维。

③C型神经纤维（Ⅳ型）：无髓鞘，形成自主神经的节后纤维、内脏感觉神经纤维、躯体疼痛与温度感觉纤维。

3. 功能解剖学

神经元是形态学和功能学上的基本单

元，具有可激动性、传导性和营养的功能。在受到刺激后，它传导神经冲动。

每个神经元拥有独特的功能，参与神经环路形成神经元链。一个神经元可拥有 1000～10000 个突触，因此能够从 1000～10000 个神经元处接收信息。

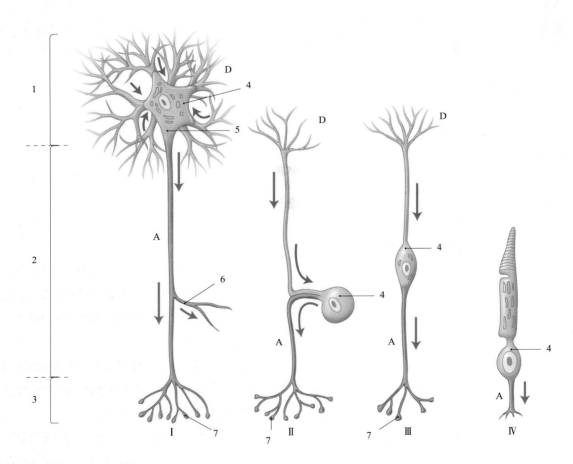

图 3.5　神经元：分部和分类

Ⅰ. 多极神经元	1. 接受部分	5. 轴丘
Ⅱ. 假单极神经元	2. 传导部分	6. 轴突侧支
Ⅲ. 双极神经元	3. 效应部分	7. 终扣
Ⅳ. 单极神经元	4. 核周	
A. 轴突		
D. 树突		

表 3.1 神经纤维的分类

解剖学类型	生理学类型	直径（μm）	传导速度（m/s）	功能及受体
A α	Ia	12 ~ 20	70 ~ 120	本体感觉，神经肌梭
A α	Ib	12 ~ 20	70 ~ 120	本体感觉，神经肌腱受体
A β	Ⅱ	5 ~ 12	30 ~ 70	触觉，压觉和震动觉
A δ	Ⅲ	2 ~ 5	12 ~ 30	压觉，快痛和温度觉
C	Ⅳ	0.5 ~ 1	0.5 ~ 2	慢痛和温度觉
A α	Ia	15 ~ 120	15 ~ 120	梭外肌纤维
A γ	Ⅱ	2 ~ 10	10 ~ 45	梭内肌纤维
B		<3	3 ~ 15	自主神经节前纤维
C	Ⅳ	0.2 ~ 1	0.5 ~ 2	自主神经节后纤维

（1）轴突运输

由神经生物学家 Paul Weiss 于 1940 年发现，见图 3.6。

为了满足需要，神经元会在细胞核旁合成酶与分子复合体。这些更新的组分由轴突运输。该运输的向导是运动蛋白，经由神经微管和神经微丝产生运动。

传送的分子复合体位于囊泡内。

传输有快有慢，有两种方式：顺轴突传输，从核周体传送至轴突终端；逆轴突传输，从轴突终端向核周体传输。

①慢传输：每天 0.1 ~ 0.4mm。慢传输为顺轴突传输，其过程包括大量细胞质的流动、线粒体的运动、传输轴突生长和退缩所需的成分。

②快传输：每天 20 ~ 400mm。

● 某些细胞器为顺轴突传输，如酶和囊泡，该传输由运动蛋白引导，该蛋白称作驱动蛋白。

● 一些外周循环囊泡为逆轴突传输，其运动蛋白为动力蛋白。

逆轴突传输也见于病毒和嗜神经毒素。

（2）神经冲动（图 3.7）

神经元接收的信息以电信号或动作电位等神经冲动的形式传播。

动作电位在轴突上蔓延，从核周器蔓延至突触，是离子运动穿越轴突膜的体现。静息时，Na^+ 浓度在轴突膜外更高，K^+ 浓度在轴突膜内更高。

①无髓鞘轴突：刺激触发动作电位，概括地说，轴突膜先出现一个去极化相，后面紧跟着一个复极化相。

● 轴突膜的去极化相由 Na^+ 通道的开启引发，Na^+ 流穿膜而过。在节段 A，产生的电流被动蔓延开来。

● 复极化相开始于去极化相达到一定阈值，引起 K^+ 通道的开启和 K^+ 的外流。节段 A 变为刺激耐受，动作电位向下游的节段 B 传输，B 也按照之前的两相顺序被激发。

一般地，动作电位的蔓延速度随着轴突直径的增大而增快。

小直径的轴突在达到动作电位阈值时会产生更强烈的去极化。因此它对局部麻醉更为敏感，尤其是与伤害性刺激相关的神经冲动。

②有髓鞘轴突：髓鞘确保了轴突与外界隔离，就像绝缘体。在神经纤维结（郎飞结）水平上含有离子通道。只有在髓鞘之间才存在动作电位。它以大步跳跃的形式传播，从一个结跳到另一个结，这就是跳跃式传导。

随着髓鞘数的增加，动作电位的传输速度也变快。因此，在产生同样的效应功能时，髓鞘使轴突所需的直径减小了。

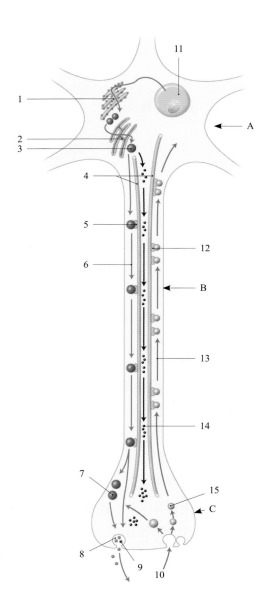

图 3.6　轴突运输

A. 核周
B. 轴突
C. 终扣

1. 内质网
2. 高尔基复合体
3. 运输囊泡
4. 微管
5. 驱动蛋白
6. 顺轴突运输
7. 突触囊泡（储存）
8. 终杯
9. 释放（胞吐）
10. 吸收（内吞）
11. 细胞核
12. 动力激动蛋白
13. 逆轴突运输
14. 酶
15. 再生囊泡

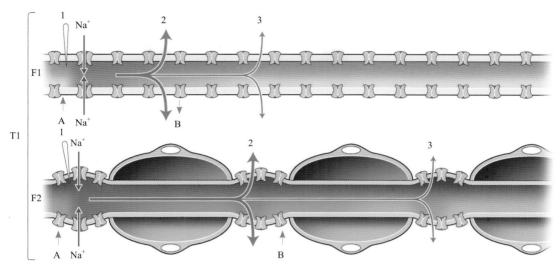

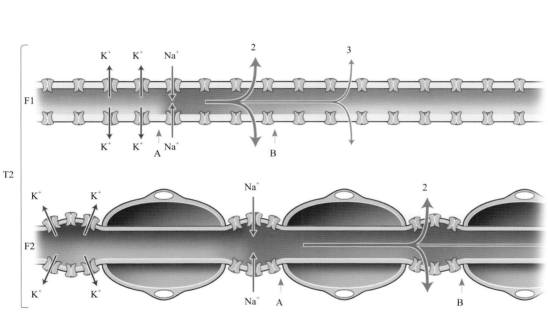

图 3.7　神经冲动的传导。比较动作电位的传导速度

A. 初级传导的位点　　　　　F1. 无髓鞘轴突　　　　　1. 刺激

B. 次级传导的位点　　　　　F2. 有髓鞘轴突　　　　　2. 去极化电流

　　　　　　　　　　　　　T1. 第一时程　　　　　　3. 电流的被动延伸

　　　　　　　　　　　　　T2. 第二时程

髓鞘使得轴突相对细小，保证了人脑的非凡功能。

（3）神经元的一生（图3.8）

每个神经元都是独一无二的。在神经元的成熟过程中，它们互不分离，其神经遗传型在个体很早时就已决定。衰老过程以神经元的死亡为终结，从30岁开始神经元就开始出现死亡。

哺乳动物的神经元无法再生。一个神经元的死亡不会导致另一个和它功能相关神经元的死亡，除非这两个神经元是通过唯一一个突触进行联系的。

相反，神经胶质细胞可以相互分离，并且可使轴突再生。

当轴突被切断或压碎时，其近端往往会再生。远端髓鞘发生变性退化，称作Wallerien变性。表现为核偏移中心，染色质消失（核染色质溶解）。

①在周围神经系统，再生更为旺盛和完全。入侵伤口的巨噬细胞清除了轴突碎屑。通过这种彻底的清扫，巨噬细胞刺激神经膜细胞，产生轴突生长不可或缺的物质。轴突的生长速度为每天0.5～3mm。

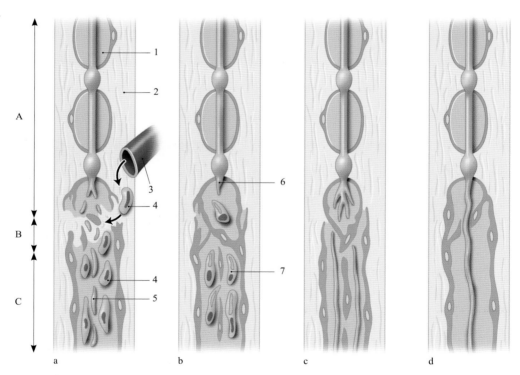

图3.8　轴突的退化和重建

A. 轴突近侧端	a. 轴突退化	1. 神经膜细胞	5. 轴突碎片
B. 损伤部位	b. 清扫	2. 神经内膜	6. 轴突出芽
C. 轴突远侧端	c和d. 重建	3. 毛细血管	7. 巨噬细胞内的轴突碎片
		4. 巨噬细胞	

当损伤部位过大、远端太远或缺失（截肢）时，近端就以结节或神经瘤的形式瘢痕化。

②在中枢神经系统，轴突的再生能力有限且再生不完全。

第二节 突触

突触是一种神经膜结构，位于两个神经元之间（神经元间突触），或者是一个神经元和一个效应器（神经肌突触或神经腺突触），或者是一个神经元和一个感觉性的效应器（神经感觉突触）。

突触是神经冲动扩散的场所，人类的脑中有大约100亿个突触，其中90%是在出生以后形成的。

1. 分类

（1）按形态分类（图3.9）

①联络突触：数量最多，但变化很多，根据其位置可以确定突触的类型，有轴突－树突突触、轴突－细胞体突触、轴突－轴突突触、细胞体－树突突触、细胞体－细胞体突触和树突－树突突触。

②神经肌突触：位于神经－肌接头的水平。

③神经腺突触：位于神经分泌的终末端水平。

④神经感觉突触：位于神经上皮的终末水平。

（2）按功能分类

人们根据兴奋的神经递质的类型进行分类。包括：化学突触（囊泡突触）、电突触（非囊泡突触）和混合性突触。

2. 化学突触（囊泡突触）（图3.10）

化学突触是最常见的突触，以神经递质为媒介传导神经冲动，其神经递质为核周体形成的化学信使（图3.11）。

（1）形态学

化学突触由两部分组成，即突触前部分和突触后部分，以突触间隙分开。

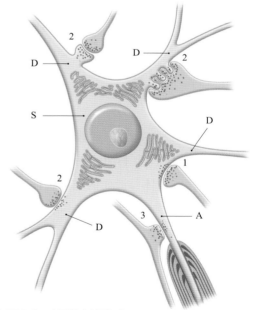

图3.9　主要的突触类型

红色：轴突的终末

A. 轴突　　　　　1. 轴突－细胞体突触
D. 树突　　　　　2. 轴突－树突突触
S. 核周体　　　　3. 轴突－轴突突触

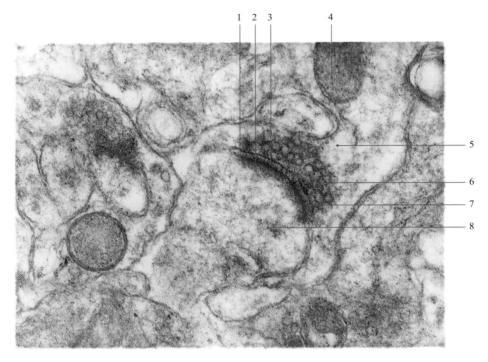

图 3.10　化学突触（囊泡突触）。3.3 万倍电子显微镜观察（由 P. Levillain 教授提供）

1. 突触后膜
2. 突触后致密区域
3. 突触前膜
4. 线粒体

5. 轴突的终扣
6. 突触前部分和突触囊泡
7. 突触间隙
8. 突触后部分

①突触前部分：位于轴突的终扣。在接触面上有突触前膜，为平面或凹面（套叠突触）。它包含线粒体、滑面内质网、神经微丝、神经微管、颗粒突触小泡和清亮突触小泡。清亮突触小泡数目最多，内含非肽类神经递质。颗粒突触小泡最大，内含神经肽。突触前膜细胞液中的蛋白质聚集形成突触前致密物。锥形剖面图显示含有突触前泡的小间隔。

②突触后部分：是树突、轴突或细胞器组成的一个结构。它由突触后膜通过蛋白质聚集沿着其深面对折形成，称作突触后致密物。它包括神经递质的受体和离子通道。

③突触间隙：该空间由突触前膜和突触后膜组成，宽 15 ~ 30nm。膜之间以糖蛋白黏附。

根据突触间隙的宽度，将化学突触分为两种格氏突触，Ⅰ型和Ⅱ型。Ⅰ型突触有更厚的突触间隙（30nm），突触后致密物更明显。

（2）功能解剖

①神经递质：目前已经发现了许多神经递质分子（表 3.2）。

图 3.11　化学突触（囊泡突触）

1. 内质网
2. 微管
3. 微丝
4. 线粒体
5. 突触囊泡
6. 突触前致密部
7. 突触间隙
8. 轴突
9. 终扣
10. 突触前膜
11. 突触后膜
12. 终杯
13. 神经递质
14. 感受器
15. 离子通道

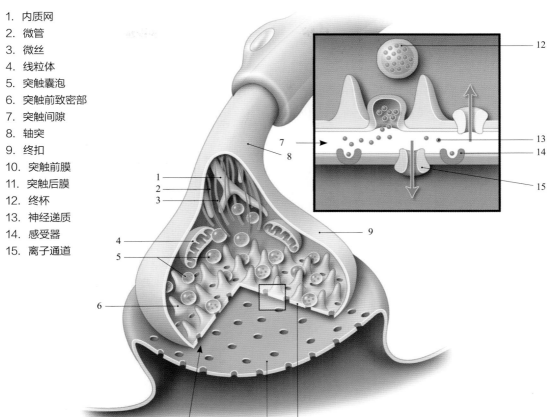

表 3.2　主要神经递质

氨基酸	胺	肽
γ-氨基丁酸（GABA）	乙酰胆碱（Ach）	内啡肽
谷氨酸盐（Glu）	多巴胺（DA）	强啡肽
甘氨酸（Gly）	肾上腺素	脑啡肽（Enk）
天冬氨酸（Asp）	组胺	缩胆囊素 (CCK)
氧化氮	去甲肾上腺素（NA）	N-乙酰天冬氨酰谷氨酸（NAAG）
	5-羟色胺（5-HT）	神经肽 γ
		生长抑素
		P 物质
		神经激肽
		促甲状腺素
		血管活性肠肽（VIP）

神经递质的前体（前蛋白）由核周体合成，在内质网接受不同的加工，之后运输到高尔基复合体。囊泡通过快速轴突运输重新填满神经递质，储存在终球内。

②胞吐：突触小泡在储存满内容物且迁移结束后，与突触后膜融合。当动作电位达到终球时，突触后膜的去极化引发胞吐。该步骤包括囊泡的开放和其内容物的释放。

神经递质与镶嵌在突触后致密物中的特殊受体结合。该结合立刻导致离子通道开放，产生兴奋或抑制的动作电位。

胞吐过程非常快。

③胞吞：当神经递质到达突触间隙，突触小泡重新与终球合并，向其中插入释放神经递质，这就是胞吞。这个循环中的囊泡可重新使用。

3. 电突触（非囊泡突触）

电突触在无脊椎动物中更为常见。在脊椎动物体内，它常出现在胚胎时期的心脏、平滑肌和视网膜的神经组织中（图 3.12）。

（1）形态学

电突触的特征是缺乏突触小泡和突触间隙。它由突触前膜和突触后膜直接接触构成。电突触只特定地存在于缝隙连接处。

（2）功能解剖

突触前膜、后膜间的电阻使电脉冲能很快通过两者之间。它们的传输可以是双向的。一个细胞的动作电位可以直接影响另一个细胞的动作电位，不需要通过神经递质的介导。离子通过细胞间的离子通道

运输。

4. 混合型突触

混合型突触在同一个位点同时将化学突触与电突触联合，可见于前庭膜和中脑核。

5. 突触的可塑性

由 J. C. Eccles 和他的合作者发现，大脑拥有复杂的激动性突触和抑制性突触（获得 1963 年诺贝尔奖）。大脑突触可塑性的基础是复杂的分子运动。突触的建立在成年人体内并不停止。每个个体，以他的生存方式拥有一个特有的突触网络。这些组织可以通过感觉神经冲动的作用进行调整。突触可塑性是记忆的基础。

当出现局部损伤时，反应性突触增加可以减缓损伤造成的影响。

概括地说，存在突触敏化作用、长时程增强（LTP）、长时程抑制（LTD）3 种形式的突触可塑性。

（1）突触敏化作用（图 3.13）

在海洋软体动物海螺体内发现，它涉及 3 种神经元。

- 活化的感觉神经元。
- 刺激活化感觉神经元的中间神经元。其神经递质为 5- 羟色胺或肽。
- 运动神经元，对感觉神经元和中间神经元的联合刺激产生应答。感觉神经元和运动神经元之间的突触效能增加是持久的。该反射刺激的应答保证了突触对于外界刺激能形成耐受。

图 3.12　电突触（非囊泡突触）

1. 内质网
2. 微管
3. 微丝
4. 线粒体
5. 突触前膜
6. 突触后膜
7. 细胞间离子通道
8. 离子

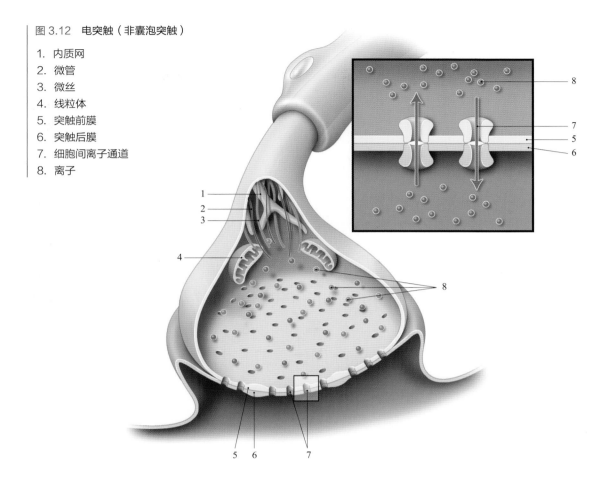

（2）长时程增强

　　在海马脑回内发现长时程增强，涉及以下两类神经元。

● 大脑皮质的锥体神经元，与神经纤维束形成突触，其神经递质是谷氨酸盐。

● 起源于数个相同神经元的神经纤维束，可刺激锥体形神经元。

　　该反射的效应是使锥体形细胞的效能获得高度持久的提升。

　　长时程增强似乎在记忆过程和空间记忆方面起作用。

（3）长时程抑制

　　在小脑内发现，涉及三类神经元。

● 一种梨形细胞（浦肯野细胞）。

● 颗粒细胞，其中的平行纤维可以传输谷氨酸盐的神经递质。

● 由椭圆核低级神经元产生的攀缘神经纤维，释放不明神经元递质。

　　梨形细胞与颗粒细胞和攀缘神经纤维形成突触。在这几类神经元同时受到刺激时，平行纤维和梨形细胞之间的效能下降。

　　长时程抑制在运动、学习方面起关键作用（程序记忆）。

图 3.13 **突触可塑性**

A. 感觉
B. 长时程增强
C. 长时程抑制

1. 刺激
2. 感觉神经元
3. 运动神经元
4. 中间神经元
5. 刺激的反应
6. 神经纤维束（躯体的刺激）
7. 锥体神经元
8. 累积刺激的反应
9. 颗粒细胞
10. 梨形细胞
11. 平行纤维
12. 下橄榄核
13. 攀缘纤维
14. 颗粒细胞和攀缘纤维同时刺激
15. 减少刺激的反应

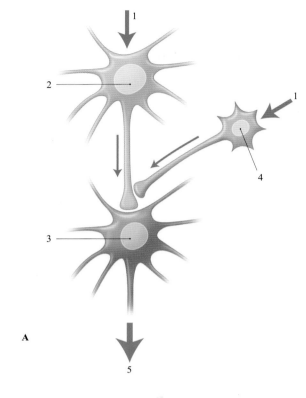

A

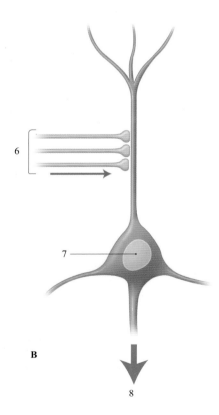

B

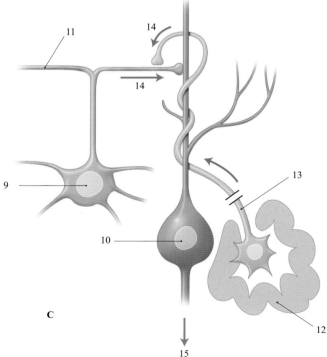

C

第三节 神经胶质

神经胶质是一种间质黏合组织，包绕着神经元。它主要由神经胶质细胞构成（图3.14）。

由轴突、树突和神经胶质细胞的突起构成的丛状网络物为灰质形成的骨架结构，也称为神经纤维网络。

神经胶质细胞的数目比神经元细胞多10倍以上。它是保持神经元生化环境稳定必需的成分。神经胶质细胞在维持大脑的功能方面也起着根本性作用。

> 对于神经胶质细胞的研究最早起源于 Marian Diamond 关于爱因斯坦大脑的研究。伯克利大学的这项研究未发现在神经元的大小或数量上有任何异常。相反，在负责深层认知的联想脑部分，他们发现神经胶质细胞密度异常高。

神经胶质细胞分为中枢胶质细胞和周围胶质细胞两种。

1. 中枢胶质细胞

该类细胞为中枢神经系统固有，包含室管膜细胞、星形胶质细胞、少突胶质细胞和小胶质细胞，其中星形胶质细胞和少突胶质细胞是大胶质细胞。

中枢胶质细胞和神经元组成一个密实、紧致的结构，因为其细胞外空间极小，厚度不超过20nm。该空间仅有不到5%的神经组织，并且包含血管。

> 大脑细胞外的空间是产生局部或全脑水肿的区域，可在血液循环发生阻碍时产生脑水肿。除了脑代谢障碍，严重脑水肿可导致中脑嵌入小脑幕切迹。

（1）室管膜细胞

①室管膜细胞（图3.15）覆盖脑室、脉络膜丛、中央管和脊髓。它们为扁平上皮细胞，形成无基底的单细胞层。游离面覆盖纤毛和微绒毛，浸泡在脑脊液中。

室管膜细胞拥有大细胞核，富含细胞器。根据所在位置不同，将其分为圆柱形室管膜细胞、立方形室管膜细胞和带状室管膜细胞3类。

- 圆柱形室管膜细胞数量多，位于脑室和中央管。
- 立方形室管膜细胞在脉络膜丛较为多见。
- 带状室管膜细胞或称伸长细胞可见于血管突起，黏附于血管壁，在第三脑室数量多。

②室管膜上细胞：包括所有覆盖室管膜细胞的细胞。

- 室管膜上巨噬细胞。
- 室管膜上神经胶质细胞：覆盖在室管膜上的轴突和树突，确保囊泡突触与室管膜细胞相连。其作用目前尚未明确。

③室管膜下神经胶质细胞：该细胞在室管膜下一些称作脑室循环器官的特定部位形成一个薄层。它们是一些含或不含髓鞘的

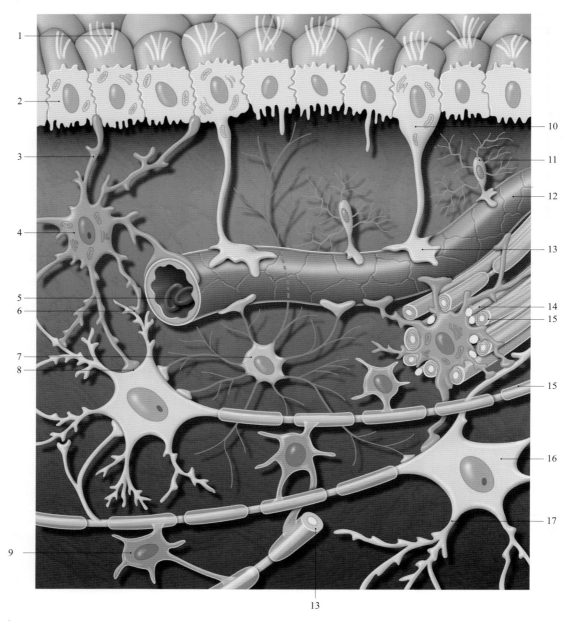

图 3.14　神经胶质细胞（示意图）

1. 微绒毛
2. 立方形或圆柱形室管膜细胞
3. 软脑膜突起
4. 原浆星形胶质细胞
5. 红细胞
6. 星形细胞 - 树突连接
7. 纤维星形胶质细胞
8. 星形细胞 - 体细胞连接
9. 少突胶质细胞
10. 带状室管膜细胞（伸长细胞）
11. 小胶质细胞
12. 毛细血管
13. 血管突起
14. 神经纤维
15. 髓鞘
16. 神经细胞
17. 树突

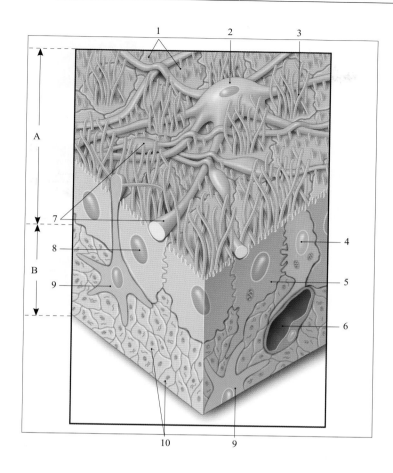

图 3.15 **室管膜细胞：室管膜垂直切面的内腔观**（由 Krstić 提供）

A. 脑腔和脑脊液
B. 神经组织

1. 微绒毛
2. 室管膜上细胞（或室管膜神经胶质细胞）
3. 睫毛
4. 带状室管膜细胞（或伸长细胞）
5. 圆柱形室管膜细胞
6. 血管
7. 室管膜上细胞的突起
8. 立方形室管膜细胞
9. 室管膜下的糖原细胞
10. 胶质细胞的突起

小星形细胞，含有终球，穿过室管膜细胞浸入脑脊液。它们或许确保了脑脊液中物理、化学信息的传输。

（2）星形胶质细胞（图3.16）

星形胶质细胞为星状放射的巨大细胞，含有大量伸长或突起的部分。

● 血管突与血管黏附。
● 软脑膜突与软脑膜黏附。
● 神经元突起使星状–细胞体突起与神经元胞体连接，星状–树突突起与神经元树突连接。

①原生质星形胶质细胞：突起厚，延伸自细胞质，主要位于神经元胞体周围的灰质。

②纤维星形胶质细胞：突起数量较少，细而长。这些突起也支持着神经纤维束。纤维星形胶质细胞主要位于白质。

③功能：星形胶质细胞起着调节和活化神经突触的作用，通过与"胶质递质"为媒介的星状–神经元连接起作用。

星形胶质细胞将毛细血管中的营养物质传送至神经细胞。它们将神经元周围的离子浓度维持在触发动作电位的最佳条件下。

它们可控制细胞外液的成分。

在成年人的大脑中，星形胶质细胞也拥有增生的能力。

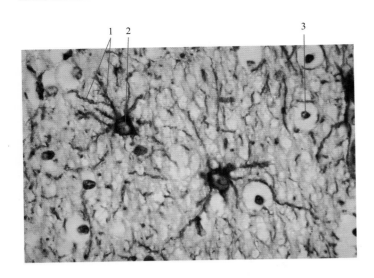

图 3.16 白质：免疫组化，神经胶质纤维酸性蛋白质，放大 100 倍（由 P. Levillain 教授提供）

1. 星形胶质细胞的突起
2. 星形胶质细胞的纤维
3. 小胶质细胞

（3）少突胶质细胞（图 3.17）

少突胶质细胞可以独立存在于血管周围，也可以围绕神经元位于白质内。其细胞质较少，向四周有 30 个左右分泌并释放髓磷脂的突起。这些突起大而扁平，胞浆增厚，与轴突呈线性平行。平行缠绕的轴突突起形成长圆形的突起，称作舌形突起。

（4）小胶质细胞（图 3.18）

小胶质细胞散在分布于白质中，其数量约占中枢神经系统细胞数量的 1%，聚集在血管周围。小胶质细胞是使用中部的突起移动的小细胞，其功能类似于巨噬细胞，吞噬损坏或被摧毁的神经组织。

如果说 1/3 的脑肿瘤为转移性的，余下 2/3 则来源于胶质（胶质瘤）、室管膜（室管膜瘤）或脑膜（脑膜瘤）。

2. 周围胶质细胞

该类细胞为周围神经系统固有，包含神经节胶质细胞、神经膜细胞和终末胶质细胞。

（1）神经节胶质细胞（或称卫星细胞）

神经节胶质细胞扁平，富含细胞器，围绕着神经节的神经元胞体，由基底层和一些纤维细胞覆盖。

（2）神经膜细胞（或称施万细胞）

是形成周围神经轴突的神经鞘。
① 无髓神经纤维（图 3.19 和 3.20）：轴突（2~20 个）位于周围，而神经膜细胞位于中央。
② 有髓神经纤维（图 3.21 和 3.22）：每个轴突都由神经膜细胞包绕。

神经膜细胞呈扁平状，细胞质增厚，其中一个细胞核位于周围，而其余的呈线性位于中间，与轴突垂直。

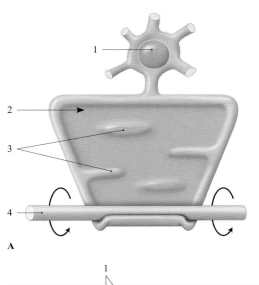

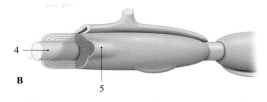

图 3.17 少突胶质细胞（由 R. Krstić 提供）

A. 髓磷脂的突起卷绕

B. 卷绕后

1. 细胞核
2. 髓磷脂的突起
3. 细胞质增厚
4. 轴突
5. 舌形突起

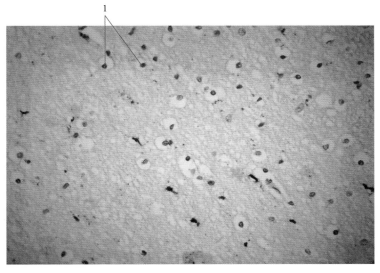

图 3.18 白质：PAS 反应，目镜 20 倍（由 P. Levillain 教授提供）

1. 小胶质细胞

神经膜细胞包绕轴突形成同心层。神经元通过神经系膜保持在神经膜细胞的基底层上。

神经膜细胞包绕后有如下结构（图 3.23 和 3.24）。

● 细胞边缘的细胞质增厚形成末端层状套的指状突起。

● 中央线性的细胞质增厚在髓鞘中形成髓鞘切迹。

在两个神经膜细胞之间，轴突呈现膨大，形成神经纤维结（郎飞结），由层状套终端保护。

（3）终末胶质细胞（图 3.25）

终末胶质细胞在受体和突触水平覆盖神经末梢。

周围胶质细胞的肿瘤命名为施万瘤或神经鞘瘤。

图 3.19　周围神经：无髓轴突，放大 12000 倍（由 P. Levillain 教授提供）

1. 神经膜细胞（施万细胞）的核
2. 髓鞘
3. 轴突

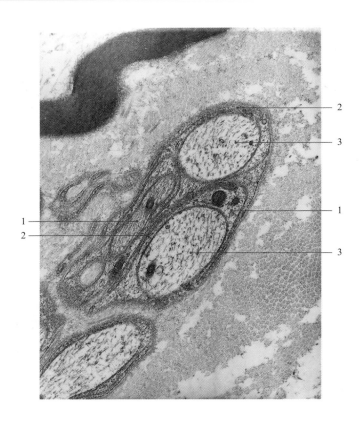

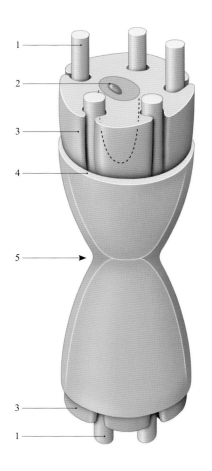

图 3.20　无髓神经纤维

1. 轴突
2. 细胞核
3. 神经膜细胞
4. 基底层
5. 神经纤维结

图 3.21　周围神经：有髓轴突，
放大 12000 倍（由 P. Levillain
教授提供）

1. 轴突
2. 髓鞘
3. 神经膜细胞（施万细胞）的核
4. 髓磷脂的突起

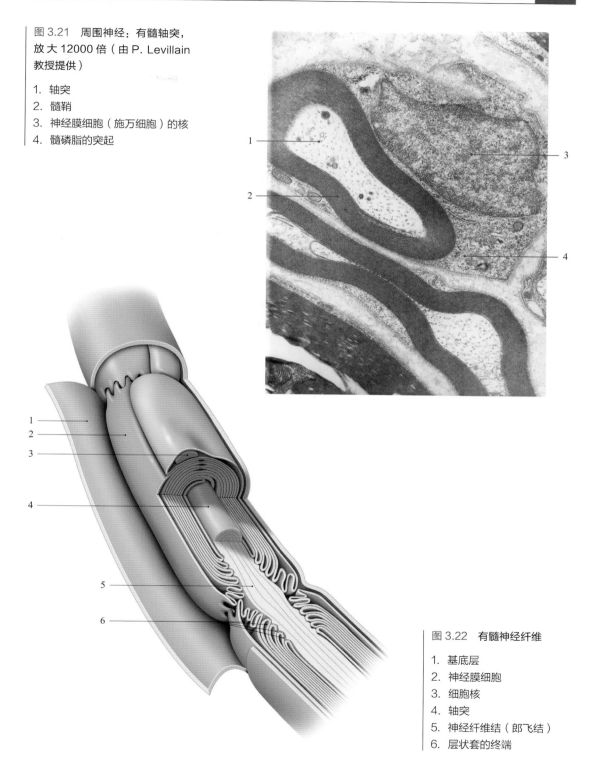

图 3.22　有髓神经纤维

1. 基底层
2. 神经膜细胞
3. 细胞核
4. 轴突
5. 神经纤维结（郎飞结）
6. 层状套的终端

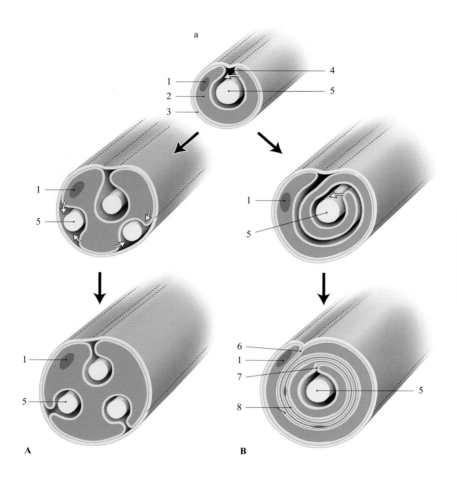

图 3.23　神经膜细胞的演变（髓鞘形成）

箭头表示细胞质卷绕的方向

A. 轴突
B. 有髓鞘轴突
a. 初始阶段

1. 细胞核
2. 细胞质
3. 基底层
4. 轴突系膜
5. 轴突
6. 外侧轴突系膜
7. 内侧轴突系膜
8. 大、小致密线

图 3.24　神经膜细胞

A. 包绕
B. 包绕后：包绕端（纵切面）

1. 细胞核
2. 周围胞质的增厚
3. 中央胞质的增厚线
4. 神经膜细胞
5. 轴突
6. 神经纤维结
7. 髓鞘切迹
8. 层状套的终端

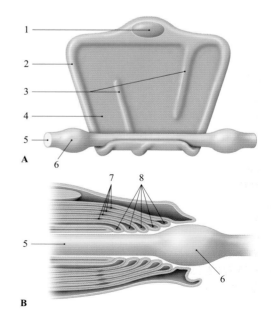

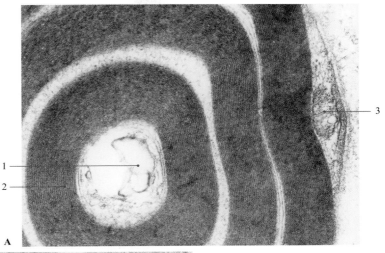

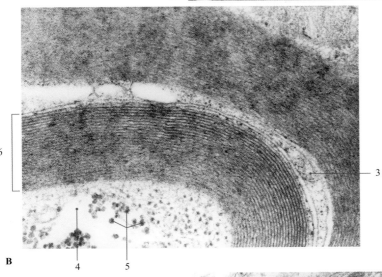

图 3.25　髓鞘（由 P. Levillain
教授提供）

A. 放大 26000 倍
B. 放大 50000 倍
C. 放大 16000 倍

1. 轴突
2. 髓鞘
3. 线粒体
4. 轴浆
5. 微管
6. 髓鞘板层
7. 神经纤维结（郎飞结）
8. 线粒体
9. 层状套终端的指状球囊

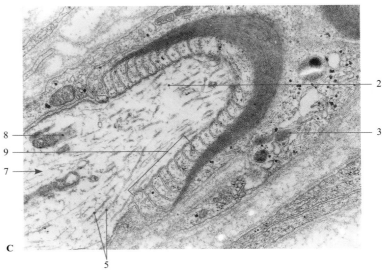

第四节 神经元的终末部

神经元的终末部位于轴突末端，分为感受器和效应器。

1. 感受器

感受器被其周围的刺激激活，周围刺激通过属于中枢神经系统的神经纤维传送信号至感受器。

感受器分为如下几类。

- 外部感受器，位于躯体浅层。
- 内部感受器，位于躯体内部（气压感受器、化学感受器、机械感受器、温度感受器等）。
- 本体感受器，位于位置觉和运动的相关器官。
- 端末感受器，可感受远程的刺激（视觉、听觉、嗅觉）。

（1）游离神经末梢（图 3.26）

游离神经末梢为不含髓鞘的感觉神经分叉，没有特殊结构，位于皮肤、结缔组织、肌肉组织、许多器官（肠道、角膜）和毛发根的上皮外鞘中。

它们被上皮细胞包围。这些是伤害感受器，感受不同形式的疼痛刺激。

（2）毛囊的神经末梢（图 3.27）

毛囊的神经末梢为有髓结构，呈针状。每个神经末梢由轴突终球构成，像三明治一样夹在两个终末胶质细胞之间。纵向位于一些毛发的结缔组织鞘部（阴毛、胡须、鼻毛等）。

（3）触觉上皮细胞（图 3.28）

触觉上皮细胞位于无毛表皮的基底层，与有髓鞘的神经纤维相互独立。它们为圆形或椭圆形的细胞，有分叶核，细胞质有微小突起，内含黏着斑（或称桥粒），将其与相邻细胞相连。触觉上皮细胞是电位感受器。

（4）胞囊内神经小体

为轴突凸起部分末端。被一个由神经外膜延长而来的结缔组织胞囊包围。

①卵圆形触觉小体：位于真皮乳头，特别是在触觉垫水平，如口唇、眼睑和生殖器皮肤处。卵圆形触觉小体由触觉细胞构成，相互之间由来源于囊的片层状突起分隔。该囊通过胶原纤维在表皮汇合（图 3.29）。它是机械感受器，与一条有髓神经纤维相连。

②扁平触觉小体：位于手指和足底的真皮、关节囊、睫状体、硬膜和血管。直径为 0.5 ~ 1.5mm。

扁平触觉小体由多个神经纤维的浓密分支及结缔组织囊构成（图 3.30）。它是机械感受器和温度（热量）感受器。

③环层小体：位于真皮、角膜、黏膜下层、心脏、胰腺、腹膜和大血管附近。它是对压力敏感的机械感受器。

环层小体为卵圆形，由外囊泡和内囊泡两层组成。

- 外囊泡由成纤维细胞的同心圆层组成。

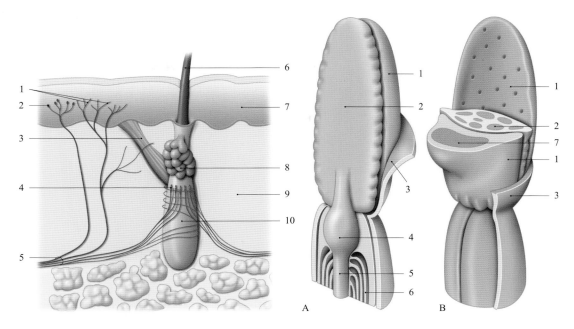

图 3.26　皮肤神经末梢

1. 游离的神经末梢　　　6. 发干
2. 触觉上皮细胞　　　　7. 表皮
3. 竖毛肌　　　　　　　8. 皮脂腺
4. 毛囊的神经末梢　　　9. 真皮
5. 真皮神经丛　　　　　10. 毛囊

图 3.27　毛囊的神经末梢（由 R. Krstić 提供）

A. 神经膜细胞的切面，去　　1. 糖原细胞的终末端
　　除胶质细胞末端　　　　2. 终末球
B. 终末球的横切面和神经　　3. 基底膜
　　胶质细胞终末端　　　　4. 神经纤维结
　　　　　　　　　　　　　5. 轴突
　　　　　　　　　　　　　6. 神经膜细胞
　　　　　　　　　　　　　7. 细胞核

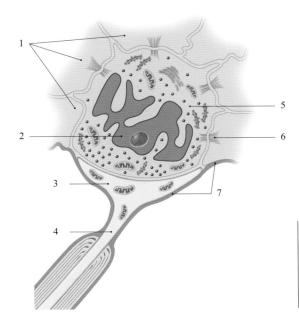

图 3.28　触觉上皮细胞

1. 表皮细胞　　　　　5. 触觉上皮细胞
2. 细胞核　　　　　　6. 黏附黄斑（或皮肤小体）
3. 终末球　　　　　　7. 基底膜
4. 轴突

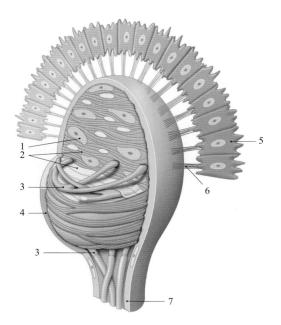

图 3.29　真皮乳头中的卵圆形触觉小体（倒角切口）

1. 触觉细胞　　　　5. 表皮的基底层
2. 板　　　　　　　6. 连接纤维
3. 轴突　　　　　　7. 神经外膜
4. 囊

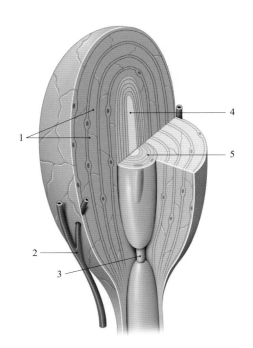

图 3.31　环层小体（倒角切口）

1. 外囊泡　　　　　4. 终末球
2. 毛细血管　　　　5. 内囊泡（神经胶质细胞终末端）
3. 轴突

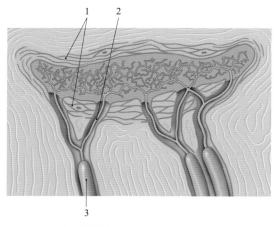

图 3.30　扁平触觉小体

1. 囊
2. 轴突
3. 神经膜细胞

● 内囊泡由围绕轴突末端的折叠的神经膜细胞组成（图 3.31）。

④球状小体：卵圆形，由胶质细胞终末层板之间的轴突末端分割后组成。位于表皮下方结缔组织层、会厌部及口腔（图 3.32）。

⑤舌状小体：是小的球形小体，位于舌黏膜。它是冷觉感受器（图 3.33）。

⑥生殖器小体：小而圆，类似球状小体。它位于外生殖器官、乳头和乳晕，对触觉刺激（轻压觉）敏感（图 3.34）。

（5）神经肌腱梭（或称高尔基肌腱器）

　　是位于肌纤维和骨骼肌腱连接处的梭状结构。包括如下。

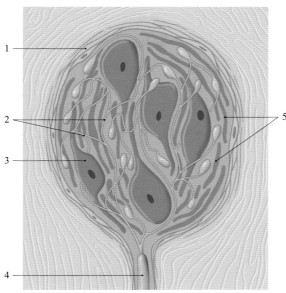

图 3.32 球状小体

1. 囊
2. 无髓鞘的轴突
3. 胶质细胞的终末端
4. 有髓纤维
5. 胶质细胞终末端的层板

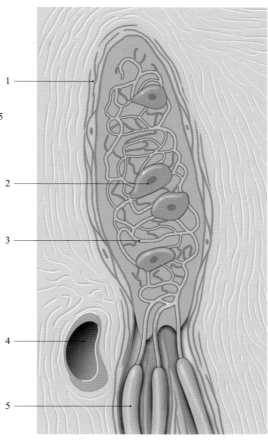

图 3.34 生殖器小体

1. 囊
2. 胶质细胞的终末端
3. 无髓纤维
4. 毛细血管
5. 有髓纤维

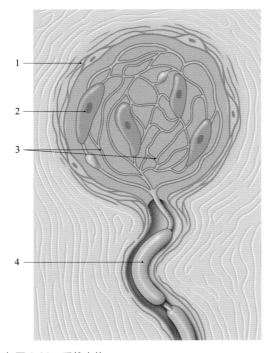

图 3.33 舌状小体

1. 囊
2. 胶质细胞的终末端
3. 无髓纤维
4. 轴突

- 结缔组织囊，由神经外膜延伸而来。
- 肌腱原纤维。
- 一个或数个敏感的有髓神经纤维穿过胞囊。其无髓分支止于原纤维上的囊泡。

　　不同的影响神经肌感受器或神经肌腱感受器、肌纤维和周围结缔组织的损伤被统称为肌病。肌病的特征为肌溶解，引发进展性的运动或感觉障碍。

2. 效应器

效应器为在中枢神经系统传出纤维介导的神经刺激下引起某种行为的细胞或器官。效应器的应答可表现为（肌肉）收缩、（腺体）分泌或放电。通向效应器的结构位于神经终末水平。

（1）神经感觉终末

为化学突触，与终球和神经感觉细胞交互。

（2）神经分泌终末（图3.35）

神经分泌终末为化学突触，与终球和内分泌、外分泌细胞或脂肪细胞交互。

（3）神经肌肉终板（图3.36）

神经肌肉终板为 α 运动神经纤维终末，

它位于肌梭外，与骨骼肌纤维交互。神经纤维在此失去其髓鞘，变为直径 40～50 μm 的椭圆形，覆盖于终末胶质细胞。

轴突终末分支位于突触后膜的褶皱上。包裹在终末胶质细胞上的轴突基底膜与肌纤维的基底膜一起延伸。

3. 神经肌梭（图3.37）

神经肌梭为本体感受器，但因其有运动神经纤维，也是一个效应器。它位于横纹肌纤维之间。

神经肌梭由围绕小囊的肌细胞组成，受肌梭内的感觉及运动神经纤维支配。

（1）神经肌梭囊

由内、外两层组成，以两层之间的囊间隙相分离。
①外层是可延伸的结缔组织层，为神经外膜的延长。它固定在相邻肌纤维的肌束膜上。
②内层是一层扁平纤维细胞。

（2）梭内肌细胞

梭内肌细胞通过核心肌细胞的纽带在小囊的内层汇合。根据核的位置不同，梭内肌细胞分为两类。
①核囊肌细胞：数量较多，在赤道位置有致密核。
②链状核肌细胞：它的核排列成直线。

（3）感觉神经纤维

很厚，Ⅰα 型对拉伸敏感。感觉神经纤维终端有环状螺旋形和多支形两种。

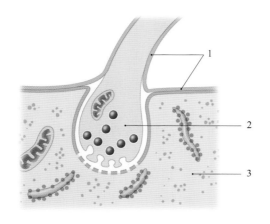

图3.35　神经分泌终末

1. 基底层
2. 终末球
3. 腺组织

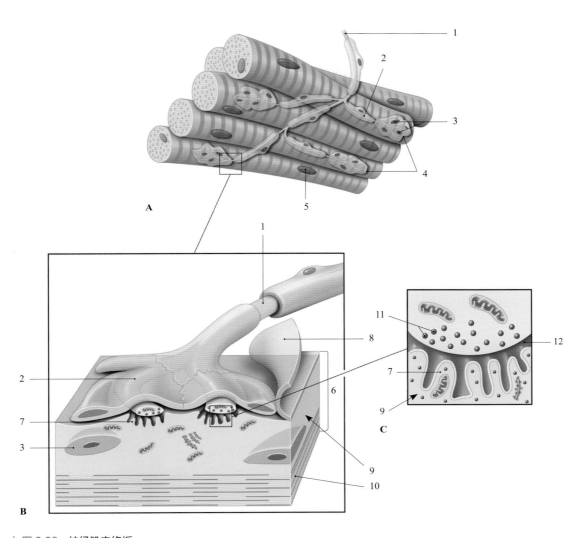

图 3.36　神经肌肉终板

A. 运动神经纤维的末梢
B. 神经肌肉接头（细节）
C. 神经肌突触

1. 运动轴突
2. 神经膜细胞的终末
3. 神经肌接头的细胞核
4. 神经肌肉接头
5. 肌纤维的细胞核
6. 肌纤维

7. 突触后膜的褶
8. 基底层
9. 肌膜
10. 肌节
11. 突触囊泡
12. 突触间隙

①环形螺旋终端（或称一类终端）：在肌细胞赤道和核的位置盘绕起来。

②多支终端（或称二类终端）：在肌细胞近核处形成分支后终止。

（4）运动神经纤维

　　运动神经纤维很细，为 γ 型。它们终止于链状核肌细胞的无核处。

图 3.37 神经肌梭和神经肌腱梭

1. 外层
2. 梭内肌细胞
3. 具有环形螺旋终止的神经纤维
4. γ 运动神经纤维
5. 神经外膜
6. α 运动神经纤维
7. 具有分支末端的神经纤维
8. 囊间隙
9. 内层
10. 腱神经纤维
11. 梭外肌纤维
12. 肌细胞核链
13. 肌细胞核囊
14. 神经肌腱梭
15. 核心肌细胞的纽带

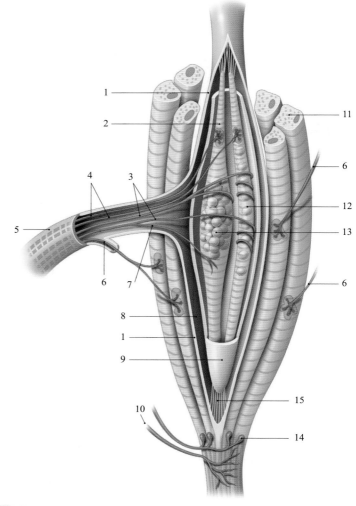

第五节 神经和神经节

1. 神经

　　是指神经元的索状或丝状的纤维，一般为圆柱形，由于含有有髓纤维，其外观近白色（图 3.38）。

　　对神经的认识使得临床诊断时能确定神经损伤的部位和性质，以及创伤、肿瘤、血管性和毒性感染等损伤可以累及的神经。

（1）分类

①根据神经起源和分布不同可以分为以下几类。

● 脑神经源自大脑。

● 脊神经源自脊髓。

● 自主神经或称内脏神经，分布于内脏。由内脏运动神经纤维和内脏感觉神经纤维构成。

②根据神经功能可以分为以下几类。

- 运动神经专门传导运动神经冲动，从中枢向外周传导。
- 感觉神经专门传导感受与感觉神经冲动，由外周向中枢传导。
- 混合神经可以传导运动冲动，也可以传导感觉冲动。

> 神经损伤表现为运动障碍（瘫痪或轻瘫）、感觉障碍（疼痛、感觉异常、感觉缺失）和营养障碍。

（2）分布

①神经分支：神经在延伸过程中，产生分支，也通过不断舍弃侧支，体积逐渐减小，被舍弃的侧支自身会形成神经分叉。一般一根神经结束于一对或几个终末分支。神经吻合可以将相邻神经连接在一起。它涉及改变神经纤维的走行。

②神经丛：为交错的可相互吻合的神经分支。

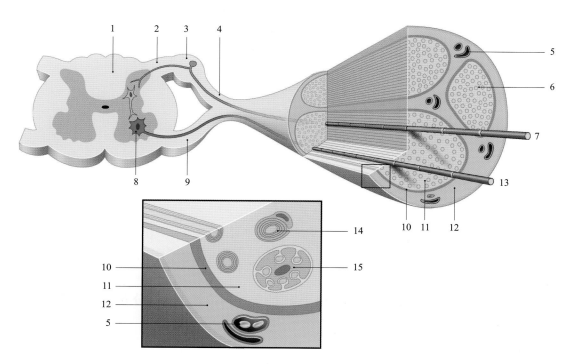

图 3.38　脊神经的结构（示意图）

1. 脊髓	6. 神经束	11. 神经间膜
2. 后根	7. 感觉神经轴突	12. 神经束膜
3. 脊神经节	8. 细胞体	13. 运动神经轴突
4. 脊神经	9. 前根	14. 有髓轴突
5. 脊神经的血管	10. 神经外膜	15. 无髓轴突

（3）特点

神经拥有一定程度的伸长弹性。保守估计其延伸能力大概可以使它延长到原长度的 1.1 倍。在正中神经的神经干，这个长度大约是 15mm。

神经抵抗撕裂的能力往往取决于肌肉而不是肌腱。撕裂横截面为 $1mm^2$ 的神经需要大约 1450g 的应力。

（4）结构

①中枢神经系统与神经的连接（图 3.39）：起源于周围的神经和起源于中枢神经系统的神经之间的过渡是渐进的。过渡性的节段中包含神经纤维和脑或脊髓的胶质组织。胶质组织围绕神经束形成神经胶质束，伸向神经内膜。

在周围部，胶质组织在感觉神经根上的延伸，相对于运动神经根更广、更远。
②神经由神经纤维和结缔组织构成。

- 神经纤维：组成一根神经的纤维在功能上可以相同或不同。它们平行分布，以束或柄成组，它们之间部分神经纤维的交换称作神经吻合。

神经纤维并不是笔直的，这解释了为何中等程度的牵拉不会造成神经损伤。

神经纤维的所有损伤均会导致其远端节段的变性退化。

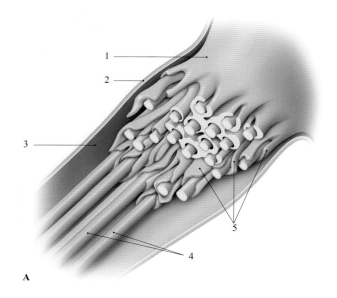
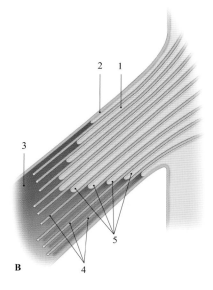

图 3.39　中枢神经系统与神经的连接（由 T. Carlstedt 提供）

A. 轴突的横切面	1. 连接段
B. 轴突的纵切面	2. 神经束膜
	3. 神经外膜
4. 神经纤维束	
5. 神经胶质束	

- 结缔组织：结缔组织数量庞大（占神经的 30%~75%），富含胶原纤维和弹性纤维，使其具有抗牵拉的特性。结缔组织形成神经内膜、神经外膜和神经束膜。
- 神经内膜为薄层结缔组织，使神经纤维之间相互分离，是炎性反应的发生位置。
- 神经外膜围绕着每个神经束，由多层扁平细胞层构成。它确保了束外和束内物质的扩散。

> 神经外膜损伤可导致轴突的运输发生巨大障碍。它是抵挡外来侵犯的屏障，特别是在对抗感染方面。

- 神经束膜覆盖在神经表面。它表现出强大的抗撕裂能力。

> 外科手术在神经节段上的缝合位点主要位于神经束膜和神经内膜上，手术在显微镜下进行，要注意确保相同神经束之间的连接（图3.40）。

2. 神经节

神经节是神经元胞体的所在处，神经元的突触与传出神经在此连接。神经节为感觉神经和自主神经在走行过程中形成的结节。神经节可分为如下 3 种。
- 脑感觉神经节。
- 脊感觉神经节。
- 自主神经节。

每个神经节由连续的神经外膜包囊组成，其中含有神经元胞体和神经节胶质细胞的基质，它们的神经纤维穿包囊而过。

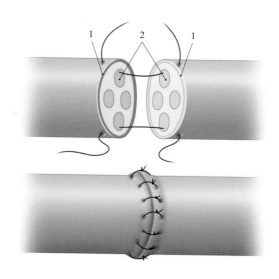

图 3.40　神经的结构

1. 神经束膜
2. 神经纤维

3. 血供（图3.41）

神经的血供十分重要，因为血供减少（由于血栓、动脉炎、痉挛等所致）会使神经传导发生障碍。

（1）动脉

神经动脉是相邻动脉的分支。两根动脉之间的最大距离是 6~8cm。

每根神经血管都穿透并进入神经束膜内，以"T"形分布，有上行小动脉和下行小动脉，在神经外膜中形成一个纵向吻合网。该网在血液循环不良时能够成为替代的供血通路。

> 因此，神经可以裸露约 15cm 而不失活。

（2）静脉

神经的小静脉向相邻的静脉引流，最为常见的是向肌肉静脉引流。

（3）淋巴网

在神经干中有两个淋巴网。

①浅层淋巴网：位于神经上，从相关的动脉淋巴管中引流。

②深层淋巴网：位于神经内，由淋巴腔隙组成，与蛛网膜下隙相交通。

4. 神经支配

神经鞘神经支配神经和神经节，它由交感神经纤维和感觉神经纤维构成。这些神经纤维来源于神经本身或血管旁的神经丛。

图 3.41　神经的血管分布和神经支配

1. 神经纤维束（索）
2. 毛细动脉
3. 小静脉
4. 神经的动脉
5. 神经的支配神经
6. 神经的束内连接
7. 神经外膜
8. 神经束膜

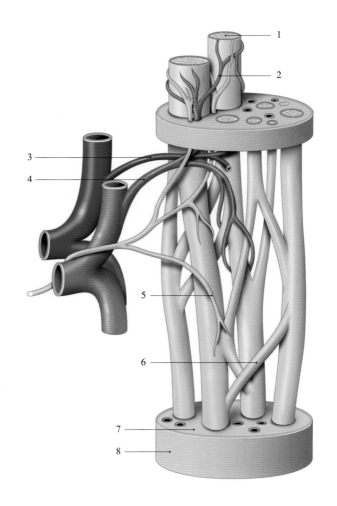

脊神经

第四章　脊神经

脊神经是发自脊髓的混合性神经，其神经末端终止于（除了面部的）身体各处。每根脊神经由两个根组成，即腹侧根和背侧根，交汇后形成脊神经干。

第一节　发生

1. 周围脊神经

源自中枢或周围的成神经细胞。这些无极性的细胞发展出向周围及向中枢的突起，变为双极细胞。

周围突到达靶器官，在末端形成生长锥，分子标记物引导神经纤维向特异的靶点生长，并在靶点形成突触（图 4.1）。

（1）感觉神经元

感觉神经元是发源于神经嵴的周围成神经细胞。它的周围突起形成一个生长锥，向

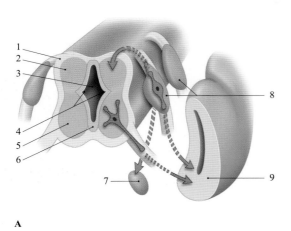
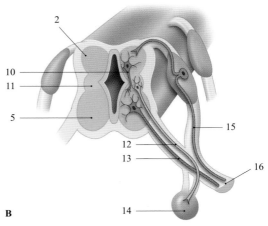

A　　　　　　　　　　　　　　　　**B**

图 4.1　脊神经根的组成（横切面和外侧面）

A. 神经元的生长
B. 脊髓节段水平的神经元的组成

1. 边缘层
2. 背板
3. 神经管
4. 界沟
5. 腹板
6. 室管膜层
7. 体节前交感神经节
8. 神经嵴
9. 靶器官（体节）
10. 中间（联络）神经元
11. 外侧板
12. 交感神经元
13. 运动神经元
14. 交感神经节
15. 感觉神经元
16. 脊神经

靶器官伸长形成原始轴突。

其中枢突起与神经管的外侧板再次连接，形成原始树突。

（2）躯体运动神经元

由神经管腹外侧板的中枢成神经细胞产生。在神经嵴的形成过程中，其有神经锥的周围突起向靶结构伸长，形成初级轴突。与感觉神经元的周围纤维相交。

躯体运动神经元有单个或多个中枢突起，与中间神经元连接形成突触。

腹侧根的形成始于颈部区域。

（3）自主神经元

由胸部外侧板的中枢成神经细胞产生。其周围突起向原始腹侧神经根延伸。

（4）髓鞘化

髓鞘化过程由周围成神经膜细胞分化而来的神经膜细胞负责进行，而成神经膜

细胞产生自神经嵴的成胶质细胞（见第二章）。

2. 脊神经的结缔组织

由神经嵴的间充质分化而来。

3. 局部发生

脊神经在胚胎相对应的同一体节水平发生（图4.2和4.3）。

在生骨节细胞生成椎骨的过程中，每根脊神经位于生骨节切迹，即未来椎间盘的位置。

每根脊神经从它分配节段的椎间盘水平开始发生。脊神经根开始是水平走行的，自妊娠15周起渐渐倾斜。

在四肢水平，轴突的生长路径复杂，或形成神经丛，位于肢体基部，便于连接到目标肌肉。该路径是由目标肌肉的局部分布决定的（图4.4）。

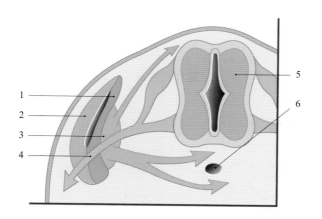

图 4.2　椎骨形成：骨节的迁移

1. 肌节
2. 皮肤
3. 骨节
4. 脊神经
5. 神经管
6. 脊索

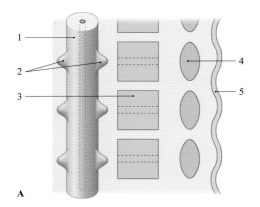

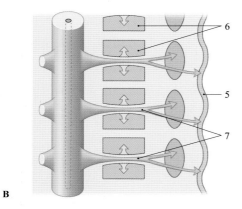

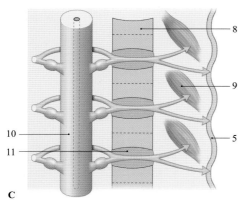

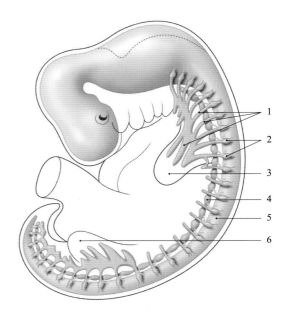

图 4.4　脊神经和四肢丛的发育（约为胚胎第 35 天）

1. 脊神经
2. 脊神经节
3. 上肢芽
4. 交感干
5. 脊髓
6. 下肢芽

图 4.3　脊神经和体节衍生物局部演化示意（冠状面）

A. 脊髓芽的出现　　　5. 皮层
B. 骨节的分裂　　　　6. 半椎体
C. 半椎体的融合　　　7. 脊神经
　　　　　　　　　　　8. 椎骨
1. 神经管　　　　　　9. 肌肉
2. 脊髓芽　　　　　　10. 脊髓
3. 骨节　　　　　　　11. 椎间盘
4. 肌节

第二节 形态学

1. 数量与命名（图 4.5）

人体共有 31 对脊神经，包括 8 对颈神经（C）、12 对胸神经（T）、5 对腰神经（L）、5 对骶神经（S）和 1 对尾神经（Co）。

- 从 C_1 起，直至 C_7 椎骨，脊神经与其下层的椎骨同名。第 8 颈神经 C_8 发源于 C_7 与 T_1 椎骨之间。
- 从 T_1 椎骨起，神经与其上方相应的椎骨同名。

特殊情况：额外的椎骨会使脊神经数量增多。

2. 脊神经根

每条脊神经前根（腹侧根）和后根（背侧根）构成三角形，由具有数量不等旁支的根纤维组成。

（1）方向

最上的颈神经根近乎水平，下面的脊神经开始越来越向下倾斜，骶神经和尾神经几乎呈垂直位。

（2）神经根的长度

神经根自上而下逐渐变长。第 1 颈神经根为 7mm，第 1 胸神经根为 15mm，第 1 腰神经根为 60mm，第 5 腰神经根为 140mm，第 2 骶神经根为 170mm。

（3）毗邻关系

脊神经前根（或称运动神经）由脊髓前外侧沟发出，向脊髓前角方向延伸（图 4.6）。

脊神经后根（或称感觉神经根）穿入脊髓后外侧沟，向脊髓后角方向延伸。在其路径上有一脊神经节。

在颈部和胸部水平，前、后根在椎间管内融合；在腰部和骶部水平，前、后根在椎管内融合。

前、后根被软脊膜包裹，由齿状韧带分隔。

3. 脊神经干

（1）度量

①体积：脊神经干的体积从 $C_1 \sim C_6$ 逐渐变大，在胸段神经水平变小，在 $L_1 \sim L_5$ 体积又逐渐变大，S_1 是脊神经干中体积最小的。
②长度：从头端至尾端方向，脊神经干长度逐渐变长，颈部 7mm，腰部为 14mm。

（2）走行与毗邻关系

脊神经干均为水平方向，位于椎管内，被硬脊膜包裹，与神经外膜和纤维组织形成椎间外孔。软脊膜和脊髓蛛网膜在神经根连接处终止。

脊神经干与神经根动脉、椎内静脉丛和脊膜返支伴行。

脊神经的椎间隙部分易被椎骨病变或椎间盘压迫刺激，导致分布区域疼痛或节段性皮肤感觉减退。

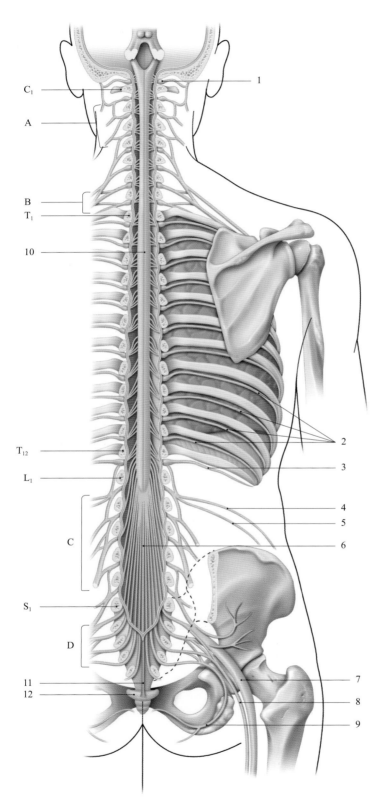

图 4.5　脊神经（后面观）

A.　颈丛
B.　臂丛
C.　腰丛
D.　骶丛

1.　C_1 神经
2.　肋间神经
3.　肋下神经
4.　髂腹下神经
5.　髂腹股沟神经
6.　马尾
7.　坐骨神经
8.　股后皮神经
9.　阴部神经
10.　脊髓
11.　终丝
12.　尾骨

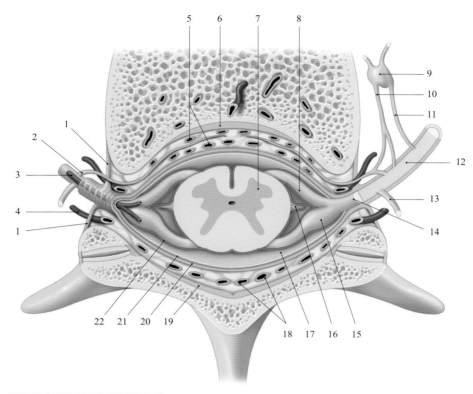

图 4.6 脊神经（胸椎水平的脊髓横切面）

1. 椎间孔的纤维组织	9. 交感神经节	17. 蛛网膜下隙
2. 脑膜分支	10. 灰交通支	18. 椎管内的后静脉丛
3. 放射状的动脉	11. 白交通支	19. 黄韧带
4. 放射状的静脉	12. 前支	20. 硬脑膜
5. 椎管内的前静脉丛	13. 后支	21. 蛛网膜
6. 后纵韧带	14. 脊神经干	22. 软脑膜
7. 脊髓	15. 脊神经节	
8. 前根	16. 齿状韧带	

（3）侧支：脊膜支

脊膜返支起自椎间管外，随后向该管内形成一个回返神经通路，便于通过椎前内侧静脉丛到达脊膜前间隙。

交通支与邻近的灰交通支有吻合。

（4）终末支

每根脊神经分成两支，即前支和后支。

- 脊神经后支细长，支配颈部和躯干背侧的肌肉和皮肤。
- 脊神经前支体积很大，止于躯干的腹侧和四肢。

① 颈神经后支。

② 胸神经后支（图 4.7）：每根后支穿越肋横突孔，限定在一定范围内。

- 上方，上一肋的肋骨颈。
- 下方，下一椎骨的横突。

- 内侧，上关节突和肋－椎弓板韧带。

- 外侧，肋－横突上韧带。

③腰神经的后支（图 4.8）：腰神经的后支向外绕过下一相邻椎骨的上关节突。它们发出关节支，支配区域如下。

- 内侧支，肌肉。

- 外侧支，皮肤。外侧支发出臀上皮神经，终止于臀上区。

④骶神经后支（图 4.9）：骶神经后支由骶后孔发出。每根神经分为支配肌肉的内侧支和支配皮肤的外侧支。外侧支发出臀中皮神经，止于臀中区。

⑤尾神经后支：它非常细长，与第 5 骶神经吻合。

⑥颈神经前支：形成颈丛和臂丛。

⑦胸神经前支：前 11 对胸神经发出肋间神经，第 12 对胸神经发出肋下神经。

⑧骶神经和尾神经前支：形成腰丛、骶丛、耻骨神经丛和尾骨神经丛。

4. 连接

（1）交通支

①灰交通支：每根灰交通支与发自脊神经前支的交感神经节汇合。灰交通支由无髓节后神经纤维组成，走行于所有的脊神经中。

②白交通支：每根白交通支起自第 1 胸神经至第 2 腰神经的前支，与相应的交感神经节相连。白交通支由有髓节前神经纤维组成。

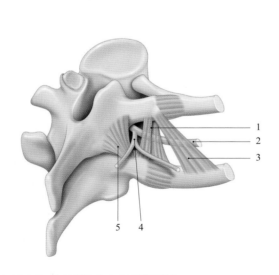

图 4.7　胸神经的分支（后侧面观）

1. 肋横突上韧带　　　4. 后支
2. 前支　　　　　　　5. 肋－椎弓板韧带
3. 提肋肌

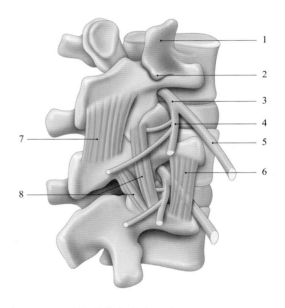

图 4.8　腰神经的分支（侧面观）

1. 乳突　　　　　　　5. 前支
2. 副突　　　　　　　6. 腰椎间韧带
3. 腰神经　　　　　　7. 棘间肌
4. 后支　　　　　　　8. 短旋肌和长旋肌

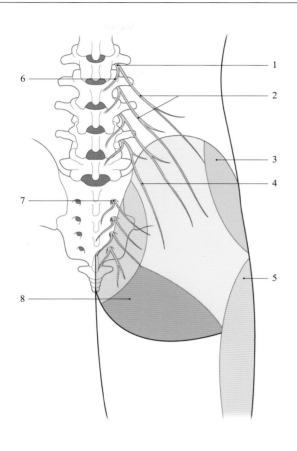

图 4.9　腰骶神经的皮肤分
布区域（后面观）

1. 腰神经
2. 外侧支
3. 髂腹下神经
4. 臀上皮神经
5. 股后皮神经
6. 内侧支
7. 第一骶神经
8. 臀下皮神经

（2）神经吻合

两神经走行过程中可发生吻合。这个过程实际上改变了神经的某些神经纤维走行，使之进入另一神经的走行路线。

第三节　功能

脊神经为混合性神经，在支配躯体的同时，也可通过交通支支配自主神经。

1. 感觉功能

（1）皮肤感觉区域（图 4.10）

它与周围神经支配的一部分皮肤相对应，因而能接受数个脊神经后根的神经纤维（参见周围神经内容）。

在脊神经断离时，无感觉区域的面积随时间延长而减小。造成此现象的原因，有时是由于断离的神经再生，有时是由于相邻神经的增生，有时是由于该区域的神经分支开始产生功能。

（2）神经根分布的区域（图 4.11 和 4.12）

每根脊神经后根支配一特定的皮肤区

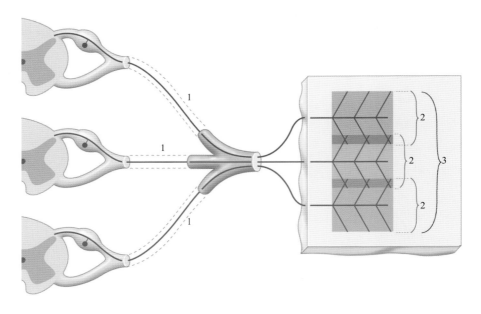

图 4.10　皮肤神经的支配：感觉神经纤维的分布

1. 脊神经　　　　　　　　　　　　2. 皮肤组织　　　　　　　　　　　　3. 皮肤感觉区域

域。皮肤区域的边界互相重叠。

有两种关于皮肤区域划分的方法。

- Foerster 式划分（1933）应用于临床。它是基于人类在分别切断周围神经后的"剩余感觉"而确定的。
- Keegan 和 Garrett 式划分（1948）与胚胎发育一致，更具逻辑性。它是基于分别压迫脊神经或脊神经根后，通过观察到的感觉减退区域而确定的。

　　侵袭脊神经节的带状疱疹病毒会导致该神经节支配区域的皮肤发生疱疹。

2. 运动功能（图 4.13）

因为神经根有多个神经根纤维，所以神经根部的支配更为复杂。

同一块肌肉可接受来自多个脊髓前根的神经纤维。

例如：肌皮神经支配的肱二头肌接受来自第 5 颈神经和第 6 颈神经的神经纤维。

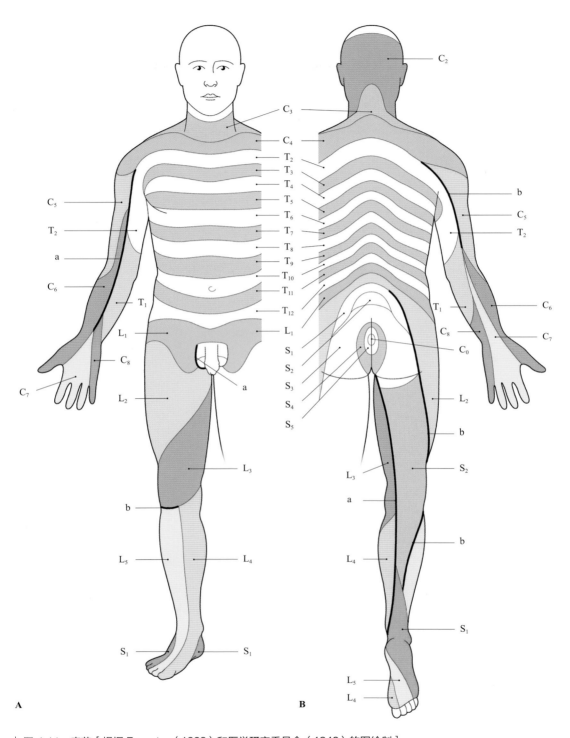

图 4.11　皮节［根据 Foerster（1933）和医学研究委员会（1942）的图绘制］

A．前面观
a．腹侧轴线（胚胎残余）

B．后面观
b．背侧轴线（胚胎残余）

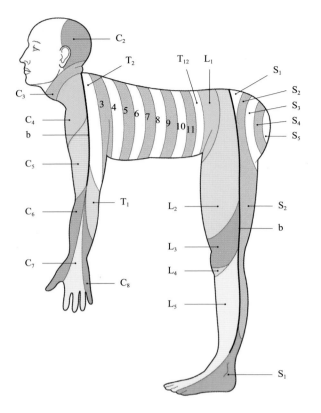

图 4.12 皮节（侧面观）[根据
Foerster（1933）和医学研究
委员会（1942）的图绘制]

b. 背侧轴线（胚胎残余）

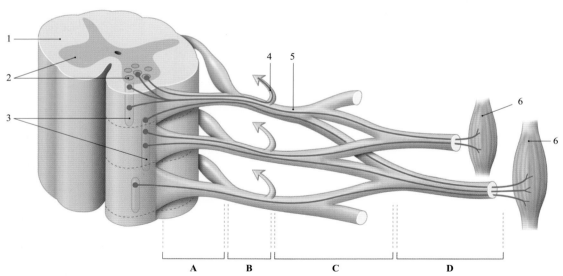

图 4.13 运动神经的支配：运动神经纤维的分布

A. 根
B. 干
C. 神经丛
D. 周围神经

1. 脊髓
2. 前角
3. 运动核

4. 后支
5. 前支
6. 肌

第三部分

脑神经

第五章 脑神经的概述

从大脑发出 12 对脑神经，它们通过颅底的孔、裂离开颅脑。

神经损伤、感染或退化时会引起一般感觉、特殊感觉和运动功能发生改变，不仅影响身体功能，而且可能会危及患者生命。

第一节 通用命名

脑神经根据其胚胎发育的起源和在脑中的位置分为 Ⅰ ~ Ⅻ，共 12 对（图 5.1）。

根据功能将脑神经分成 3 类：感觉神经、运动神经和混合神经。

一些神经包含自主神经纤维，扩展了最初的功能。

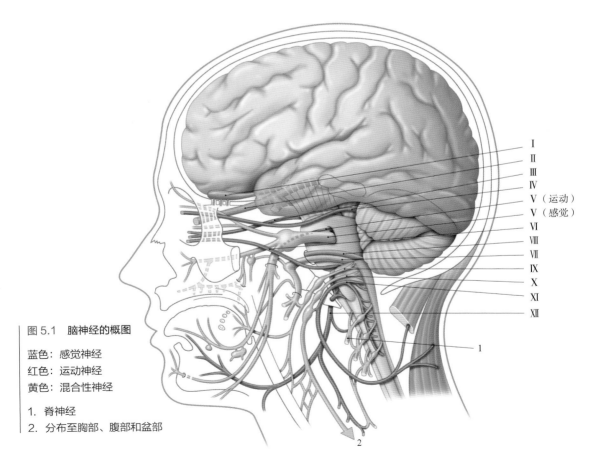

Ⅰ
Ⅱ
Ⅲ
Ⅳ
Ⅴ（运动）
Ⅴ（感觉）
Ⅵ
Ⅷ
Ⅶ
Ⅸ
Ⅹ
Ⅺ
Ⅻ

1

图 5.1 脑神经的概图

蓝色：感觉神经
红色：运动神经
黄色：混合性神经

1. 脊神经
2. 分布至胸部、腹部和盆部

1. 脑神经

（1）感觉性脑神经

感觉性脑神经终止于触觉以外的感觉器官。

①嗅神经（Ⅰ）：传输嗅觉神经冲动。

②视神经（Ⅱ）：传输视觉冲动。

③前庭蜗神经（Ⅷ）：由两种神经组成。

- 前庭神经传输保持身体静态和平衡相关的信息。

- 蜗神经传输听觉相关信息。

（2）运动性脑神经

①动眼神经（Ⅲ）：支配除了眼的外直肌和上斜肌外的所有眶肌。

②滑车神经（Ⅳ）：支配眼的上斜肌。

③展神经（Ⅵ）：支配眼的外直肌。

④副神经（Ⅺ）：支配咽肌、喉肌、胸锁乳突肌和斜方肌。

⑤舌下神经（Ⅻ）：支配所有的舌肌（除腭舌肌）。

（3）混合性脑神经

①三叉神经（Ⅴ）：面部皮肤的感觉神经和咀嚼肌的运动神经。

②面神经（Ⅶ）：支配面部肌肉（表情肌），并且负责舌和外耳道的感觉。

③舌咽神经（Ⅸ）：支配舌、腮腺和咽。

④迷走神经（Ⅹ）：支配咽、喉、呼吸器官、心脏、消化器官（除左结肠和直肠）、睾丸和卵巢。

2. 脑神经节

（1）一般感觉神经节和特殊感觉神经节

它们位于以下神经的路径上。

- 三叉神经（三叉神经节）。

- 面神经（膝状神经节）。

- 听神经（蜗神经节和前庭神经节）。

- 舌咽神经（上神经节和下神经节）。

- 迷走神经（上神经节和下神经节）。

（2）自主神经的副交感神经节

包含于以下神经的路径上。

- 动眼神经（睫状神经节）。

- 面神经（翼腭神经节、下颌下神经节、舌下神经节）。

- 舌咽神经（耳神经节）。

第二节 解剖学描述

如同周围神经，我们也研究每条脑神经的起源、走行和分支。此处的形态学研究不考虑神经冲动的传导路线，后文每条脑神经的系统讲解中包括此内容。

1. 脑神经的起源（图 5.2）

起源是指脑神经在脑中出现的位置。

脑神经根和脑的连接处为一段过渡性节段，包含脑的胶质组织。

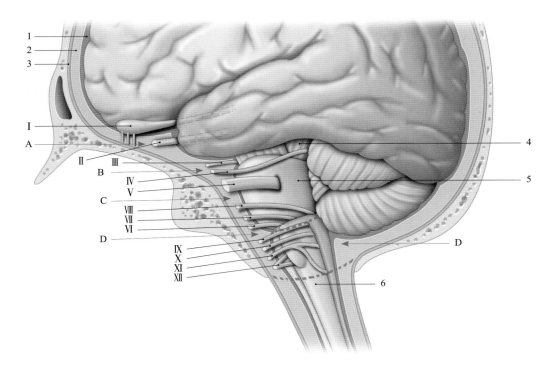

图 5.2　脑神经在蛛网膜下的走行

A. 交叉池
B. 脚间池
C. 脑桥小脑池
D. 小脑延髓池

1. 软脑膜
2. 蛛网膜下隙
3. 蛛网膜和硬脑膜
4. 中脑
5. 脑桥
6. 延髓

除了滑车神经出现在背侧，其他脑神经均出现在脑的前外侧面。

2. 脑神经的走行

脑神经起初位于颅腔内（颅内段），随后穿过颅（颅段），朝向靶器官生长（颅外段）。

（1）颅内段

在这段路径中，每根神经都被软脑膜包裹，穿过蛛网膜下隙的脑池，有几根脑神经穿过海绵窦。

①第Ⅱ对脑神经穿过视交叉池。

②第Ⅲ和第Ⅳ对脑神经穿过大脑脚间池。

③第Ⅴ、第Ⅵ、第Ⅶ和第Ⅷ对脑神经穿过脑桥小脑池。

④第Ⅸ、第Ⅹ、第Ⅺ和第Ⅻ对脑神经穿过小脑延髓池。

⑤第Ⅲ、第Ⅳ、第Ⅵ和V_1（眼神经，第Ⅴ对脑神经的第一分支）对脑神经穿过海绵窦（图5.3）。

（2）颅段

它们通过颅底的孔裂（图5.4）。

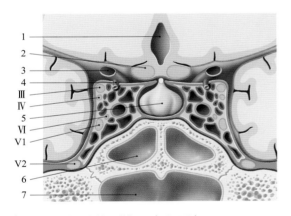

图5.3　海绵窦的冠状切面（后面观）

1. 第三脑室
2. 视交叉
3. 颈内动脉
4. 后交通动脉
5. 垂体
6. 蝶窦
7. 鼻咽部

①第Ⅰ对脑神经穿过筛孔。

②第Ⅱ对脑神经穿过视神经管。

③第Ⅲ、第Ⅳ、第Ⅵ和V_1（眼神经，第Ⅴ对脑神经的分支）穿过眶上裂。

④V_2脑神经（上颌神经，第Ⅴ对脑神经的分支）穿过圆孔。

⑤V_3脑神经（下颌神经，第Ⅴ对脑神经的分支）穿过卵圆孔。

⑥第Ⅶ和第Ⅷ对脑神经，穿过内耳道。

⑦第Ⅸ、第Ⅹ、第Ⅺ脑神经，穿过颈静脉孔。

⑧第Ⅻ对脑神经，穿过舌下神经管。

> 几根脑神经通过一个共同的通道，提示肿瘤或动脉瘤可以同时压迫这些神经，这也解释了复杂的基底综合征的发生原因。

（3）颅外段

颅外段可能通向面部、颈部、胸部和腹部。

3. 脑神经的分支

脑神经的终末支和侧支止于头、颈部不同的骨和软组织，以及胸、腹部脏器。

脑神经有大量分支与周围神经连接，这解释了一条神经有多种功能的原因。

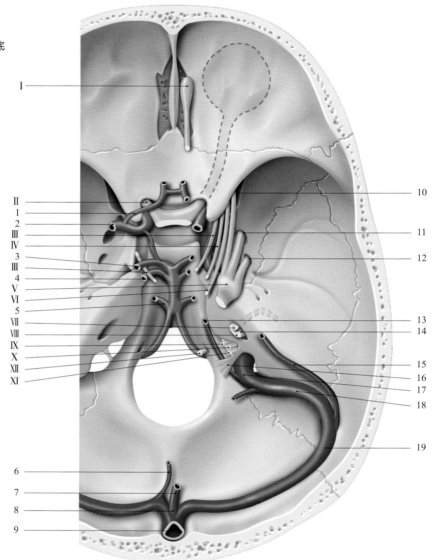

图 5.4　脑神经离开颅底
的位置（颅底内面观）

1. 大脑前动脉
2. 大脑中动脉
3. 大脑后动脉
4. 小脑上动脉
5. 小脑下前动脉
6. 枕窦
7. 直窦
8. 窦汇
9. 上矢状窦
10. 眶上裂
11. 圆孔
12. 卵圆孔
13. 岩下窦
14. 内耳门
15. 岩上窦
16. 颈静脉韧带
17. 颈内静脉小球
18. 乙状窦
19. 横窦

第三节　系统解剖

每根神经含有一发源的中心，由单个
或多个脑神经核组成。脑神经核是运动神
经纤维的起源或一般感觉神经、特殊感觉
神经纤维的终末（图 5.5）。

脑神经核之间互相连接，因而能形成

反射弧和协同功能。这些神经核位于脑
干，呈圆柱状，自正中矢状面向外侧排列。

● 一般躯体运动柱由第Ⅲ、第Ⅳ、第Ⅵ、
第Ⅻ对脑神经核组成。

● 特殊内脏运动柱由第Ⅴ、第Ⅶ、第Ⅸ、

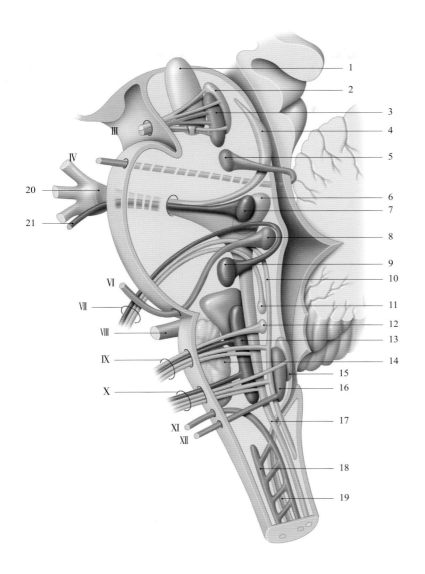

图 5.5　脑神经的核团：脑干的正中矢状切面（根据 Braus 和 Elze 的图绘制）

红色：体细胞核
蓝色：感觉核
黄色：副交感神经核

1. 红核
2. 动眼神经副核
3. 动眼神经核（Ⅲ）
4. 三叉神经的中脑核
5. 滑车神经核（Ⅳ）
6. 三叉神经的脑桥核
7. 三叉神经的运动核
8. 展神经核（Ⅵ）
9. 面神经核（Ⅶ）
10. 孤束
11. 上泌涎核
12. 下泌涎核
13. 疑核
14. 下橄榄核
15. 迷走神经背核
16. 舌下神经核（Ⅻ）
17. 三叉神经脊束核
18. 副神经核
19. 脊髓中央管
20. 三叉神经感觉根
21. 三叉神经运动根

第Ⅹ和第Ⅺ对脑神经核组成。

- 一般内脏运动柱由第Ⅲ、第Ⅶ、第Ⅸ和第Ⅹ对脑神经核组成。
- 内脏感觉柱由第Ⅸ和第Ⅹ对脑神经核组成。
- 特殊内脏感觉柱由味觉相关神经核团（第Ⅶ、第Ⅸ、第Ⅹ对脑神经）以及与平衡和听觉相关的神经核团（第Ⅷ对脑神经）组成。
- 一般躯体感觉柱，由第Ⅴ对脑神经核团组成（外感受性）（图 5.6）。

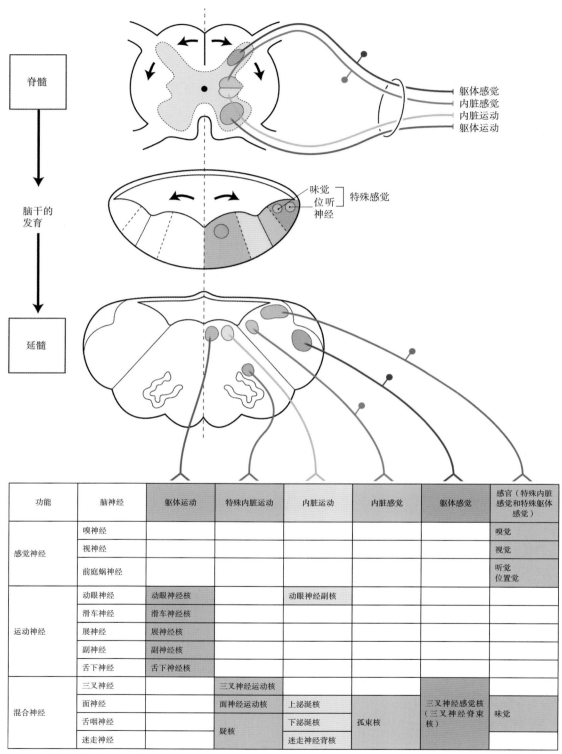

脊髓

脑干的
发育

延髓

躯体感觉
内脏感觉
内脏运动
躯体运动

味觉
位听 特殊感觉
神经

功能	脑神经	躯体运动	特殊内脏运动	内脏运动	内脏感觉	躯体感觉	感官（特殊内脏感觉和特殊躯体感觉）
感觉神经	嗅神经						嗅觉
	视神经						视觉
	前庭蜗神经						听觉 位置觉
运动神经	动眼神经	动眼神经核		动眼神经副核			
	滑车神经	滑车神经核					
	展神经	展神经核					
	副神经	副神经核					
	舌下神经	舌下神经核					
混合神经	三叉神经		三叉神经运动核			三叉神经感觉核（三叉神经脊束核）	
	面神经		面神经运动核	上泌涎核	孤束核		味觉
	舌咽神经		疑核	下泌涎核			
	迷走神经			迷走神经背核			

图 5.6　脑神经核团和局部功能的对应

第四节 器官发生

脑的发生见第二十三章。

在胚胎发育第 4 周，在原脑上能隐约辨认出一些小沟，它们划分出体节，称作神经原节，包括以下结构。

- 前脑有 2 个神经原节。
- 中脑有 2 个神经原节。
- 菱脑有 8 个神经原节（图 5.7）。

同时，自菱脑的背侧板和腹侧板也开始形成脑神经的神经核，但嗅神经（Ⅰ）和视神经（Ⅱ）除外。

- 中脑有动眼神经生长（Ⅲ）。

- 后脑有：
- 滑车神经（Ⅳ），但起源处会转移到中脑；
- 三叉神经（Ⅴ）；
- 展神经（Ⅵ）；
- 面神经（Ⅶ）；
- 前庭蜗神经（Ⅷ）。

- 延髓有：
- 舌咽神经（Ⅷ）；
- 迷走神经（Ⅹ）；
- 副神经（Ⅺ）；
- 舌下神经（Ⅻ）。

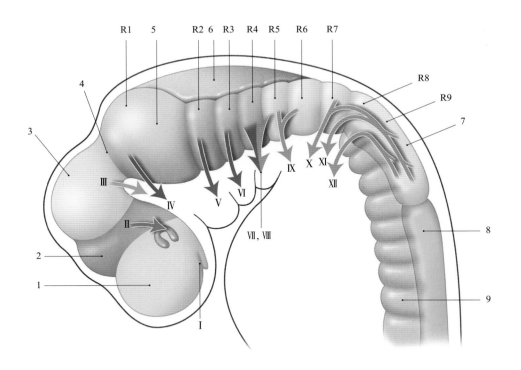

图 5.7 菱脑和脑神经的起源（第 4 周胚胎）

R1~R9. 菱脑

1. 前脑
2. 间脑
3. 中脑
4. 大脑峡
5. 中脑
6. 第四脑室的顶
7. 延脑
8. 脊髓
9. 体节

1. 特殊感觉神经纤维

（1）嗅神经元（Ⅰ）

自嗅板上皮细胞生长而出，轴突伸向发源于前脑的嗅球。

（2）视神经元（Ⅱ）

自视杯生长，发源于间脑；轴突向视束延伸。

（3）前庭蜗神经元（Ⅷ）

拥有靠近耳泡的神经嵴细胞，起源于外胚层。向耳部囊泡和后脑－延髓联合处发出神经纤维。

2. 运动神经纤维

运动神经纤维的生长方向为脑节的生肌节（图 5.8）。

（1）前脊索体节的生肌节

该生肌节止于眼。

第一生肌节由动眼神经（Ⅲ）支配，第二生肌节由滑车神经（Ⅳ）支配，第三生肌节由展神经（Ⅵ）支配。

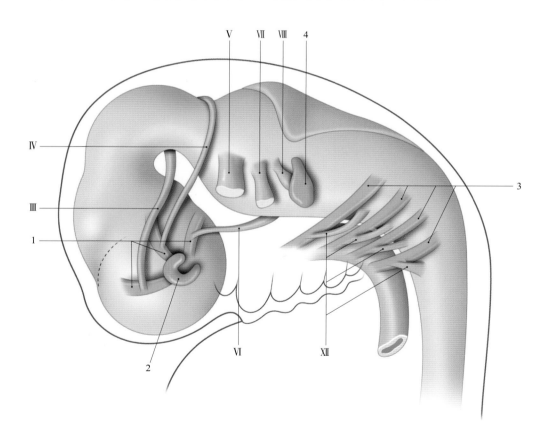

图 5.8　体节的神经支配（第 5 周胚胎）

1. 视前体节
2. 视杯
3. 枕部体节
4. 耳泡

（2）枕节的生肌节

　　该生肌节终止于舌，由特殊内脏运动的相关神经支配。

- 三叉神经（Ⅴ）支配第一鳃弓的肌肉。
- 面神经（Ⅵ）支配第二鳃弓的肌肉。
- 舌咽神经（Ⅸ）支配第三鳃弓的肌肉。
- 迷走神经（Ⅹ）支配第四鳃弓的肌肉。
- 副神经（Ⅺ）支配第六鳃弓的肌肉。

3. 一般感觉神经纤维（图5.9）

　　由神经嵴分化而来，分成4个神经节粗胚，即三叉神经节、面听神经节、舌咽神经节和迷走神经节。

　　这些粗胚融入基板的外胚层最终形成神经节。

　　成神经细胞的中枢突与原脑相连，周围突与靶器官相连。

（1）三叉神经节粗胚

　　该结构有3个指状突起，分别为支配眼的眼神经（V_1）、支配上颌隆起的上颌神经（V_2）以及支配下颌隆起的下颌神经（V_3）（这些隆起由第一鳃弓分化而来）。

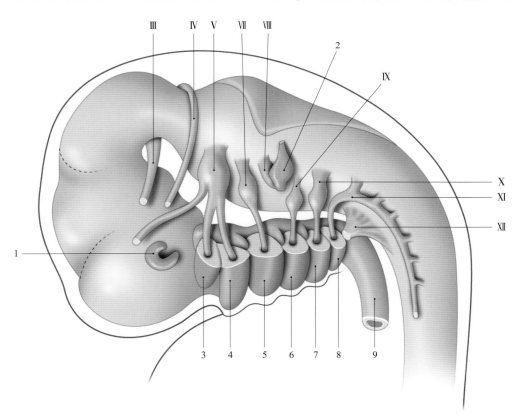

图 5.9　鳃弓的神经支配（第 4 周胚胎）

1. 视杯	4. 下颌突	7. 第四鳃弓
2. 耳泡	5. 第二鳃弓	8. 第六鳃弓
3. 上颌突	6. 第三鳃弓	9. 原消化道

（2）面听神经节粗胚

由蜗神经节、前庭神经节和膝状神经节组成。

（3）舌咽神经节粗胚

形成舌咽神经节（Ⅸ）。

（4）迷走神经节粗胚

形成迷走神经节（Ⅹ）。

第六章　嗅神经（Ⅰ）和嗅觉通路

嗅神经为特殊感觉神经，传递嗅觉神经冲动。嗅觉通路与边缘系统互相联系（图 6.1）。

> 嗅神经的损伤会导致嗅觉丧失，或嗅觉减退，或嗅觉改变。嗅觉的损伤会影响味觉。

从系统发育学的角度看，嗅觉从形态学上来说是一种古老的感官。人类的嗅觉已退化，而动物则没有，某些动物的嗅觉特别灵敏。这与弗洛伊德的理论冲突。弗洛伊德认为人类通过抑制嗅觉功能而得以社会化。

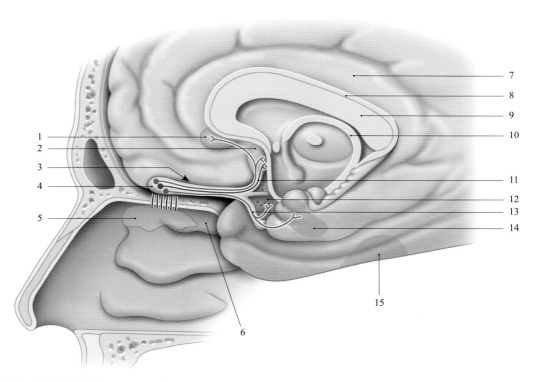

图 6.1　**嗅觉通路和区域**

蓝色：终末神经
红色：僧帽细胞的轴突

1. 胼胝体下区
2. 前联合中隔
3. 嗅束
4. 嗅球
5. 嗅区
6. 上鼻甲
7. 扣带回
8. 灰被
9. 胼胝体
10. 穹隆
11. 内侧嗅纹
12. 前穿质
13. 外侧嗅纹
14. 梨状前区
15. 内嗅区

第一节　解剖学描述

每根嗅神经由无髓轴突束组成，每根轴突与嗅神经元或嗅觉细胞的中枢突相连。

1. 起源

嗅神经起源于嗅球的下表面，位于嗅沟内。

2. 走行和毗邻关系

嗅神经走行于蛛网膜下隙，被软脑膜包绕着穿过筛板上的筛孔（图 6.2）。

在此水平上的嗅神经损伤往往由颅前窝骨折或该部位嗅觉脑膜瘤生长引起。

嗅球内侧伴行一薄层神经丛，称作终神经。它们与嗅神经一起穿越前穿质，分散至周围神经。这些神经也有自主神经的功能。

3. 终末分支

嗅神经终止于嗅黏膜，它位于鼻腔顶部的一小片区域，之后嗅神经重新分为两组。

（1）外侧嗅神经（12~20 根）位于上鼻甲。

（2）内侧嗅神经（12~16 根）沿着鼻中隔下降。

在胚胎时期，内侧嗅神经中的犁鼻神经在切牙管前方斜行而下，贴于犁鼻器（人类胚胎期的过渡结构）表面。

4. 嗅黏膜

体重为 70kg 成年人的嗅上皮表面积大约为 $10cm^2$。

一些物种嗅觉比人类发达，这和嗅黏膜上皮的表面积有关（例如，3kg 的猫嗅黏膜上皮有 $20cm^2$）。

图 6.2　右嗅球的位置和毗邻
（冠状切面）

1. 软脑膜
2. 大脑镰
3. 硬脑膜
4. 蛛网膜
5. 鸡冠
6. 嗅球
7. 筛骨的筛板
8. 固有层
9. 嗅黏膜
10. 鼻腔
11. 黏液
12. 嗅神经
13. 筛窦

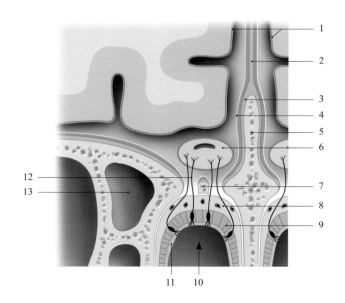

嗅黏膜由嗅上皮和固有层组成。

（1）嗅上皮

嗅上皮为假复层纤毛柱状上皮，含嗅觉神经细胞、嗅觉支持细胞和基底细胞（图6.3）。

①嗅觉神经细胞：是一种双极细胞，有位于底部的圆形核。它的树突通过被称作树突球的膨大部终止于上皮表面，包裹6~8根含有气味感受器的嗅觉纤毛。它的轴突向深部延伸，终止于嗅球。

嗅觉神经细胞的数量大约为1000万个。气味感受器细胞从细胞基底层开始更新。

> 在家鼠体内，每天大约有80000个神经元得到更新，其中1%为嗅觉神经元（G. Raisman）。
>
> 此外，我们在人体内观察到，随着年龄的增长嗅觉细胞数量逐渐减少（每年约为1%）。它们渐渐被呼吸型纤毛细胞替代。

②嗅觉支持细胞：是狭窄的棱柱状细胞，其游离面有微绒毛。它与嗅觉纤毛相连。嗅觉支持细胞与基底膜接触，确保新陈代谢物质交换顺利进行。其细胞质内含有淡黄色素。

③基底细胞：为圆形或非特殊锥形，与上皮

图6.3 嗅球和嗅黏膜的主要结构

A. 白质
B. 内颗粒层
C. 内网状层
D. 僧帽细胞层
E. 外网状层
F. 外颗粒层
G. 嗅觉小球层
H. 外纤维层

1. 嗅觉神经纤维
2. 基底层
3. 基底细胞
4. 嗅觉支持细胞
5. 嗅泡
6. 嗅觉纤毛
7. 嗅束神经纤维
8. 神经胶质层
9. 软脑膜
10. 蛛网膜和硬脑膜
11. 筛骨的筛板
12. 固有层
13. 嗅觉上皮
14. 黏液
15. 嗅腺

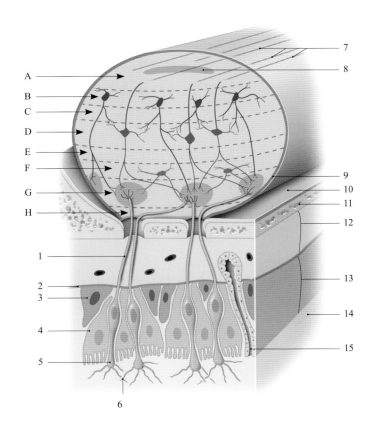

表面不接触。

（2）固有层

固有层是一层疏松结缔组织，为骨膜的延续，含有静脉丛、动脉毛细血管、毛细淋巴管、嗅觉神经纤维、色素细胞、淋巴细胞和嗅腺。

嗅腺是一群管泡状腺体，其分泌液充满酶，位于黏膜表面，负责溶解有气味的物质。

5. 嗅球

嗅球外观呈层状排列，有以下数层。

- 纤维层，与筛板相接触。
- 嗅小球层，含有嗅小球。
- 外嗅小球层和内嗅小球层，含有外颗粒细胞和内颗粒细胞的核周体。
- 外丛状层和内丛状层间有轴突穿过。
- 僧帽细胞层，含有僧帽细胞的核周体。
- 间质性物质含有僧帽细胞的有髓轴突和富含原始细胞的神经胶质组织。

这些细胞相关的研究主要是探索神经胶质干细胞对于神经退行性病变（如帕金森病）的治疗潜能。

第二节　嗅觉通路

嗅觉通路由以下结构构成。
- 嗅觉神经细胞作为通路上的第一级神经元。
- 僧帽细胞作为通路上的第二级神经元，神经纤维在到达嗅区之前走行于嗅束中。

1. 嗅束（图6.4）

嗅束是一长35mm的窄条结构，位于额叶下表面的嗅沟中。它由被僧帽细胞神经纤维包裹的神经胶质组成。一些间质神经元在神经纤维之间聚成小集合体，形成前嗅核。

在前穿质的前方，嗅束增宽变大形成嗅三角，分成内侧嗅纹、外侧嗅纹和中间嗅纹。

2. 端脑的嗅觉中枢

它与大脑或菱脑的嗅觉部分相对应（图6.5）。

（1）外侧嗅纹

这些神经纤维与外侧嗅觉区域汇合形成前梨形区域（51区）、内嗅区（大脑皮层海马旁回的第28区）和杏仁体。

钩回损伤可能是导致幻嗅的原因。额叶底部肿瘤可引起嗅觉障碍。

（2）中间嗅纹

易变，穿过前穿质与位于嗅三角和视束之间的中间嗅觉区域汇合。

（3）内侧嗅纹

这些神经纤维与内侧嗅觉区域吻合，包括前联合中隔（斜纹将前联合中隔与钩相接）、胼胝体旁区、终板旁回。

图 6.4　大脑底部围绕视交叉的嗅觉结构

1. 嗅球
2. 嗅束
3. 嗅三角
4. 前穿质
5. 环状回
6. 半月形回
7. 内嗅区
8. 钩
9. 视交叉
10. 内侧嗅纹
11. 外侧嗅纹
12. 斜带（布罗卡）
13. 灰结节
14. 动眼神经
15. 海马旁回
16. 海马沟

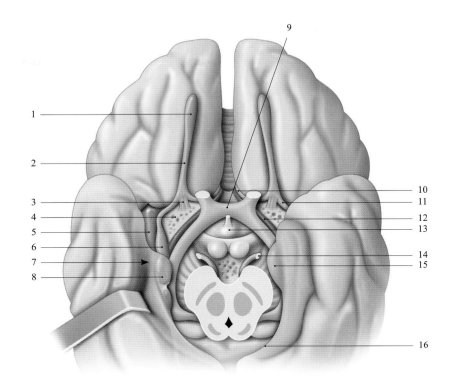

图 6.5　嗅觉区域和嗅觉通路

1. 胼胝体下区
2. 前联合中隔（隔核）
3. 嗅觉神经元
4. 僧帽细胞
5. 前梨状区
6. 内嗅区
7. 海马旁回
8. 海马
9. 杏仁体
10. 纵纹
11. 丘脑髓纹
12. 缰核
13. 脚间核
14. 被盖核
15. 网状结构
16. 背侧纵束

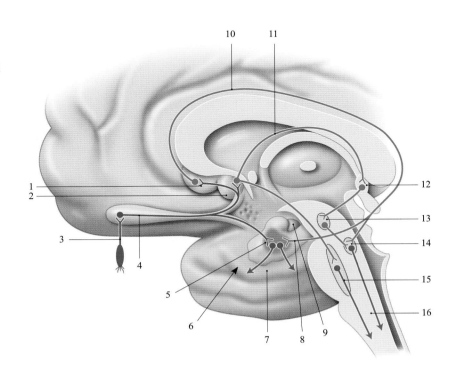

79

额叶前底部（外侧嗅区中间）的肿瘤会引起幻嗅。颞叶癫痫发作有时以嗅觉先兆开始。

嗅觉区向内脏中枢发出联络纤维，例如网状结构、泌涎核、迷走神经（Ⅹ）背核、下丘脑和上丘脑。

3. 端脑连接

嗅觉中枢在端脑的连接是复杂而不确定的。

这解释了嗅觉丧失和嗅觉－生殖器发育不良导致闭经之间的联系，又称卡尔曼综合征。

第三节　功能解剖

Linda B. Buck 和 Richard Axel 的工作使人类对嗅觉功能的认知迈出了巨大的一步（2004 年获诺贝尔奖）。

他们的研究的确在基因和分子水平上阐明了嗅觉产生的不同阶段。

间脑相关的行为反应和情绪反应则由边缘系统负责。

1. 嗅觉刺激物（图6.6）

对于人体而言，气体是引起嗅觉反应最主要的物质。气味分子通过呼吸道运输。由于人体的直立站位，每个个体有一鼻后嗅觉管道，能够提高嗅觉灵敏度。

- 吸气时，中鼻甲突出部引发湍流，减缓气流上部的流动速度，这有助于气味分子吸收。
- 呼气时，大部分空气通过鼻腔的下部呼出。
- 吞咽时，有些空气通过嗅觉区域，传播食物特有的气味分子。

人类可以分辨 2000 ~ 4000 种不同气味。

嗅黏膜的嗅腺吸收不同的气味分子。

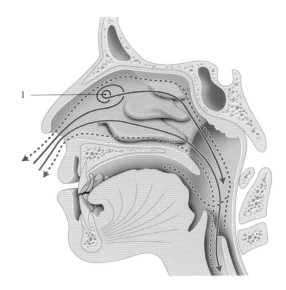

图6.6　呼吸（红色）产生的气流和嗅觉（蓝色）产生的气流

1. 空气湍流

嗅觉神经细胞纤毛与气味分子接触后，触发传播嗅觉信息的神经冲动，神经冲动传向与感知和识别气味相关的大脑皮质嗅觉区。

2. 嗅觉神经冲动（图6.7）

神经冲动由黏膜上溶解的气味分子和作为嗅觉受体载体的嗅觉神经细胞纤毛接触产生。

级联的生化反应由气味分子和受体的接触引发，引起离子通道开放。对气味分子敏感的受体能够自发地放大信号。

因此，嗅细胞能够去极化和传播电信号。神经冲动向旧皮质的嗅觉区传播，该区域负责气味感知和分辨。

人体中，有300个基因负责嗅觉，占人体基因总数的1%。每个基因都对一种特殊气味分子起反应。

气味的感知与多种分子有关（例如，玫瑰有200种不同气味分子）。

在上皮组织水平，气味信息没有局部成群的分布。实际上，功能相同的嗅觉细胞聚集在一起纯属偶然。

然而，对相同气味分子敏感的神经元集中在同一嗅觉中继，在此形成同一功能的聚合体。

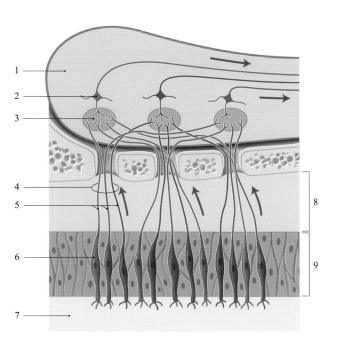

图 6.7 嗅细胞和感觉冲动的功能分区

1. 嗅球
2. 僧帽细胞
3. 嗅小球
4. 嗅神经
5. 嗅细胞轴突
6. 嗅觉神经感觉细胞
7. 黏液和气味分子
8. 固有层
9. 嗅黏膜

第七章　视神经（Ⅱ）和视觉通路

视神经是负责视觉的感觉神经。它将视觉信息从视网膜传输至大脑枕叶的皮质。

视神经由位于视网膜的节细胞神经元的轴突构成（图7.1）。

视神经病变能引起视野完全缺失或部分相关视野的缺失。视神经病变可以由缺血引起，如动脉病变（动脉硬化、血栓等）；也可以由炎症和感染、中毒（酒精、烟草、肉毒杆菌等）、创伤、脱髓鞘（多发性硬化）等引起。

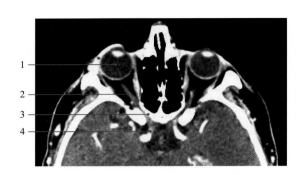

图 7.1　头部 CT（横向轴截面）（由 Th. Diesce 博士提供）

1. 眼球
2. 视神经
3. 视神经管
4. 视交叉

第一节　解剖学描述

视神经长 40mm、直径 4mm，由 120 万个有髓轴突组成。髓鞘在轴突穿出巩膜的筛板时出现。视神经轴突的髓鞘化由少突胶质细胞完成（图7.2）。

视神经轴突不像周围神经一样与施万细胞伴行，因此，它没有自我再生能力。

1. 起源（图7.3）

视神经与视交叉的前外侧角连接，在此处视交叉为一个横向较长的四边形板，位于蝶鞍膈的垂体柄之前。视交叉后外侧角延续为视束。

2. 走行和毗邻关系

（1）颅中窝部分

视神经走行于视交叉池的前方和侧方，

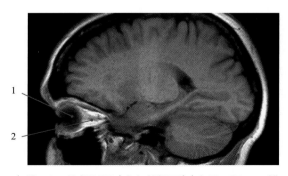

图 7.2　头部 MRI（旁矢状切面）（由 Th. Diesce 博士提供）

1. 眼球　　　　2. 视神经

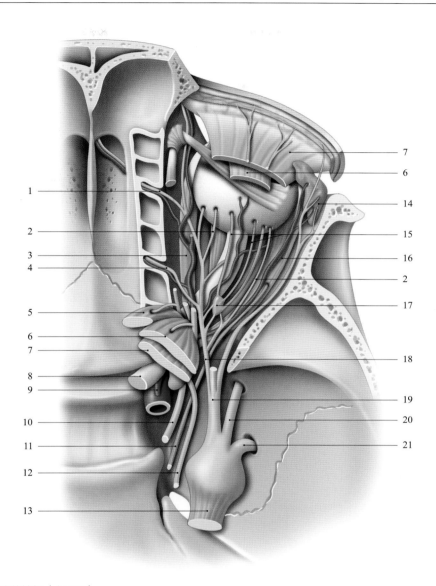

图 7.3 眶内的神经（上面观）

1. 筛前神经	7. 上睑提肌	13. 三叉神经	19. 眼神经（三叉神经第一支）
2. 睫长神经	8. 视神经	14. 泪腺	
3. 内直肌	9. 眼动脉	15. 睫短神经	20. 上颌神经（三叉神经第二支）
4. 筛后神经	10. 动眼神经	16. 外直肌	
5. 上斜肌	11. 展神经	17. 睫状神经节	21. 下颌神经（三叉神经第三支）
6. 上直肌	12. 滑车神经	18. 鼻睫神经	

毗邻如下。

①下方：蝶鞍膈的前部，随后为视沟。眼动脉在视沟的下方。

②上方：大脑前动、静脉，前穿质和嗅纹。

③外侧：颈内动脉，与视神经间由前床突分隔。

（2）视神经管内部分

视神经被脑膜包裹，其下外侧有眼动脉伴行。

> 颅底前部骨折可影响视神经，引起单侧黑蒙。

（3）眼眶内部分

视神经位于眶脂体的中央，稍微向侧方突出，占据了四面锥形体眼眶的轴心。它被三层脑膜的延长部形成的鞘所包裹。
①眼动脉绕过视神经外侧面至其上方；睫后动脉也围绕视神经。
②上、下方的眼静脉与同侧动脉伴行。
③睫长神经沿着视神经的内、外侧面走行。
④睫状神经节位于视神经的外侧面。

（4）眼球部

视神经在眼球后内侧（3mm）和下方（1mm）进入眼球。

神经纤维在板层内部、巩膜的筛板处脱髓鞘。

3. 血供（图7.4和7.5）

（1）动脉

动脉血来源一个是表浅的软脑膜动脉网，它由睫后短动脉分支而来；另一个是纵向的动脉网，来自视网膜中央动脉。

（2）静脉

静脉血来自视网膜中央静脉，与海绵窦相连。

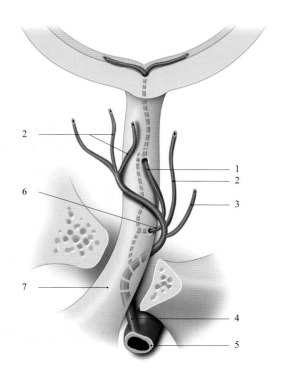

图 7.4 视网膜的动脉

1. 视网膜中央动脉
2. 睫后短动脉
3. 泪腺动脉
4. 眼动脉
5. 颈内动脉
6. 中央后动脉
7. 视神经

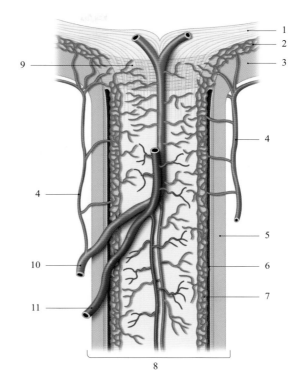

图 7.5 视神经的血管分布（纵切面）

1. 视网膜
2. 脉络膜
3. 巩膜
4. 睫后短动脉
5. 硬脑膜
6. 蛛网膜
7. 软脑膜血管丛
8. 视神经
9. 巩膜的筛板
10. 视网膜中央动脉
11. 眼静脉

第二节　系统解剖

1. 视觉感受器（图 7.6）

视觉感受器由视网膜的视部组成，对光敏感。此处有视觉通路的第一级神经元，为视锥细胞和视杆细胞。

大约有 1.26 亿个光敏细胞，色素或视蛋白有助于记录光刺激。

视锥细胞能精确地感受物体的形状。

视杆细胞能对微弱的光起反应（暗视力）。

光感转变为有色感觉至少与 3 种化学光感受器有关。正常的人眼能接受 3 种基本颜色（红色、蓝色和绿色），分别与长波、短波和中波相对应。它们适当混合后可形成白色和其他颜色。

色盲是一种先天性颜色辨别障碍，最常见情况是红绿色辨别障碍。

2. 端脑的视觉中枢

端脑不加分辨地接受两眼看到的内容，然后融合两眼捕捉的视觉信息，建立 3D 视觉效果（图 7.7）。

（1）视觉核团

位于上丘和外侧膝状体。

（2）视觉区域

大脑皮质有一大片区域负责重要的视觉功能。

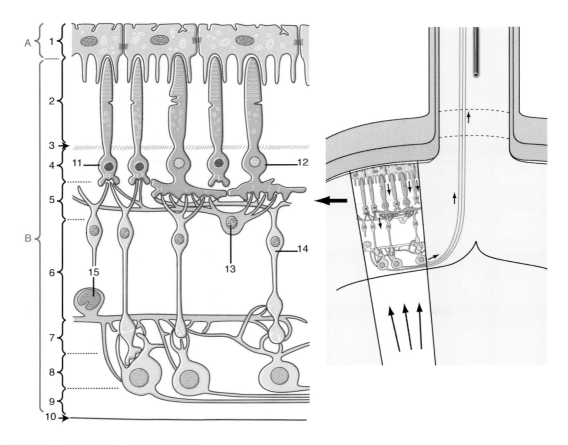

图 7.6　视觉感受器——视网膜的组成

暗箱：视觉感官传导的路径

A. 色素层
B. 神经层

1. 色素细胞
2. 感光细胞层
3. 外界层
4. 外核层
5. 外丛状层

6. 内核层
7. 内丛状层
8. 神经节层
9. 神经纤维层
10. 内界层

11. 视杆细胞
12. 视锥细胞
13. 水平神经元
14. 双极神经元
15. 无长突神经元

视觉中枢位于距状沟的两侧。
①初级视觉区域（V1 或第 17 区）（图 7.8）：收集视觉核的相关传入信息。

黄斑与大脑皮质的关联区位于距状沟底部周围。

视网膜的上半部分对应距状沟的上半部分，下半部分对应距状沟的下半部分。
②次级视觉区域或视觉相关区域（V2）：该

区域包围了初级视觉区域，与大脑皮质的第 18、19 区一致。

它接收来自初级视觉区域的相关传入信息。次级视觉区域向多个视觉功能相关皮质中心发射神经信号，例如，颞叶下皮质（感知形状和颜色）、颞叶内侧皮质（特殊运动）、顶叶皮质（一般运动）、额叶皮质（第 8 区：理解和辨别光学信息）。

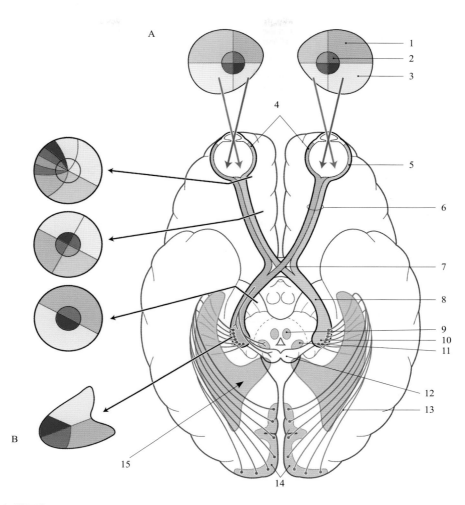

图 7.7 视觉通路

A. 单眼视野	1. 上 1/4 象限	6. 视神经
B. 神经纤维的位置	2. 黄斑区	7. 视交叉
（轴向横截面）	3. 下 1/4 象限	8. 视束
	4. 鼻侧视网膜	9. 动眼神经副核
	5. 颞侧视网膜	10. 外侧膝状体

11. 顶盖前区核
12. 上丘
13. 视辐射
14. 视觉皮质
15. 侧脑室

3. 视觉通路

视网膜的节细胞神经元构成视觉通路上的第二级神经元。其神经纤维穿过视神经盘和筛板，之后沿着视交叉和视束走行，最后到达视觉核团。

（1）视神经盘

黄斑区的神经纤维占据视神经盘的外侧部，颞侧神经纤维位于中部，而鼻侧神经纤维位于内侧部。

上方的神经纤维占据视神经盘上部，下方的神经纤维占据视神经盘下部。

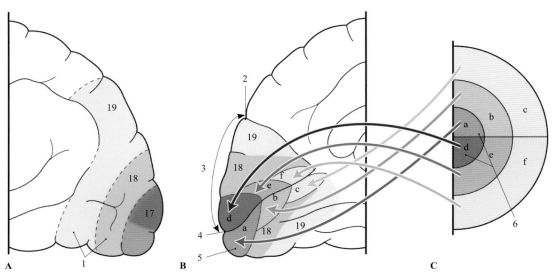

图 7.8　左侧大脑半球的视觉区域

A. 外侧面观
B. 内侧面观
C. 右侧视野及其在左侧视觉区域的
　主要投影

1. 辅助视觉区域（绿色）
2. 顶枕沟
3. 楔回

4. 距状沟
5. 枕颞内侧回（距状沟下视觉区域）
6. 黄斑

（2）视交叉

　　在视交叉处，大约 60% 的神经纤维发生交叉，走行至对侧。

①视网膜颞侧的神经纤维依旧在同侧走行。

②视网膜鼻侧的神经纤维相互交叉进入对侧的视束。

③黄斑区的神经纤维分为不交叉纤维和交叉纤维两类。

　　垂体肿瘤可压迫视交叉引起双颞侧的偏盲。

（3）视束（图 7.9）

　　左、右两侧的视束均为带状结构，走向后方，在灰结节外侧缘交叉，并行至大脑脚下面。在此处它分为外侧根和内侧根

两支。

①外侧根：由大部分神经纤维组成，主要止于外侧膝状体（80%），小部分止于丘脑枕。

　　外侧膝状体的视网膜定位如下。

● 其顶端对应于黄斑区的神经纤维。

● 膝状体左半侧对应下半部分视网膜的神经纤维，右半侧对应上半部分视网膜的神经纤维。

②内侧根：走向内侧，随后在丘脑枕下方向内弯曲到达上丘和顶盖前核。

　　每根视束都由视网膜颞侧的同侧神经纤维、视网膜鼻侧的对侧神经纤维和同侧黄斑区神经纤维及相邻的对侧纤维构成。

（4）视辐射（或称膝状体－距状束）

　　视辐射是由外侧膝状体发出的神经束向枕叶视觉区的皮质辐射。

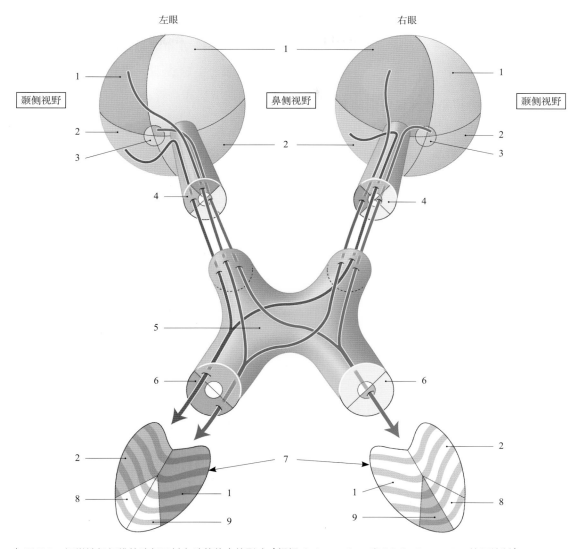

图 7.9　视觉神经纤维的路径及其在膝状体中的影响（根据 G. Lazorthes 和 M. B. Carpenter 的图绘制）

1. 视网膜上 1/4 象限　　　4. 视神经　　　　　7. 外侧膝状体
2. 视网膜下 1/4 象限　　　5. 视交叉　　　　　8. 黄斑的下 1/4 象限
3. 黄斑的 1/4 象限　　　　6. 视束　　　　　　9. 黄斑的上 1/4 象限

　　视觉神经纤维的数量为 400 万 ~ 500
万，形成向前方和外侧的大的弧形。它们
走行于内囊的豆状核后部和下部，从外侧
绕过侧脑室。

①位置最高的纤维在侧脑室后角上方交
叉，然后到达距状沟上区。

②位置最低的纤维在到达距状沟下区视觉
皮质之前，在侧脑室后角外侧面交叉。

　　位于颞叶和枕叶交界处的肿瘤会损
伤视觉纤维，并引起损伤，导致对侧的
同向性外侧偏盲。

4. 连接（图 7.10）

（1）顶盖前核

顶盖前核的神经纤维辐射向第 III 对脑神经的副核，即动眼神经副核。其副交感神经纤维同样从第 III 对脑神经的副核发出，穿过动眼神经（III）和睫状神经节之后，到达瞳孔括约肌。

（2）上丘

上丘发出顶盖 - 延髓束和顶盖 - 脊髓束，这些神经纤维与网状结构、黑质、未定区、丘脑枕和位于脑桥的神经核之间有联系。

丘脑枕发出的神经纤维和视辐射相连。

（3）睫状神经节

在瞳孔对光反射中起重要的中继作用。

它作用于第 III 对脑神经和睫状体 - 脊髓中枢。

睫状体 - 脊髓中枢位于 C_8~T_1 脊髓节段脊髓外侧角。

①节前神经纤维与颈上神经节相连。

②节后神经纤维走行于颈动脉丛，随后走行于睫状神经节和第 III 对脑神经，支配瞳孔开大肌、上睑提肌、眼轮匝肌、半侧面部相关的汗腺和血管。

> 睫状神经节损伤会引起 Claude Bernard 综合征，有以下特点。
> - 睑裂变窄。
> - 瞳孔开大。
> - 眼球下陷。
> - 相关半侧面部出汗、皮肤温度过高。

5. 瞳孔反射

感光神经细胞对光产生的冲动由视神经传导，因为视觉中枢连接复杂，信号传导有多种路径。顶盖前核是许多瞳孔反射的必经之路。

（1）瞳孔对光反射（图 7.11）

该反射的特征是在光亮环境下瞳孔收缩，昏暗环境下瞳孔放大。

神经冲动由视束传导至顶盖前核、动眼神经副核、睫状神经节、睫短神经，最

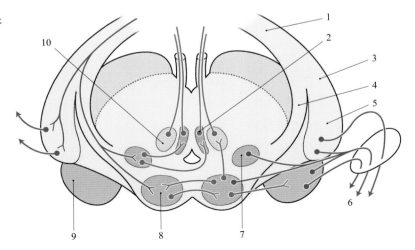

图 7.10　视束中的视神经纤维的连接

1. 视束
2. 动眼神经副核
3. 外侧根
4. 内侧根
5. 外侧膝状体
6. 投射至视觉中枢
7. 顶盖前核
8. 上丘
9. （丘脑）枕
10. 动眼神经核

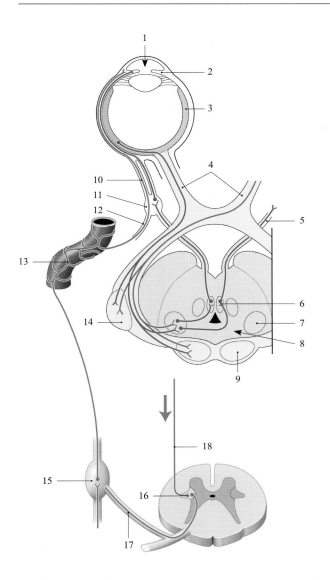

图 7.11　瞳孔对光反射（根据 Nieuwenhuys 的图绘制）

1. 瞳孔
2. 虹膜
3. 视网膜
4. 视神经
5. 动眼神经
6. 动眼神经副核
7. 顶盖前核
8. 后连合
9. 上丘
10. 睫短神经
11. 睫状神经节
12. 交感分支
13. 颈内动脉和颈动脉丛
14. 外侧膝状体
15. 颈上神经节
16. 睫状 - 脊髓中心
17. 灰交通支
18. 交感中枢通路

后到达瞳孔括约肌。

（2）瞳孔调节反射

　　该反射的特征是视近物时瞳孔收缩，保持合适的焦距。

　　事实上，与其说它是反射运动，不如称其为非自主肌（协同运动）的收缩。

（3）瞳孔交叉反射（瞳孔间接反射）

　　该反射的特点是当对侧瞳孔受到光刺激时，该侧瞳孔收缩。

（4）皮质 - 视觉反射（图 7.12）

　　该反射的特征为当一微弱的发光体远离或当物体被认为在发光时，瞳孔突然出现缩小反射。

　　该反射可以用视觉皮质和不同视觉核之间的连接解释。

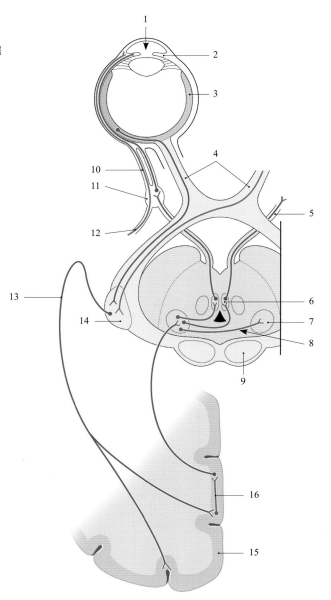

图 7.12　皮质－视觉反射（根据 Nieuwenhuys 的图绘制）

1. 瞳孔
2. 虹膜
3. 视网膜
4. 视神经
5. 动眼神经
6. 动眼神经副核
7. 顶盖前核
8. 后连合
9. 上丘
10. 睫短神经
11. 睫状神经节
12. 交感支
13. 视辐射
14. 外侧膝状体
15. 视觉中枢
16. 联络神经元

第三节　功能解剖

1. 正常视力

（1）视敏度

视网膜的鉴别能力用视敏度来衡量。正常视敏度为 10/10。

随着中央凹的远离，光信号的质量下降。因此，1 度时为 5/10，4 度时为 2/10，等等。

失明是指先天性或获得性视觉丧失。

儿童的视觉皮质在出生时处于未成熟状态。在后天成熟过程中，视觉能力脆弱而易损，成熟过程有两个时期：

①早熟期：快速，从出生延续到第6~10个月。

②慢速期：从出生后第10个月到9岁~10岁。

估计以下年龄的视敏度如下。

- 3个月为1/10。
- 6个月为2.5/10。
- 3岁为5/10~10/10。
- 6岁为10/10。

（2）视野

视野为眼球静止时所能看到的空间广度。视野中的每一点对应视网膜上确定的一点。

对视野的研究也探索了视网膜和视觉通路的问题。这些发现也有益于临床的研究。

视野会随着颜色、亮度等条件变化。正常情况下的数值为：外侧90°，内侧55°，上方60°，下方70°。

枕叶皮质视觉区对视网膜信息的处理相当复杂，且按照一定步骤进行。

①单眼视觉：左右眼在看向同一个方向时，视网膜获得的信息先分开平行处理。

物体首先看起来为两个（生理性复视）。只有一个点状区域为一个。这些点状视野中的所有物像，经过一定的距离时落在视网膜上，形成双眼单视野。

- 假设注视点为2米，双眼单视野则为一直线，与前额平行。

- 假设注视点小于2米，双眼单视野对于观察者来说是弯曲的凹面。

- 假设注视点大于2米，双眼单视野对于观察者来说是个凸面。

②双眼视觉（图7.13）

由于传导的视觉信息存在结构差异，所以每只眼睛捕捉到的图像并不是相同的。

这种不一致由大脑皮质处理，从而形成双眼视觉。

③立体视觉：需要有一种合适的处理方式应对两眼的不同信息，处理时融合了感觉信息和运动信息（眼轴）；经过皮质处理后两张平面图像变成了一张三维图像。

在儿童，双眼视觉在出生第3~5个月以几乎突然成熟的方式出现。

2. 视觉病理（图7.14）

导致视神经损伤的原因很多，如创伤、肿瘤、神经退行性疾病等，它们阻断了视觉通路。损伤的位置主要与视野变化的规律相关。

（1）视神经损伤

视神经损伤阻断了视觉通路和瞳孔括约肌的运动通路，引起同侧失明及瞳孔对光反射消失。

例如：左侧视神经损伤，可引起左眼失明。

（2）视交叉的外侧部损伤

同侧视神经的颞侧纤维受损，可引起同侧鼻侧偏盲。

例如：左侧视交叉的外侧部损伤，可引起左眼鼻侧偏盲。

（3）视交叉的矢状切面损伤或内侧部损伤

该损伤阻断了左右视神经鼻侧部的神经纤维，可造成双眼颞侧偏盲。

例如：左侧视交叉的矢状切面损伤或内侧部损伤，可引起双眼颞侧偏盲。

（4）视束损伤

该损伤阻断了同侧的颞侧神经纤维和对侧的鼻侧神经纤维，引起两种偏盲，同侧眼鼻侧偏盲，对侧眼颞侧偏盲。

例如：左侧视束损伤，可引起右眼颞侧偏盲，左眼鼻侧偏盲。

（5）视辐射上部损伤

该损伤阻断了对侧下方鼻侧象限和同侧下方颞侧象限的神经纤维；引起上方两个象限偏盲、同侧鼻侧偏盲及对侧颞侧偏盲。

例如：左侧视辐射上部损伤，可引起左眼鼻侧上方及右眼颞侧上方的 1/4 象限偏盲。

（6）视辐射下部损伤

该损伤阻断了对侧上方鼻侧象限和同侧上方颞侧象限的神经纤维，引起下方两个象限偏盲、同侧鼻侧偏盲及对侧颞侧偏盲。

例如：左侧视辐射下部损伤，可引起左眼鼻侧下方及右眼颞侧下方 1/4 象限偏盲。

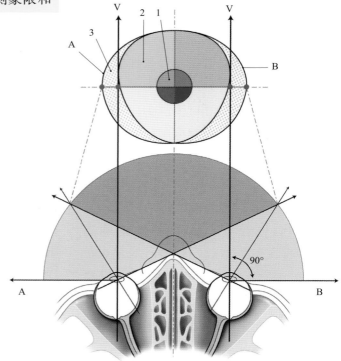

图 7.13　双眼视觉中的视野

A.　左眼
B.　右眼
A + B = 视觉空间
V.　光轴

1. 黄斑视野部分
2. 双眼视野（重叠视野）
3. 单眼视野

（7）视辐射损伤

该损伤阻断了同侧颞侧及对侧鼻侧神经纤维，引起颞侧偏盲和鼻侧偏盲，但不影响黄斑。

例如：左侧视辐射损伤，可引起左眼鼻侧偏盲，右眼颞侧偏盲。

（8）视神经中心损伤

该损伤阻断了位于中心的黄斑区的神经纤维，引起中心盲点和视敏度降低。

例如：右侧视神经中心损伤（如轴向神经炎），可引起右眼中心盲点。

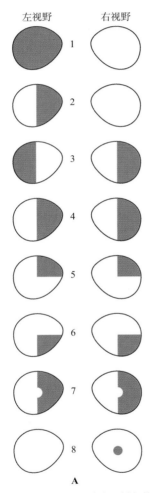

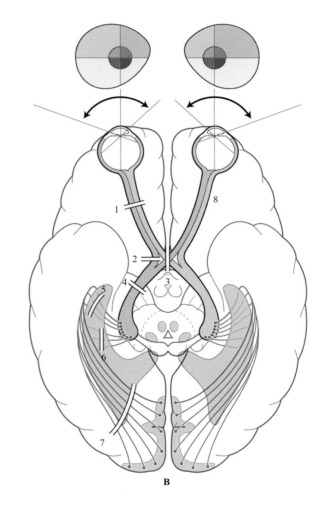

图 7.14　视觉通路的主要病变及其部位

A. 视野缺损的表现

B. 左侧对应的病变部位

1. 左眼完全失明
2. 左眼鼻侧偏盲
3. 双眼颞侧偏盲

4. 左眼鼻侧和右眼颞侧偏盲
5. 左眼鼻侧和右眼颞侧的上 1/4 偏盲
6. 左眼鼻侧和右眼颞侧的下 1/4 偏盲
7. 左眼鼻侧和右眼颞侧偏盲，伴有黄斑受累
8. 右眼中央暗点

动眼神经支配除了眼外直肌和上斜肌之外所有眼眶肌的运动神经。它也包括支配瞳孔括约肌和睫状肌的副交感神经纤维（图 8.1）。

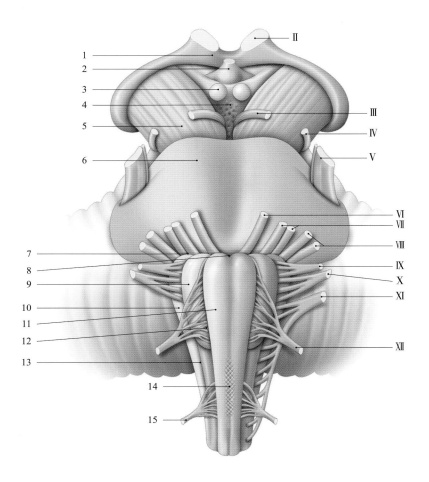

图 8.1 脑干：脑神经的起源（前面观）

1. 视交叉
2. 脑垂体漏斗部
3. 乳头体
4. 脚间窝（后穿质间隙）
5. 大脑脚
6. 脑桥
7. 延髓－脑桥沟
8. 盲孔
9. 延髓的橄榄
10. 橄榄后区
11. 锥体
12. 前外侧沟
13. 橄榄后沟
14. 锥体交叉
15. C₁

第一节 解剖学描述

1. 起源

动眼神经起源于两侧大脑脚之间的穿质，位于小脑上动脉和大脑后动脉之间。

2. 走行和毗邻关系

（1）颅后窝内部分

动眼神经走行于大脑脚间池内，向鞍

突的后床突延伸，随后与以下结构毗邻。

- 上方，颞叶的钩回。
- 内侧，大脑脚底部和斜坡。
- 外侧，滑车神经和小脑幕。
- 下方，三叉神经和展神经。

（2）海绵窦内部分

　　动眼神经首先穿过海绵窦顶部中间，随后沿外侧壁下降，位于滑车神经和眼神经之上。横穿展神经和颈内动脉的外侧。

（3）眶上裂内部分（图 8.2）

　　动眼神经穿过总肌腱环。

3. 终末支

　　动眼神经止于眼眶或在穿过眶上裂以后分为两支，即上支和下支。

（1）上支

　　支配上直肌和上睑提肌。

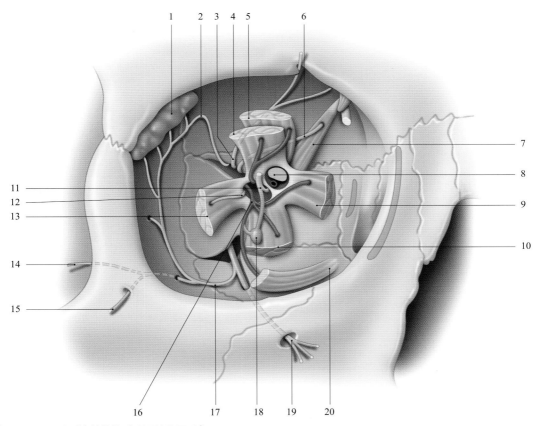

图 8.2　眶上裂内的结构（眼眶的前面观）

1. 泪腺	8. 视神经和眼动脉	15. 颧面支
2. 泪腺神经	9. 内直肌	16. 动眼神经的下支
3. 额神经	10. 下直肌	17. 颧神经
4. 上直肌	11. 动眼神经的上支	18. 睫状神经节
5. 上睑提肌	12. 展神经	19. 眶下神经
6. 滑车神经	13. 外直肌	20. 下斜肌
7. 上斜肌	14. 颧颞支	

（2）下支

支配内直肌、下直肌和下斜肌，分出副交感神经根至睫状神经节。

4. 连接

（1）动眼神经干

与眼神经和颈动脉丛（交感神经根）有神经连接。

（2）动眼神经的下支

与睫状神经节（副交感神经根）有神经连接。

（3）睫状神经节

位于视神经外侧面，该神经节接收颈动脉丛、交感神经纤维、鼻睫神经（第 V 对脑神经的分支）、感觉神经纤维、动眼神经（Ⅲ）、副交感神经纤维（来自动眼神经副核）。

睫状神经节发出睫短神经。

第二节 系统解剖

1. 动眼神经核

为躯体运动核，位于上丘水平，在中脑水管两侧（图 8.3 和 8.4）。

（1）组成

动眼神经核十分复杂，可分成 5 个核。

- 背核支配下直肌。
- 中间内侧核支配下斜肌。
- 腹侧核支配内直肌。
- 尾侧中央核支配上睑提肌。
- 内侧核支配上直肌。

> Weber 综合征由大脑脚损伤引起，为单侧动眼神经损伤，表现为对侧偏瘫。

（2）传出神经纤维

动眼神经纤维指向前方，形成向内侧凹陷的弧形。它们穿越内侧纵束，越过红

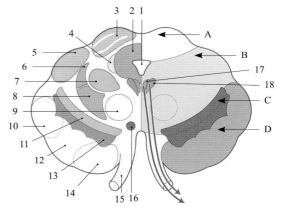

图 8.3　中脑：动眼神经的起源（Ⅲ）（上丘水平的横切面）

A. 顶盖	8. 内侧丘系
B. 被盖	9. 红核
C. 黑质	10. 颞桥束纤维
D. 大脑脚	11. 黑质的致密部
	12. 皮质脊髓束和皮质核束
1. 中脑水管	
2. 中央灰质	13. 黑质的网状部
3. 上丘的灰质和白质	14. 皮质脑桥束的纤维
4. 三叉丘系	15. 动眼神经
5. 内侧膝状体	16. 脚间核
6. 脊髓丘脑外侧束	17. 动眼神经副核
7. 中央被盖束	18. 动眼神经核

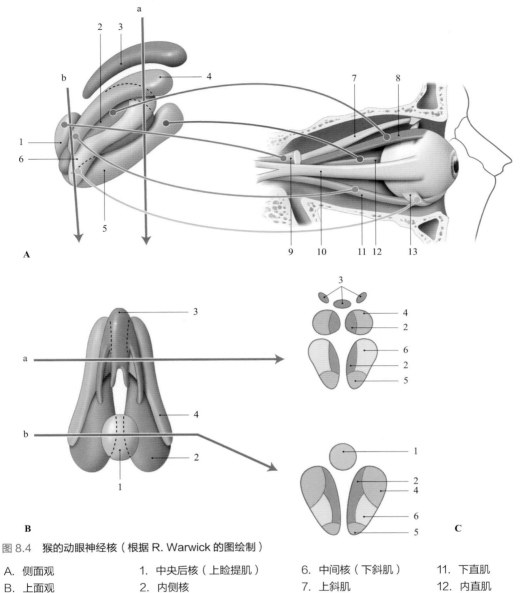

图 8.4 猴的动眼神经核（根据 R. Warwick 的图绘制）

A. 侧面观
B. 上面观
C. 横切面
a. 前 1/3 的切面
b. 后 1/3 的切面

1. 中央后核（上睑提肌）
2. 内侧核
3. 动眼神经副核
4. 后核（下直肌）
5. 前核（内直肌）

6. 中间核（下斜肌）
7. 上斜肌
8. 上直肌
9. 眼睑提肌
10. 外直肌

11. 下直肌
12. 内直肌
13. 下斜肌

核的内侧面，在大脑脚间窝处汇聚。

（3）传入神经纤维

- 动眼神经核接收如下神经纤维。
  皮质核束交叉来的纤维。

- 汇聚于第 Ⅳ、第 Ⅵ 和第 Ⅷ 脑神经核的内侧纵束神经纤维。

- 通过上丘的中间内侧部汇聚于视觉皮质的顶盖延髓束的神经纤维。

- 顶盖前核的神经纤维。

2. 动眼神经副核

为副交感神经核，位于动眼神经核内侧上方。

（1）组成

● 内侧部，含有整个核团 96% 的细胞，与睫状肌相连，负责完成视觉调节。同时它也控制双眼内直肌的协调运动，即辐合运动。

● 外侧部，与瞳孔括约肌相连，控制瞳孔收缩，即缩小瞳孔（交感神经控制瞳孔放大）。

（2）传出神经纤维

节前神经纤维与动眼神经同行直达眼眶，随后分离到达睫状神经节。节后神经纤维与睫短神经同行，到达所支配的眼固有肌。

第三节 功能解剖

1. 动眼功能

动眼神经控制眼内收（内直肌）、眼下视（下直肌）、眼上抬（上直肌）、眼外旋（下斜肌）（图 8.5 和 8.6）。

2. 眼睑运动功能

动眼神经有提上眼睑功能。

3. 瞳孔反射

光线的刺激由视神经传送至顶盖前核，顶盖前核将信号发送至动眼神经副核，刺激眼内瞳孔括约肌收缩引起瞳孔缩小（瞳孔对光反射）。

该刺激也能引起对侧瞳孔收缩（间接对光反射）或睫状肌收缩，睫状肌收缩使晶状体变凸以便适应目标物体（视觉调节反射）。事实上这是眼肌的非自主运动或称连带运动。

图 8.5 右眼的神经和运动功能（括号内标注的是瞳孔的方向）

褐色：动眼神经
蓝色：滑车神经
绿色：展神经

1. 上直肌（向上 + 向内）
2. 外直肌（向外）
3. 下直肌（向下 + 向内）
4. 下斜肌（向上 + 向外 + 眼球内旋）
5. 内直肌（向内）
6. 上斜肌（向下 + 向外 + 眼球外旋）

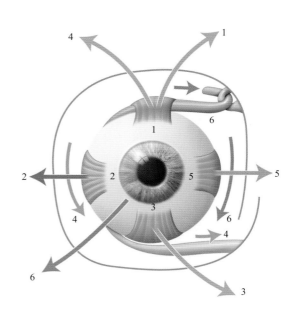

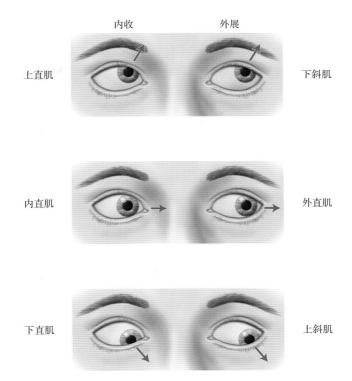

内收　　　　　外展

上直肌　　　　　　　　　　　　　　　　下斜肌

内直肌　　　　　　　　　　　　　　　　外直肌

下直肌　　　　　　　　　　　　　　　　上斜肌

| 图 8.6　眼球外肌运动过程中的瞳孔朝向（示意图）

　　动眼神经完全麻痹会引起眼球无法转动、上睑下垂、瞳孔放大、远视（图 8.7）。单侧损伤可引起复视。

A

B

图 8.7　右动眼神经（Ⅲ）麻痹

A. 瞳孔散大
B. 动眼神经的"支柱神经"现象

1. 上睑下垂
2.（瞳孔）向下 + 向外

第九章 滑车神经（Ⅳ）

滑车神经是支配眼上斜肌的运动神经。

滑车神经是脑神经中最细的，在头部创伤时最易受到损伤。

第一节 解剖学描述

1. 起源（图 9.1）

滑车神经起源于上髓帆的系带背侧，位于下丘后方。

2. 走行和毗邻关系

（1）颅后窝内部分

滑车神经呈向内弯曲状，绕过小脑上脚、大脑中脚，向前延伸。它位于脑桥上方，在大脑后动脉和小脑上动脉之间走行。

之后滑车神经经过脚间池，穿过海绵窦上壁的后外侧角。

（2）海绵窦内部分（图 9.2）

滑车神经在海绵窦内前行，位于动眼神经（Ⅲ）下方。随后上升，从外侧横穿动眼神经，到达视神经上方。其内侧为颈内动脉和展神经（Ⅵ）。

（3）眶上裂内部分

从眶上裂外侧穿过，位于总肌腱环的外侧。

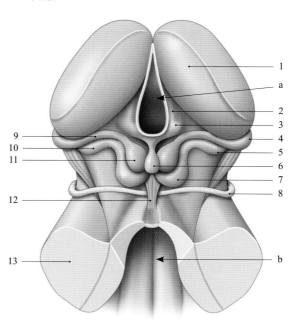

图 9.1 中脑：滑车神经的起源（后面观）

a. 第三脑室	6. 松果体
b. 第四脑室	7. 下丘
1. 丘脑	8. 滑车神经
2. 缰三角	9. 上丘臂
3. 缰核	10. 下丘臂
4. 外侧膝状体	11. 上丘
5. 内侧膝状体	12. 上髓帆的系带
	13. 小脑中脚

（4）眼眶内部分（图9.3）

滑车神经在眶内向内侧延伸，穿过上睑提肌上方，然后沿着眶上神经的路径走行，到达上斜肌。

3. 终末支

滑车神经分为3支或4支，穿入上斜肌的眶面。

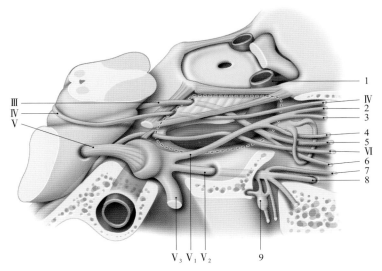

图9.2　海绵窦中的脑神经的走行路径（示意图）

1. 颈内动脉
2. 额神经
3. 泪腺神经
4. 鼻睫神经
5. 动眼神经上支
6. 动眼神经下支
7. 颧神经
8. 眶下神经
9. 翼腭神经节

图9.3　眶内的神经（上面观）

1. 筛前动脉和神经
2. 上斜肌
3. 筛后动脉和神经
4. 滑车神经
5. 鼻睫神经
6. 视神经
7. 颈内动脉和眼动脉
8. 动眼神经
9. 展神经
10. 三叉神经节
11. 泪腺
12. 上睑提肌
13. 额神经
14. 外直肌
15. 泪腺神经
16. 眼神经（三叉神经第一支）
17. 上颌神经（三叉神经第二支）
18. 下颌神经（三叉神经第三支）

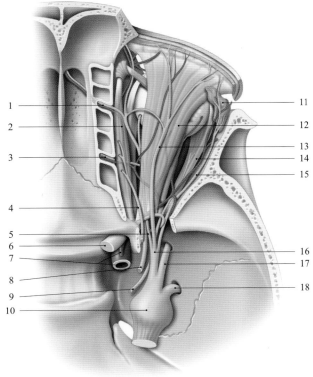

第二节 系统解剖

1. 滑车神经核（Ⅳ）

位于下丘水平，中脑水管的前方两侧。

2. 传出神经纤维

向外侧穿越中脑被盖，此处绕过中枢的灰质，向背侧走行。

滑车神经的纤维在中脑水管的后方完全交叉至对侧。

3. 传入神经纤维

滑车神经核接收如下神经纤维。

- 皮质核束交叉来的纤维。
- 汇聚于第Ⅲ、第Ⅵ、第Ⅺ对脑神经核和前庭神经核的内侧纵束的神经纤维。
- 通过上丘的中间内侧部汇聚于视觉皮质的顶盖延髓束的神经纤维。

第三节 功能解剖

滑车神经负责眼球的下视、外展、外旋（图 9.4）。

滑车神经麻痹会引起眼位不正，出现上视和内视（滑车神经视）、眼球向下运动受限、同侧性复视（图 9.5）。

为了补偿这种复视，患者会向健侧倾斜头部。

第Ⅳ对脑神经损伤经常合并第Ⅲ对与第Ⅵ对脑神经损伤，有时损伤位于海绵窦外侧壁（Foix 综合征）的走行过程中，有时位于眶上裂，有时位于眶尖（Rollet 眶尖综合征）。

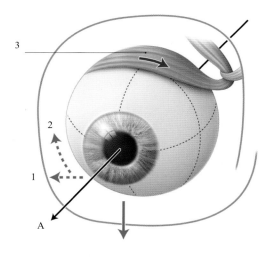

图 9.4 滑车神经的功能

A. 右眼球的运动轴

1. 瞳孔向外
2. 眼球外旋
3. 斜肌和它的运动方向
4. 瞳孔向下

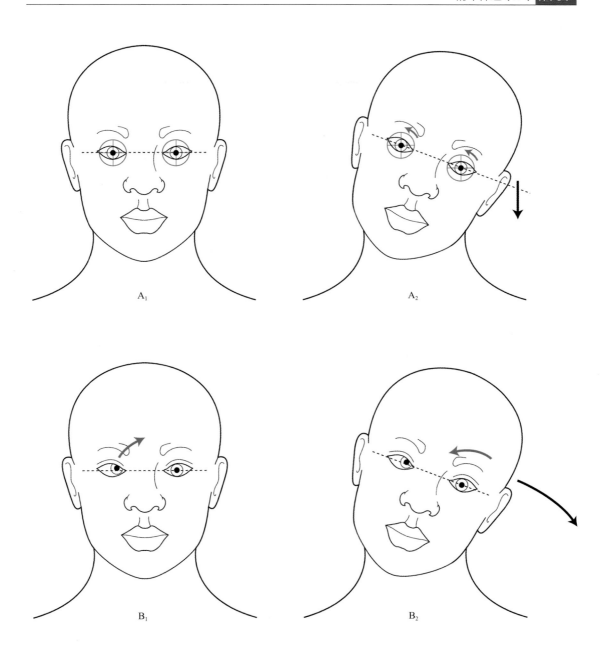

图 9.5 眼球运动

红色箭头：旋转方向

A₁ 和 A₂：正常眼

A₁. 头部垂直：正常眼球视物图

A₂. 头部倾斜：眼球旋转图

B₁ 和 B₂：右侧滑车神经麻痹

B₁. 头部垂直：右瞳孔向内移位

B₂. 头部向健侧（左）倾斜：以弥补对侧的瘫痪

第十章 三叉神经（V）

三叉神经是混合型（脑）神经，包括面部的感觉神经与控制咀嚼肌的运动神经。它所连接的既有感觉神经纤维，也有运动神经纤维。其感觉根粗大，运动根相对纤细。三叉神经节位于三叉神经感觉根上（图10.1）。

三叉神经大部分与脑血管伴行，偏头痛发作与三叉神经的这一特点相关。

刺激三叉神经会使其分泌诸如血管活性肠肽（VIP）等神经肽类物质，引起血管收缩，继而导致如下反应。

● 致痛物质的分子释放入血。

● 肥大细胞分解，引起脑膜炎症，刺激痛觉感受神经。

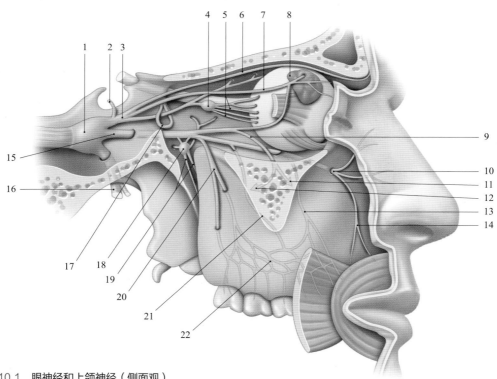

图 10.1　眼神经和上颌神经（侧面观）

1. 三叉神经节　　6. 额神经　　　11. 颧面神经　　　16. 下颌神经　　　21. 上颌中神经
2. 脑膜支　　　　7. 泪腺神经　　12. 颧颞神经　　　17. 共同肌腱环　　22. 牙丛（神经）
3. 眼神经　　　　8. 泪腺　　　　13. 上颌前神经　　18. 翼腭神经节
4. 睫状神经节　　9. 颧神经　　　14. 上唇支　　　　19. 腭大神经、腭小神经
5. 睫短神经　　　10. 眶下神经　　15. 上颌神经　　　20. 上颌后神经

第一节 解剖学描述

1. 起源

三叉神经起源于脑桥侧面，自脑桥与小脑中脚交界处出脑。三叉神经感觉根在运动根的外侧，感觉根直径约为5mm，运动根直径约为1mm。

2. 走行和毗邻关系

（1）颅后窝部分

三叉神经的两根皆穿过桥池，被软脑膜包绕，向前上方走向颞骨岩部三叉神经窝。其运动根在中途移行至三叉神经节下方。

三叉神经与以下结构毗邻。
①下方：岩下窦、迷路动脉、小脑中动脉。
②上方：小脑幕、小脑上动脉、滑车神经（Ⅳ）。
③内侧：基底动脉、展神经（Ⅵ）。
④外侧：面神经（Ⅶ）、前庭蜗神经（Ⅷ）。

（2）颅中窝部分

三叉神经核位于三叉神经压迹内。

①三叉神经节：形状为半月形，后方凹陷，宽约1.5mm，长约0.5mm，厚约3mm。其凹形边缘发出三叉神经的3个分支（图10.2）。

它由颈内动脉的分支、脑膜中动脉、副脑膜动脉供血。

> 肿瘤压迫三叉神经所致的旁三叉神经综合征（Raeder综合征），其最初症状为面部神经痛。

②三叉神经压迹：是一个硬脑膜构成的憩室，包绕三叉神经节与其分支，直至出颅（图10.3）。

三叉神经压迹的毗邻：下方为岩大神经、岩小神经，内侧为海绵窦，上方为颞叶。

图10.2 三叉神经及其动脉的分支
（颅内上面观）

1. 眼动脉
2. 垂体上动脉
3. 垂体中动脉
4. 垂体下动脉
5. 三叉神经节的动脉
6. 三叉神经节
7. 视交叉
8. 垂体

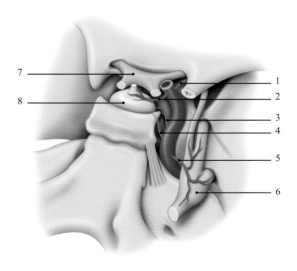

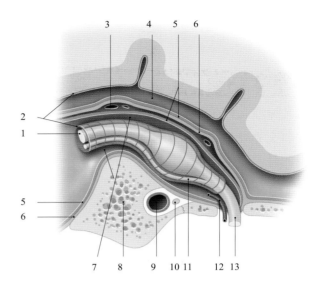

图 10.3　三叉神经压迹（矢状切面）

1. 三叉神经感觉根
2. 软脑膜
3. 岩上窦
4. 蛛网膜下隙
5. 蛛网膜
6. 硬脑膜
7. 三叉神经压迹
8. 颞骨的岩部
9. 颈内动脉
10. 岩大神经
11. 三叉神经的运动根
12. 副脑膜动脉
13. 下颌神经

运动根紧贴三叉神经节，有时会穿过硬脑膜下层。

　　此处的手术入路通常为三叉神经压迹的外侧。

3. 终末支

三叉神经分为 3 支，分别为眼神经（V_1）、上颌神经（V_2）、下颌神经（V_3）。下颌神经为混合神经，另外两支为感觉神经。

（1）眼神经（V_1）

眼神经在内侧以一定的角度离开三叉神经节。经过海绵窦外侧，行于展神经下方，分为 3 个终末支，分别为泪腺神经、额神经、鼻睫神经。

①侧支：具体如下。

● 小脑幕神经自眼神经根部附近发出，折向后方，与滑车神经（Ⅳ）交叉，发出分支到小脑幕及大脑镰后部（图 10.4）。

● 脑膜支指向三叉神经压迹及海绵窦。

②终末支：各终末支都穿过眶上裂，只有鼻睫神经穿过共同腱环。

● 泪腺神经，沿外直肌上缘至泪腺，并支配泪腺。其终末支分布于上睑外侧部。泪腺神经还发出至颧神经的交通支。

　　三叉神经带状疱疹感染经常累及眼神经，尤其是泪腺神经。因此，带状疱疹常出现上睑外侧的皮损。

● 额神经，走行于上睑提肌上方，分出如下两条分支。

- 眶上神经：再发出内侧支和外侧支。

- 滑车上神经：支配额部皮肤（感觉）。

● 鼻睫神经，具体如下。

- 横过视神经和眼动脉上方到达眶内侧壁。

- 发出交通支到睫状神经节、睫长神经及

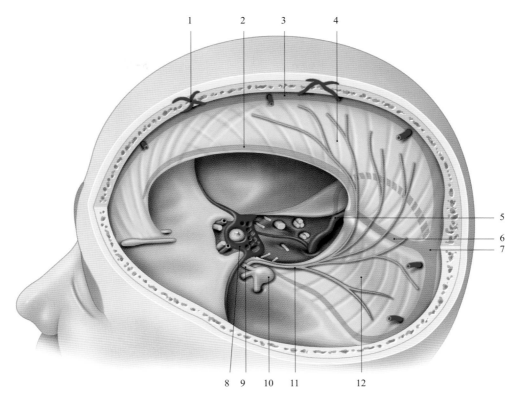

图 10.4　小脑幕神经（颅腔左上外侧面观，脑组织已去除）

1. 板障静脉	5. 乙状窦	9. 眼神经（三叉神经第一支）
2. 下矢状窦	6. 直窦	10. 三叉神经节
3. 上矢状窦	7. 窦汇	11. 幕神经
4. 大脑的穹隆	8. 海绵窦	12. 小脑幕

筛后神经，穿过鼻睫神经管，支配筛窦、蝶窦、脑膜前半部分（感觉）。
- 发出两条终末支，筛前神经和滑车下神经。

筛前神经先后穿过筛前管、筛骨筛板、鸡冠外侧，然后进入鼻腔，发出鼻内内侧支和鼻内外侧支两条分支。鼻内外侧支终止于鼻腔外侧壁，发出鼻外支支配鼻翼、鼻尖部皮肤（感觉）。鼻内内侧支终止于鼻中隔（图 10.5 和 10.6）。

滑车下神经经过上斜肌的滑车下方，发出眼睑支，支配上、下眼睑；还支配泪囊及泪阜。

③周围连接：眼神经接受部分颈动脉丛的神经纤维。

（2）上颌神经（V_2）

经过海绵窦外侧壁的下部，然后相继穿过圆孔、翼腭窝上部、眶下裂、眶下沟，终止于眶下管，更名为眶下神经。

图 10.5　鼻腔侧壁的神经（鼻黏膜已部分切除）

1. 筛前神经
2. 鼻腔内侧壁支（已切断）
3. 鼻腔外侧壁支
4. 外鼻支
5. 眶下神经的鼻支
6. 鼻腭神经（已切断）（切牙管）
7. 嗅球
8. 嗅神经
9. 鼻腔的后上外侧支
10. 眶支
11. 与上颌神经的连接
12. 翼腭神经节
13. 翼管的神经
14. 咽神经
15. 鼻腔的后下外侧支
16. 腭大神经
17. 腭小神经
18. 神经支配区域（分区）

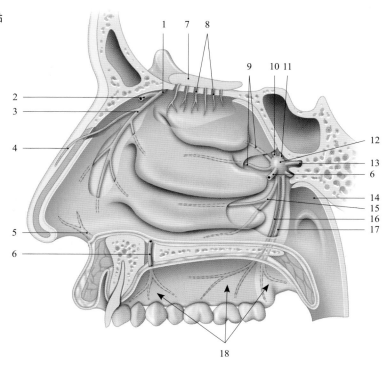

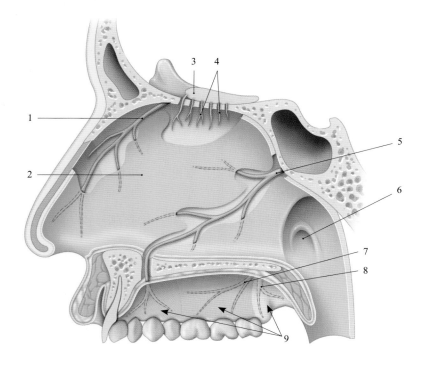

图 10.6　鼻腔内侧壁的神经（鼻黏膜已部分切除）

1. 鼻腔内侧壁支
2. 鼻中隔
3. 嗅球
4. 嗅神经
5. 鼻腭神经
6. 咽鼓管咽口
7. 腭大神经
8. 腭小神经
9. 神经支配区域（分区）

①侧支：具体如下。

● 脑膜中支止于颅中窝硬膜。

● 两个小分支止于翼腭神经节。

● 眶支穿过眶下裂入眶，支配筛窦后群及蝶窦。

● 颧神经分出颧颞神经及颧面神经，分别

走行于同名的神经管内。

● 翼上神经形成上牙丛后终止。

  - 翼上前神经支配上切牙和上尖牙。

  - 翼上中神经支配磨牙。

  - 翼上后神经支配上磨牙。

②翼腭神经节支（图10.7）：位于翼腭窝内，

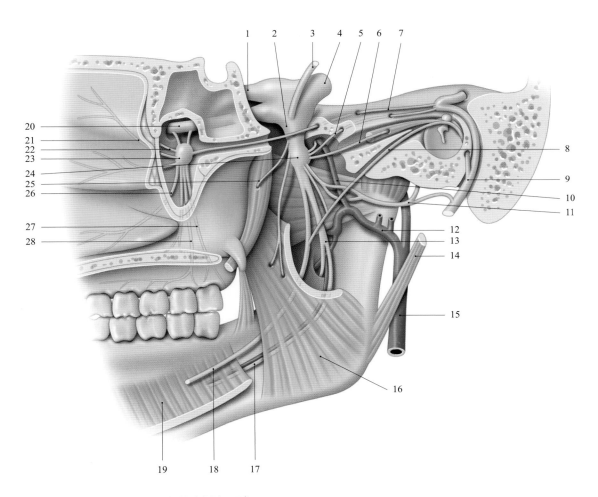

图 10.7　耳神经节和翼腭神经节（内侧面观）

1. 眼神经	8. 鼓索	15. 颈外动脉	22. 眶支
2. 下颌神经	9. 面神经	16. 翼内肌	23. 翼腭神经节
3. 三叉神经运动根	10. 脑膜中动脉	17. 下颌舌骨肌神经	24. 耳神经节
4. 三叉神经感觉根	11. 耳颞神经	18. 舌神经	25. 腭帆张肌神经
5. 岩小神经	12. 上颌动脉	19. 下颌舌骨肌	26. 鼻腔后下外侧支
6. 鼓膜张肌神经	13. 下牙槽神经	20. 上颌神经	27. 腭小神经
7. 岩大神经	14. 茎突下颌韧带	21. 鼻腔后上外侧支	28. 腭大神经

靠近翼管，位于翼管及圆孔前方，处于上颌神经下方，通过翼管与面神经相互连接，翼管内有岩大神经走行。它发出诸多分支，包括眶支、腭支、鼻支、咽支。

- 眶支（2支或3支）穿过眶下裂，发出到眼球、蝶窦、筛窦的感觉神经及自主神经纤维。
- 腭大神经穿过腭大管支配硬腭黏膜及上颌第二前磨牙后的牙龈（感觉）。
- 腭小神经（2支）下行进入腭小管，支配软腭及腭扁桃体（感觉）。
- 鼻外侧后上神经（约6支）终止于上鼻甲、中鼻甲及筛窦后部。
- 鼻外侧后下支支配下鼻甲。它也可由腭大神经发出。
- 鼻腭神经（切牙神经）沿鼻中隔向前下斜行。穿过切牙管，支配硬腭前部及鼻中隔的感觉。
- 咽神经向后走行，穿过腭迷走管，支配位于咽鼓管咽口后方的鼻咽部黏膜。

③终末支（又称眶下神经）：眶下神经分出下睑支、鼻外支、鼻内支和上唇支。

（3）下颌神经（V₃）

下颌神经是三叉神经的外侧分支，其主干短小，发出后下行穿过卵圆孔，与脑膜小动脉伴行，在颞下窝终止于腭帆张肌和翼外肌之间，它发出两条分支，即舌神经及下牙槽神经（图10.8和10.9）。

①侧支：具体如下。

- 脑膜支（或棘神经）与脑膜中动脉一同穿过棘孔支配颅中窝的硬膜（感觉）。
- 耳神经节支。

- 咬肌支向外侧走行，位于翼外肌上方，穿过下颌切迹，支配咬肌及颞下颌关节。
- 颞深神经：两支，上行至颞肌深面。
- 翼外神经支配同名肌肉。
- 翼内神经发出后支，横过耳神经节支配翼内肌、腭帆张肌、鼓膜张肌。
- 颊神经从翼外肌两肌腹之间经过，到达颊肌。它发出皮支与黏膜支两支，其中黏膜支支配颊部黏膜以及下颌第二、第三磨牙牙龈的感觉。
- 耳颞神经由绕行脑膜中动脉的两根发出。它与上颌血管伴行，进入蝶下颌韧带与下颌颈之间，再从耳屏和颞血管之间经过，发出外耳道神经、耳前神经、鼓膜支、腮腺支及与面神经的交通支（出现率约为93.3%）。

耳颞神经止于支配颞部皮肤的颞浅支。

②终末支：具体如下。

- 舌神经粗大，走行于翼内肌和翼外肌之间，随后进入翼内肌，到达下颌支的内侧面，加入鼓索。它走行于茎突舌肌的前缘、下颌下腺的上方，然后从下颌下腺导管的侧面、下面绕过。它发出咽峡支、与舌下神经的交通支及下颌下神经节支和舌下支。

舌神经止于舌支，舌支支配口腔底部黏膜和界沟前的舌感觉。

- 下牙槽神经粗大，从颞下窝发出，经翼内肌、翼外肌之间，沿舌神经后缘走行。经过蝶下颌韧带与下颌骨之间，到达下颌孔。它穿过下颌管，直到颏孔，在此处发出颏神经及以下分支：

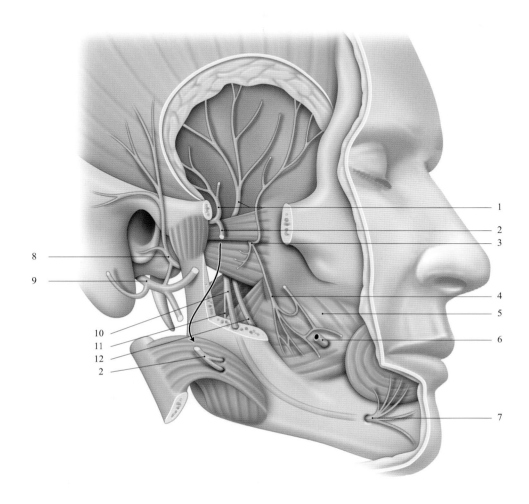

图 10.8　下颌神经（侧面观）

1. 颞深神经	4. 颊神经	7. 颏神经	10. 下牙槽神经
2. 咬肌神经	5. 颊肌	8. 耳颞神经	11. 下颌舌骨肌神经
3. 翼外神经	6. 腮腺导管	9. 面神经	12. 舌神经

- 下颌舌骨神经，支配下颌舌骨肌及二腹肌前腹；

- 下牙丛神经发出下颌的牙支及牙龈支（图10.10）。

　颏神经还发出颏支支配颏部皮肤感觉，发出下唇支支配下唇感觉。

（4）牙支

　由上、下牙丛发出。每个牙支发出一根

牙髓神经及数个牙周支、骨支。

● 牙髓神经进入牙髓管，其分支形成牙髓丛，由此发出的神经纤维沿牙管行走在成牙细胞的延伸方向上。

● 牙周支有游离末梢（伤害感受器）和神经末梢小体（本体感觉）。

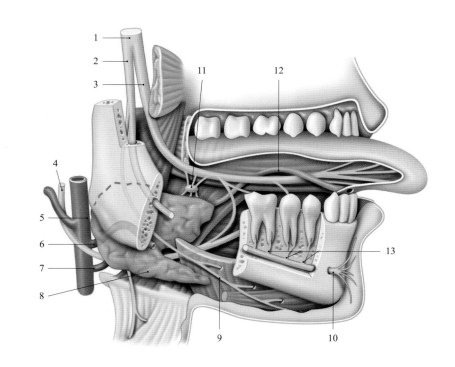

图10.9　下颌神经的分支（侧面观）

1. 下颌神经
2. 下牙槽神经
3. 舌神经
4. 舌下神经
5. 颈外动脉
6. 面动脉
7. 舌动脉
8. 下颌下腺
9. 下颌舌骨肌神经
10. 颏神经
11. 下颌下神经节
12. 下颌下腺导管
13. 牙支

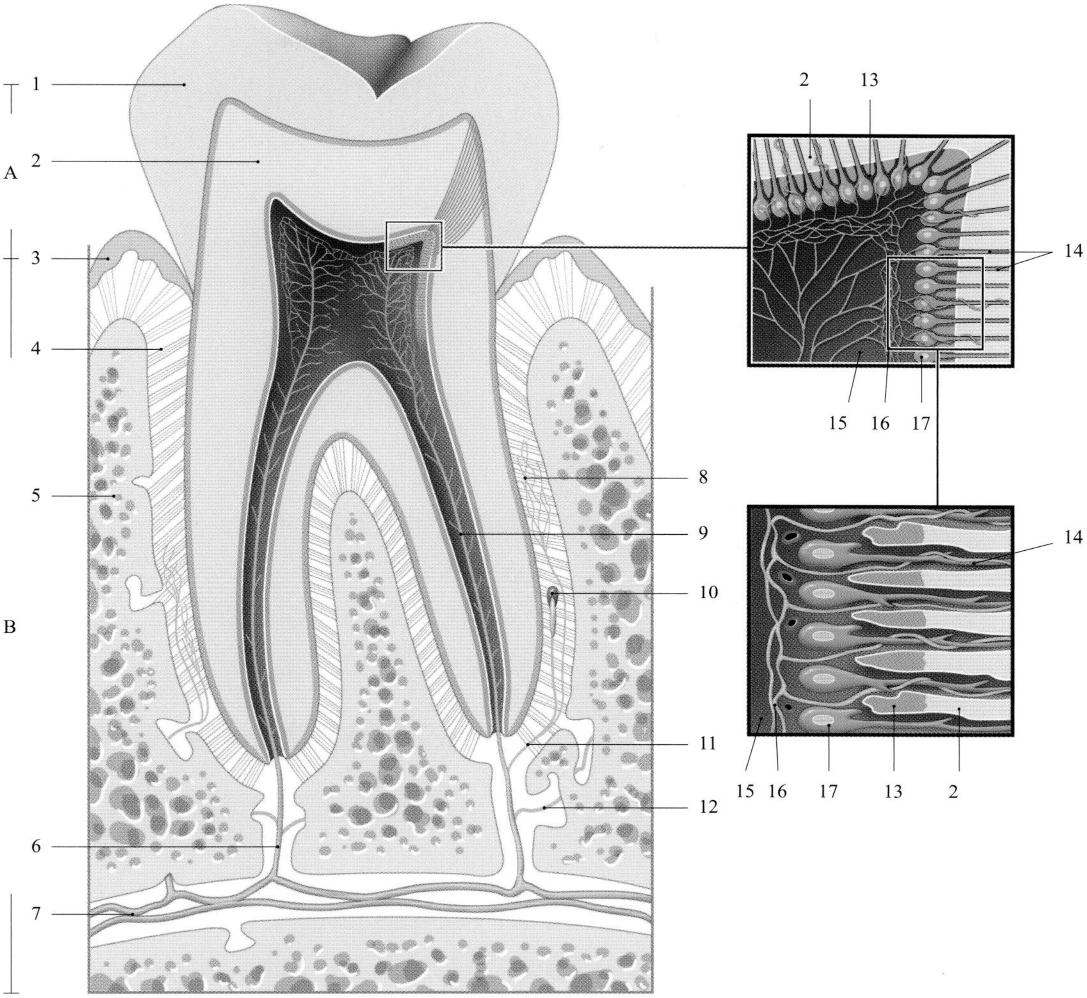

图 10.10　牙的神经支配（垂直切面）

A.　牙冠
B.　牙根

1.　牙釉质
2.　牙本质
3.　牙龈
4.　牙周膜
5.　牙槽骨
6.　牙支
7.　牙丛
8.　牙周游离的神经末梢

9.　牙髓神经
10.　神经末梢小体
11.　牙周膜神经
12.　骨支
13.　前牙本质
14.　牙小管
15.　无细胞区
16.　髓丛
17.　牙本质母细胞层

第二节 系统解剖

1. 三叉神经感觉核

每侧 3 个，形成最长的脑神经核（图 10.11）。

（1）三叉神经中脑核

是位于中脑水管两侧的菲薄的核柱。

其传入纤维形成三叉神经中脑束，沿三叉神经中脑核外侧走行。

传导咀嚼肌、颞下颌关节、牙、面部肌肉、眼外肌的本体感觉。

（2）三叉神经主核（三叉神经脑桥核）

位于第四脑室外侧角的水平，三叉神经结节的下方，由后内侧核及前外侧核构成。

其传入纤维传导面部精细触觉。

（3）三叉神经脊束核

位于三叉神经脊束的外侧，延续脑桥核走向，直到 C_2，并与脊髓后角相延续。

（4）感觉传入神经

传导面部痛、温觉。

从局部解剖学角度看，下颌神经纤维多发自头端，眼神经纤维多发自尾端，上颌神经纤维居于中间位置。

三叉神经脊束还包含第 IX、X 对脑神经的传入纤维，传导耳、舌、咽和喉的躯体感觉。

（5）感觉传出纤维

形成三叉丘系（又称三叉丘脑束），其大部分纤维交叉至对侧，终止于丘脑腹后内侧核。

注：三叉丘脑束在脑干的表面形成一个名为灰结节的凸起。

2. 三叉神经运动核（咀嚼肌核）

位于三叉神经脑桥核的内侧，在面神经核上方。

（1）传出神经纤维

走行于下颌神经中，支配咀嚼肌。

（2）传入神经纤维

传入神经纤维部分在同侧皮质核束，但也有部分交叉至对侧。

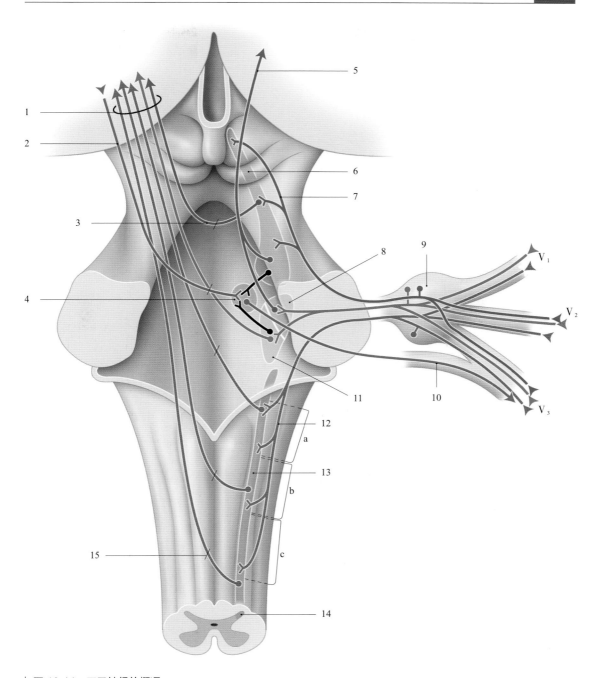

图 10.11　三叉神经的概况

蓝色：本体感觉
绿色：精细触觉
紫色：伤害感觉（痛觉、温度觉）

1. 三叉丘系的交叉
2. 皮质核束
3. 交叉

4. 三叉神经运动核
5. 同侧三叉丘系
6. 三叉神经中脑核
7. 三叉神经的中脑束
8. 三叉神经前外侧核
9. 三叉神经节
10. 三叉神经的运动根

11. 三叉神经后内侧核
12. 三叉神经的脊束
13. 三叉神经脊束核：下颌区（a）、上颌区（b）、眼区（c）
14. 脊髓的后角
15. 交叉

第三节 功能解剖

1. 感觉功能

（1）三叉神经感觉支配区（图10.12）

支配面部感觉，边界分别是越过颅顶、耳屏与下颌下缘的冠状线。

- 眶以上区域由眼神经支配。
- 眶与口之间的区域由上颌神经支配。
- 口以下区域由下颌神经支配。

> 三叉神经痛或面部神经痛因触碰眼神经、上颌神经、下颌神经的出颅点（Valleix点）引起或加剧。这些点也是神经干阻滞麻醉的部位。
>
> 神经干阻滞麻醉能使局部麻醉或感觉减退；而三叉神经核受损会引起以唇为中心的同心圆区域受损。
>
> 角膜反射消失是三叉神经受损的显著特征，角膜由眼神经支配。它是全身麻醉和昏迷患者最后一个消失的反射。

（2）放射性牙痛

面部浅层是牙痛的主要放射区域。牙痛在面部的放射区域形状很像一只手，手掌位于面部，拇指位于下颌下区（图10.13）。

2. 运动功能

三叉神经支配咀嚼肌运动。

（1）单侧瘫痪

三叉神经单侧瘫痪可以引起：口角向患侧偏斜；因鼓膜张肌受累可致听力受损。功能障碍经常由对侧肌肉代偿。

咬肌反射，即叩击咬肌后咬肌收缩，瘫痪时此反射消失。

（2）双侧瘫痪

引起张口不能。

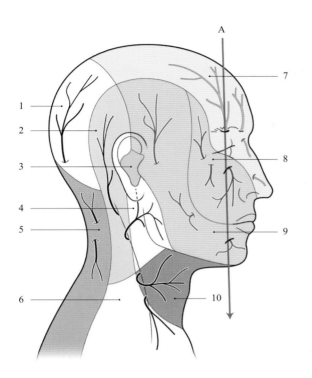

图 10.12　面部感觉神经的支配

A. 瓦列克斯点和线

1. 枕大神经（C_2，C_3）
2. 枕小神经（C_2）
3. 面神经
4. 耳大神经（C_2，C_3）
5. C_3，C_4 和 C_5 神经的后支
6. 锁骨上神经
7. 眼神经
8. 上颌神经
9. 下颌神经
10. 颈横神经（C_2，C_3）

图 10.13　放射性牙痛的皮肤
分布

1. 上颌切牙
2. 第二前磨牙和第一磨牙
3. 尖牙和第一前磨牙
4. 下切牙和第一前磨牙
5. 下颌第三磨牙
6. 第二前磨牙
7. 第二和第三磨牙
8. 下颌的第二前磨牙，第一
　和第二磨牙
9. 膈后部
10. 膈前部

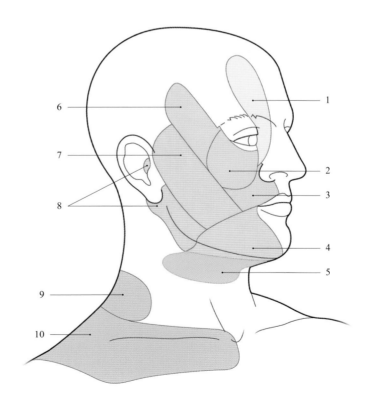

第十一章 展神经（VI）

展神经是控制眼球外直肌的神经。

第一节 解剖学描述

1. 起源（图 11.1）

展神经在脑桥延髓沟内浅出，浅出点在延髓锥体之上，在面神经（VII）内侧。

2. 走行和毗邻关系

（1）颅后窝部分

向前走行，穿过脑桥小脑池，从小脑前下动脉下方经过。

穿出斜坡外侧部的硬膜，在其深面行进。然后向外上走行，在岩蝶韧带下方横过颞骨岩部顶点上缘。

（2）海绵窦部分

展神经横过颈内动脉外侧面。

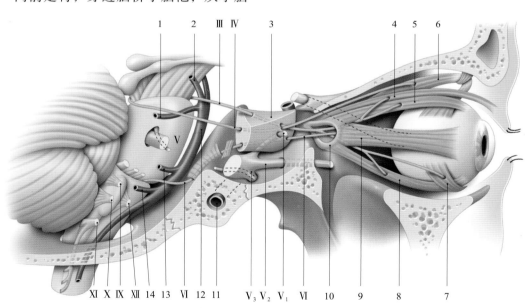

图 11.1　眼球运动神经的走行

1. 小脑上动脉	5. 上直肌
2. 小脑后动脉	6. 上斜肌
3. 海绵窦	7. 下斜肌
4. 上睑提肌	8. 下直肌

9. 外直肌	13. 小脑下前动脉
10. 共同腱环	14. 小脑下后动脉
11. 颈内动脉	
12. 基底动脉	

（3）眶上裂部分

三叉神经穿过共同腱环走行在外直肌的眼球面上。

3. 终端

展神经发出 4~5 个分支，从其起点附近的肌肉穿过。

4. 连接

展神经的神经干接收来自颈内丛的神经纤维，有时还接收来自眼神经的纤维。

第二节 系统解剖

1. 展神经核（图 11.2）

位于脑桥顶盖，面神经丘下方。它的后方被面神经包绕。

2. 传出纤维

传出纤维向前走行，穿过网状组织、斜方体、内侧丘系和锥体束。

3. 传入纤维

传入纤维数量众多，包括以下纤维。

（1）皮质核束纤维

包含同侧和对侧的纤维。

（2）内侧纵束纤维

连接展神经与动眼神经核、滑车神经核、副神经核、前庭神经核。该纤维束负责眼球运动与头、颈运动及听觉刺激的协调。

（3）顶盖延髓束纤维

连接展神经与视觉皮质通过上丘。该纤维束是眼 – 头反射的解剖学基础。

图 11.2 展神经（Ⅵ）和面神经（Ⅶ）的核（脑桥的横切面）

1. 展神经核
2. 内侧纵束
3. 面丘
4. 三叉神经的脊束核
5. 面神经的运动核
6. 斜方体的背核
7. 斜方体的腹核
8. 内侧丘系
9. 皮质核区
10. 皮质脊髓束
11. 脑桥
12. 延髓的锥体

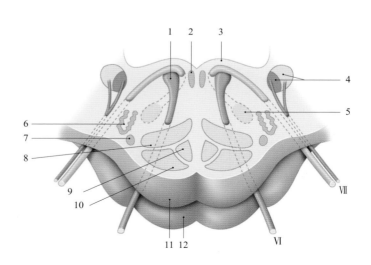

第三节 功能解剖

展神经控制眼球的外展（图 8.3）。

展神经瘫痪在眼外肌瘫痪中最为常见，通常由创伤、脑膜炎、出血等引起。可有如下表现。

- 眼球无法外展。
- 内直肌引起的内斜视。
- 同侧复视。

为减轻复视，患者常会将头偏向患侧（图 11.3）。

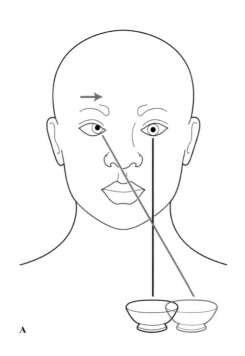
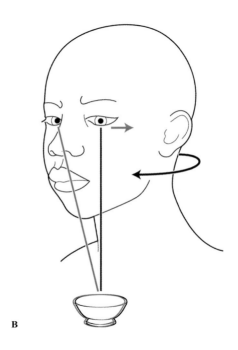

图 11.3 右侧展神经（Ⅵ）的瘫痪

A. 前面观，患眼会聚斜视

B. 头部向患侧旋转，以消除复视

第十二章 面神经（Ⅶ）

面神经是一对混合型脑神经，其中运动性面神经是面神经最粗大的部分；感觉性面神经也称中间神经（Ⅶ bis），在其走行路径上有面神经膝（感觉性神经节）（图 12.1）。

图 12.1　右侧腮腺咬肌区：表面解剖学（主要结构）

1. 颞浅动脉
2. 上颌动脉
3. 下颌神经
4. 上颌神经，翼腭神经节
5. 腮腺导管
6. 茎突
7. 面神经
8. 茎突舌骨肌
9. 副神经
10. 舌咽神经
11. 迷走神经
12. 舌下神经
13. 下牙槽神经
14. 舌神经，耳神经节
15. 腭扁桃体
16. 面动脉和面静脉

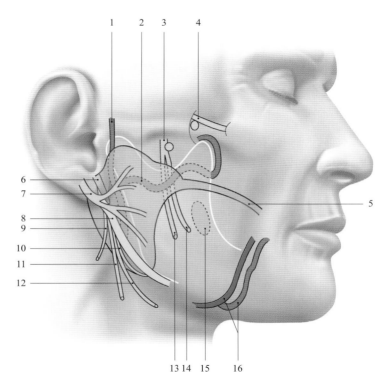

第一节　解剖学描述

1. 起源

面神经源自 7 个总根，从脑桥延髓沟、橄榄上方出脑。中间神经位于面神经的运动性神经与前庭蜗神经之间（中间神经由此得名）。

2. 走行和毗邻关系

（1）颅后窝部分

面神经与前庭蜗神经伴行，在脑桥小脑池中前行。它向前、上、外斜行，走向内耳道。

在其起源处，面神经先与小脑上动脉交叉，随后又与岩下窦交叉。

（2）内耳道部分

面神经位于前庭蜗神经上方，中间神经位于两者之间。面神经与迷路动脉伴行。

（3）面神经管内部分（图12.2）

面神经管蜷曲在颞骨岩部中，呈"之"字形前行。在其中走行的神经分为3个部分。

①迷路部分：水平前行，长约4mm，在前方的耳蜗和后方的前庭之间穿过，然后以60°~70°角转向后方，形成面神经膝。

面神经膝（感觉性的膝神经节）外观呈灰色，三角形。

②鼓室部分：此部分长约10mm，向后、外侧斜行，与颞骨岩部的轴线平行。然后转向下方，在下方的外侧半规管与上方的前庭窗之间经过。面神经管突是迷路壁与鼓室的分界。

> 面神经管壁常在鼓室开裂，因此，在患中耳炎时可出现面瘫。

③乳突部分：此部分呈纵向走形，长约18mm，终止于茎乳孔。它与茎乳动脉伴行，被乳突小房包绕。

其内侧有颈静脉孔，后方为横窦，前方为鼓室后壁及外耳道。

（4）在腮腺部分（图12.3）

面神经向前下走行，与茎突外侧面相交叉，在二腹肌与茎突舌骨肌之间经过，进入腮腺。

图 12.2　面神经在面神经管内（中耳的纵切面显示扁平的内侧壁，已移除了骨性的前庭壁）

1. 前半规管
2. 后半规管
3. 外侧半规管
4. 乳突窦
5. 面神经的乳突部分
6. 镫骨肌神经
7. 乳突
8. 茎乳孔
9. 茎突
10. 颈内静脉
11. 鼓室神经
12. 颈内动脉
13. 骨性前庭
14. 鼓室部分
15. 迷路部分
16. 前庭窗
17. 骨性耳蜗

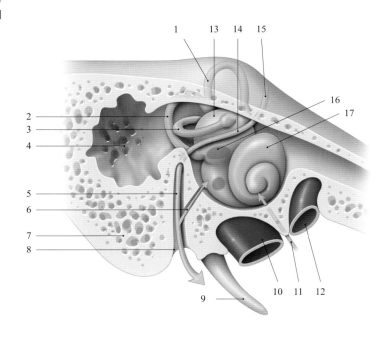

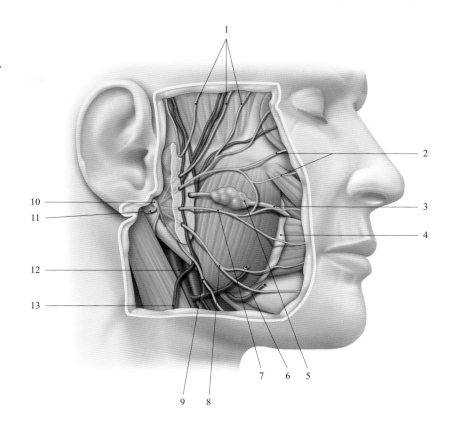

图 12.3 面神经：多个
终末分支

1. 颞支
2. 颧支
3. 腮腺导管
4. 颊脂体
5. 副腮腺
6. 面支
7. 颊支
8. 颌支（下颌缘支）
9. 颈支
10. 面神经
11. 耳后神经
12. 颈内静脉
13. 颈外静脉

在腮腺内，它横过颈外静脉外侧面，通常会分为颞面神经与颈面神经两支。同时也将腮腺分隔为浅部、深部两部分。

分支通常经由吻合支相连，并形成腮腺内丛。

3. 侧支

（1）岩内支（图 12.4）

①岩大神经：自膝神经节发出，走行于岩大神经管内，然后至颞骨岩部前方。它横过三叉神经节下面，穿经破裂孔。

此处，岩大神经接收岩深神经、颈动脉丛的分支，形成翼管神经，与翼腭神经节相连。

②与鼓室丛的交通支：它与岩大神经平行。

③镫骨肌神经：起自面神经乳突部，向上进入锥形突，支配镫骨肌。

④鼓索（图 10.7）：起自茎乳孔的上方，向上进入面神经管，然后进入盘曲在鼓室后壁的鼓索管中。

它穿过鼓室，形成一个向下凹的曲线，附着在锤骨前、后壁的增厚处，穿过岩鼓裂，在蝶嵴内侧面下行，加入舌神经中。它分出咽鼓管支。

⑤耳道支：起自茎乳孔的上方，穿过外耳道的软骨壁，支配外耳道皮肤、耳郭皮肤及鼓膜外侧面。

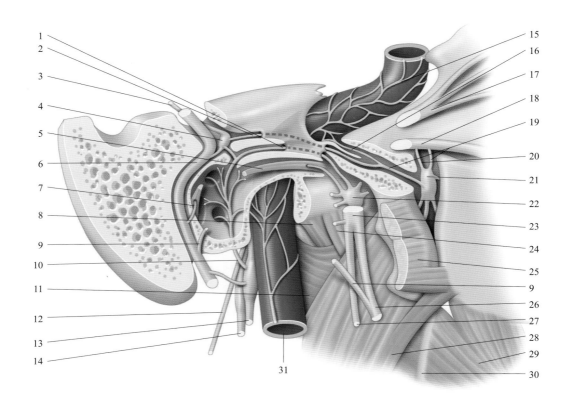

图 12.4　面神经的颞骨岩部（管）内的分支（侧面观）

1. 岩小神经	9. 鼓索（已切断）	16. 岩深神经	24. 腭帆张肌
2. 岩大神经	10. 鼓室神经	17. 眼神经（V_1）	25. 翼外肌
3. 中间神经（面神经的	11. 咽上缩肌	18. 上颌神经（V_2）	26. 舌神经
感觉部分）	12. 副神经（脊髓分支）	19. 翼管神经	27. 下牙槽神经
4. 膝神经节	13. 舌咽神经的下神经节	20. 翼腭神经	28. 翼内肌
5. 鼓膜张肌	和神经	21. 翼腭神经节	29. 颊肌
6. 面神经	14. 迷走神经的下神经节	22. 耳神经节	30. 翼下颌缝
7. 镫骨肌神经	和神经	23. 下颌神经（V_3）	31. 颈内动脉
8. 腭帆提肌	15. 颈动脉丛	（已切断）	

（2）岩外支

①耳后神经：起自茎乳孔附近，与耳后动脉相交叉，然后沿乳突外侧面上行，发出2支。

• 耳支：支配耳后肌、耳上肌。

• 枕支：支配枕肌。

②二腹肌支：进入并支配二腹肌后腹。

③茎突舌骨支：支配茎突舌骨肌。

　　变异：可以从二腹肌支发出。可以发出舌支，深入至腭扁桃体下方。

④舌咽神经、迷走神经的交通支。

4. 终末支

起自腮腺区。

（1）颞面支（图 12.5 和 12.6）

①颞支：发出分支到耳前肌与眼裂以上的表情肌。颞部这些分支在耳屏前约 1cm 处跨过颧弓外侧面。

这些分支在面部去皱拉皮时会受到影响。

②颧支：发出分支到睑裂与口裂之间的面部肌肉。

③口支：发出分支到颊肌与口轮匝肌。

（2）颈面支

颈面支在下颌支后方下行，并发出下颌缘支与颈支两支。

①下颌缘支：沿着下颌下缘到达颏部。支配口裂以下的面部肌肉及颈阔肌。

②颈支：支配颈阔肌。

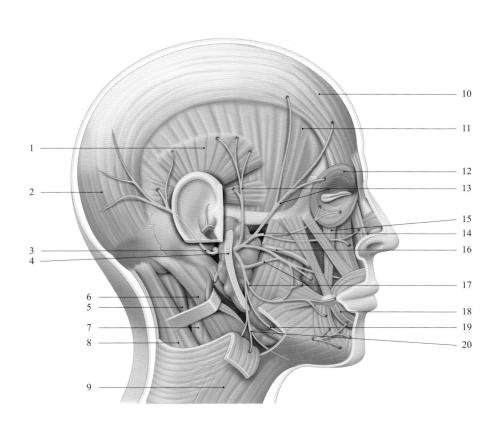

图 12.5 　面神经的分支

1. 耳上肌	6. 胸锁乳突肌	11. 颞筋膜	16. 腮腺导管和副腮腺
2. 枕肌	7. 头夹肌	12. 眼轮匝肌	17. 颊支
3. 耳后神经	8. 斜方肌	13. 颞支	18. 口轮匝肌
4. 腮腺	9. 颈阔肌	14. 颧支	19. 下颌缘支
5. 头半棘肌	10. 额肌	15. 口角提肌	20. 颈支

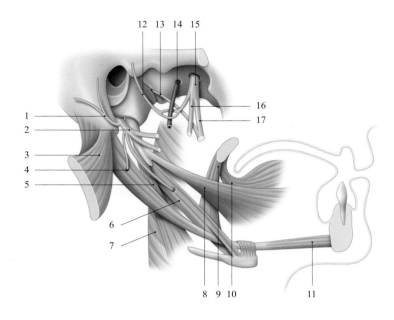

图 12.6 面神经：分支（侧面观）

1. 耳后神经	7. 咽上缩肌	13. 鼓索
2. 面神经	8. 茎突舌肌（舌下神经支配）	14. 脑膜中动脉
3. 胸锁乳突肌	9. 腭咽肌（迷走神经支配）	15. 下颌神经
4. 二腹肌后腹	10. 腭舌肌（迷走神经支配）	16. 下牙槽神经
5. 茎突咽肌（舌咽神经支配）	11. 二腹肌前腹（三叉神经支配）	17. 舌神经
6. 茎突舌骨肌	12. 耳颞神经	

（3）变异（图 12.7）

面神经的分支十分多变。

所有终支都能够从腮腺下丛发出，或从面神经主干的一个分支发出。面神经丛包绕颈外静脉（占 25%）或位于该静脉外侧（占 10%）。

5. 连接

面神经与以下神经有吻合支。

（1）上颌神经（V₂）

通过岩大神经与翼腭神经节相吻合。

（2）舌咽神经（IX）

通过其交通支与茎乳孔附近的舌咽神经相吻合，并与鼓室丛相吻合。

（3）迷走神经（X）

通过交通支与迷走神经相吻合。

（4）交感神经

通过颈动脉丛相吻合。

（5）颈丛

通过耳支及颈面支相吻合。

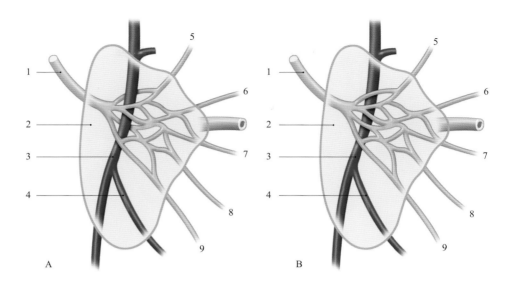

图 12.7　面神经丛状分支与颈外静脉的变异形态

A.　面神经丛围绕着颈外静脉
B.　面神经丛在颈外静脉的外侧

1.　面神经
2.　腮腺
3.　颈外静脉

4.　下颌后静脉
5.　颞支
6.　颧支
7.　颊支
8.　下颌缘支
9.　颈支

第二节　系统解剖

1.　面神经运动核

位于脑桥顶盖，在疑核上方，三叉神经脊束核的内侧。

- 传出神经纤维向内侧走行，绕过展神经核，形成一个突起，即面神经丘。
- 传入神经纤维来自皮质核束、间接运动传导路、顶盖脊髓束、孤束核及三叉神经脊束纤维（图 12.8）。

2.　上泌涎核前部（图 12.9）

在面神经运动核下内侧。

此内脏运动的副交感核控制泪腺、鼻腺及除腮腺之外的唾液腺。

（1）传出神经纤维

其节前神经纤维取道中间神经，然后分为两支，分别为上、下支。

①上支：是岩大神经与翼管神经的组分。在翼腭神经节换元后，节后神经走行如下。

- 在颧神经中走行，进入泪腺。
- 在鼻支中走行，进入鼻黏膜。
- 在腭大神经中走行，进入上腭。

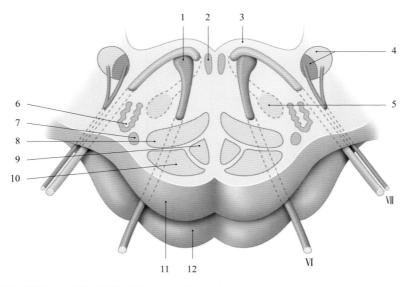

图 12.8　展神经（Ⅵ）和面神经（Ⅶ）的核（脑桥的横切面）

1. 展神经核
2. 内侧纵束
3. 面丘
4. 三叉神经脊束核
5. 面神经的运动核
6. 斜方体的背核

7. 斜方体的腹核
8. 内侧丘系
9. 皮质核束
10. 皮质脊髓束
11. 脑桥
12. 延髓的锥体

②下支：是鼓索及舌神经的组分。在下颌下神经节、舌下神经节换元后，节后神经纤维抵达同侧唾液腺。

（2）传入神经纤维

来自背侧纵束，背侧纵束起源于下丘脑及孤束核。

3. 孤束核上部

位于菱脑窝的迷走神经三角内，控制舌前 2/3 味觉。

其传入纤维取道舌神经、鼓索、膝神经节及中间神经。孤束核上部发出纤维到对侧丘脑，然后投射到负责味觉的脑区（中央后回、岛叶）。

4. 三叉神经脊束核

三叉神经脊束核接收外耳道及耳内侧面的躯体感觉纤维。其传入纤维取道迷走神经耳支，随后进入面神经中。

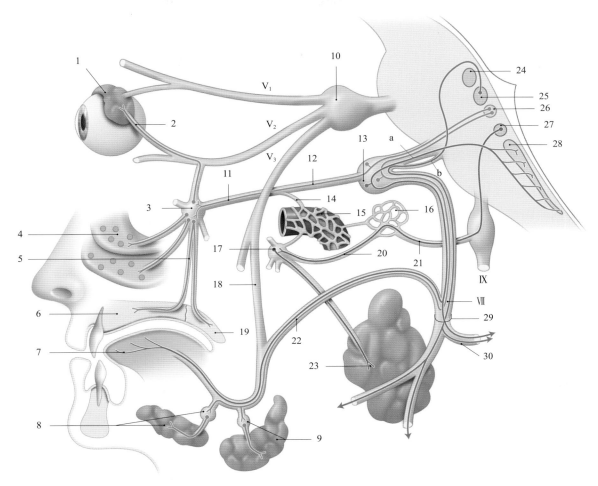

图 12.9　面神经的概况

a.　面神经的感觉神经（中间神经）

b.　面神经的运动神经

1.　泪腺

2.　颧颞神经

3.　翼腭神经节

4.　鼻腺

5.　腭大神经

6.　硬腭

7.　舌

8.　舌下神经节和舌下腺

9.　下颌下神经节和下颌下腺

10.　三叉神经节

11.　翼管神经

12.　岩大神经

13.　膝神经节

14.　岩深神经

15.　颈内丛

16.　鼓室丛

17.　耳神经节

18.　舌神经

19.　软腭

20.　岩小神经

21.　鼓室神经

22.　鼓索

23.　腮腺

24.　展神经核

25.　面神经的运动核

26.　上泌涎核

27.　下泌涎核

28.　孤束核

29.　茎乳孔

30.　耳后神经

第三节 功能解剖

1. 运功功能

支配面部肌肉。

（1）特发性面神经麻痹（贝尔麻痹）

由神经核或主干受损引起，表现为同侧面部表情肌软瘫。下睑坠弛，而上睑由动眼神经（Ⅲ）支配，不受影响。嘴角下坠，伴有流涎（图 12.10）。

（2）中枢性面瘫

由核上损伤引起，表现为对侧面部下 1/4 瘫痪及面部的不对称；上 1/4 面部由对侧皮质核束的神经纤维支配。

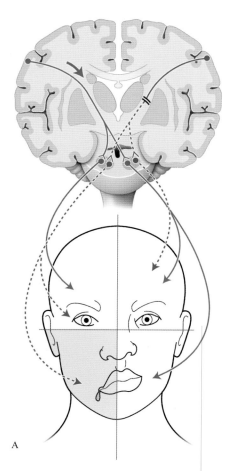
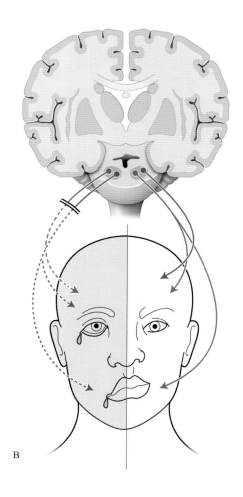

图 12.10　面神经麻痹

A. 中枢性面瘫：眼睑以下对侧面部的不对称　　B. 贝尔麻痹：同侧面部的不对称

2. 躯体感觉功能

支配外耳道、鼓膜、耳甲腔的感觉。

面神经膝受累，带状疱疹皮损出现在耳甲腔。

3. 内脏感觉功能

中间神经支配每侧舌前 2/3 的味觉。

面神经麻痹引起味觉丧失和听觉减退（镫骨肌麻痹）。

4. 自主神经功能

（1）副交感纤维

面神经支配泪腺、鼻腺、下颌下腺和舌下腺的分泌。

周围性面瘫中有时会出现半侧面部的连带运动（或不自主运动），伴进食时流泪（鳄鱼泪综合征）。

此综合征由管理唾液、泪液分泌神经的神经鞘细胞受损后髓鞘再形成而引起。

（2）鼓索的交感纤维

面神经管理舌、唾液腺的血管舒缩。

第十三章

前庭蜗神经（Ⅷ）和平衡觉、听觉传导通路

前庭蜗神经是由两条神经组成的感觉性脑神经，分别为传导与平衡觉并维持站立姿势有关的前庭神经、传导与听觉有关的蜗神经。

前庭神经和蜗神经伴行。

前庭神经的粗细约为蜗神经的 2 倍（图 13.1）。

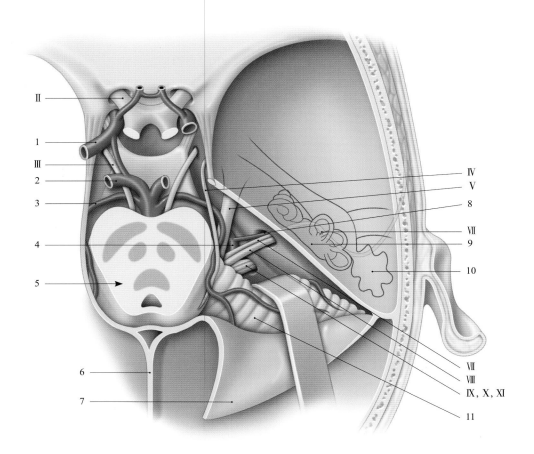

图 13.1 面神经和前庭蜗神经［向后拉开小脑的颅后窝（上面观）］

1. 颈内动脉
2. 大脑后动脉
3. 小脑上动脉
4. 小脑下后动脉
5. 中脑
6. 大脑的穹隆
7. 小脑幕
8. 迷路动脉
9. 前庭（透明所示）
10. 乳突窦（透明所示）
11. 小脑（被拉开）

第一节 解剖学描述

1. 起源

每侧前庭蜗神经由两个根发出，分别为前庭根与蜗根，从延髓的延髓脑桥沟水平发出，位于橄榄后区上方，面神经的外侧。

2. 走行和毗邻关系

（1）颅后窝部分

前庭蜗神经与面神经伴行，在脑桥小脑池中走行。然后向外侧横过岩下窦的上方，到达内耳道。

（2）内耳道部分（图 13.2）

在凹面向上的沟形的内耳道里，蜗神经位于面神经的内上方，并且二者与迷路血管相伴行。

前庭神经位于外后方，此神经在内耳道底部有前庭神经节。

3. 终末支（图 13.3）

（1）前庭神经

经过前庭神经节后，在其附近分为上、下两支。

①前庭神经上支穿过前庭上区，再分出两根神经。

● 椭圆囊－壶腹神经，分出支配椭圆囊斑的椭圆囊神经，以及前、外侧壶腹神经支配相应壶腹嵴。

● 上球囊神经，来源不固定，支配球囊斑。

②前庭神经下支发出以下两条神经。

● 球囊神经：穿过前庭下区，支配球囊斑。

● 后壶腹神经：穿过单孔，支配后壶腹嵴。

（2）蜗神经

蜗神经伸向耳蜗区，盘曲前行。其纤维穿过螺旋管道的筛孔，然后穿过蜗轴到达蜗神经节（耳蜗的螺旋神经节）。

从蜗神经节中发出神经纤维到达螺旋器（Corti 器）中的纤毛感觉细胞。

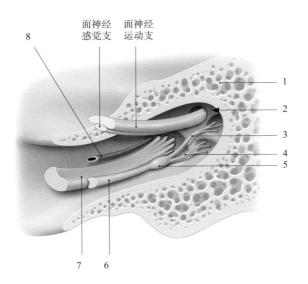

图 13.2 内耳道的内容物

1. 颞骨岩部
2. 内耳道底
3. 前庭神经的上支
4. 前庭神经的下支
5. 前庭神经节
6. 前庭神经
7. 蜗神经
8. 迷路动脉

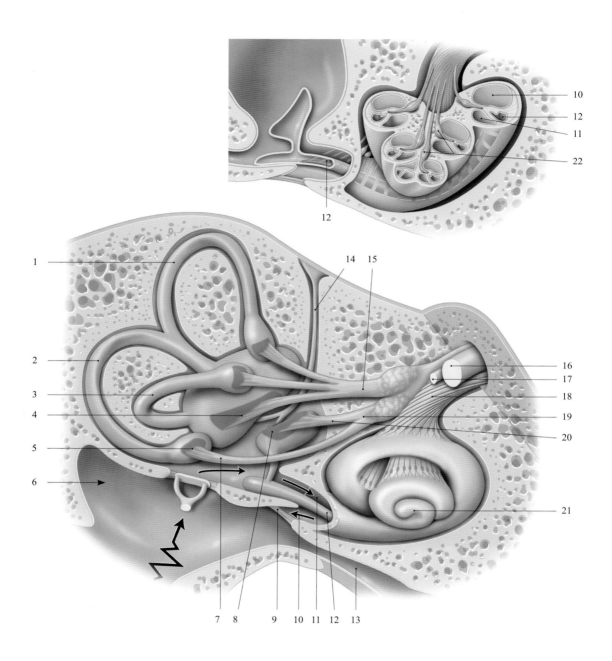

图 13.3　骨迷路中的前庭蜗神经和前庭蜗器

1. 前半规管
2. 后半规管
3. 外侧半规管
4. 椭圆囊和椭圆囊斑
5. 壶腹和壶腹嵴
6. 鼓室

7. 壶腹神经
8. 球囊和球囊斑
9. 鼓室窗
10. 鼓室阶
11. 前庭阶
12. 蜗管

13. 咽鼓管
14. 淋巴管
15. 前庭上神经
16. 面神经
17. 中间神经（面神经的感觉根）

18. 蜗神经
19. 前庭下神经
20. 球囊神经
21. 耳蜗
22. 螺旋神经节

第二节 系统解剖

1. 前庭通路

（1）前庭感受器（图 13.4）

前庭平衡觉感受器由听斑（包括球囊斑和椭圆囊斑）及壶腹嵴的前庭神经上皮细胞构成。

①听斑（球囊斑和椭圆囊斑）：对应于球囊神经及椭圆囊神经区。是直径约为 2mm 的椭圆形斑片，分别位于椭圆囊外侧壁和球囊内侧壁。

神经上皮被位觉砂膜覆盖。位觉砂（耳石）膜是一厚层位觉砂与胶质的混合物。位觉砂是碳酸钙及蛋白质结晶。每粒位觉砂长 3~5 μm，厚约为 2 μm。

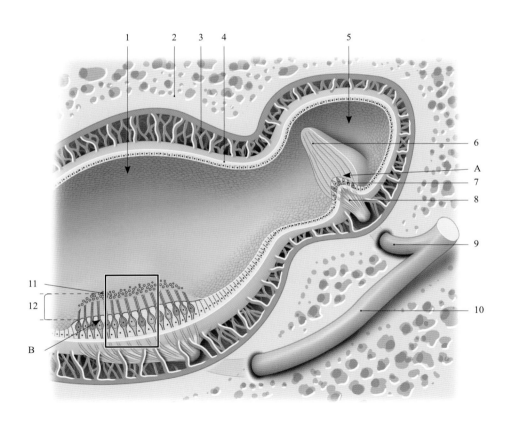

图 13.4　前庭感受器（根据 Küss 的图绘制）

A. 壶腹嵴	3. 外淋巴间隙	7. 神经上皮	11. 位觉砂
B. 椭圆囊斑	4. 基底膜	8. 壶腹沟	12. 位觉砂膜
1. 椭圆囊腔	5. 膜壶腹的腔	9. 壶腹神经	
2. 骨迷路	6.（胶质）帽	10. 椭圆囊神经	

②壶腹嵴（听嵴）：是壶腹神经纤维的起源。每个壶腹嵴都位于半规管壶腹膜的前壁。壶腹嵴的底面有壶腹沟。

其神经上皮被胶质状壶腹帽所覆盖。

胶质状壶腹帽90%由蛋白质构成，没有位觉砂。在静息状态下，壶腹帽像一个活瓣阻塞了半规管。

③前庭神经上皮（图13.5）：前庭细胞与支持细胞在同一层面组成基底膜。基底膜上有传出、传入神经纤维终端。

- 前庭细胞是一群毛细胞，有梨状细胞和柱状细胞两种。
  - 梨状前庭细胞（1型）：细胞核位于基底部。从其顶部发出40~80根纤毛及1根鞭毛。
  - 柱状前庭细胞（2型）：体型较小，细胞核位于顶部。从其顶部发出约50根纤毛及1根鞭毛。
  - 鞭毛是从中心粒中发出的较粗的纤毛。它末端膨大，长度可达100μm。
  - 神经上皮的纤毛和鞭毛位于位觉砂膜的角质层及壶腹嵴的胶质状壶腹帽中。内淋巴液的流动会促发纤毛及鞭毛的运动。
- 传入神经纤维末端被梨状前庭细胞包绕，其与柱状前庭细胞有部分突触连接。
- 传出神经纤维与传入神经纤维、梨状前庭细胞、柱状前庭细胞间有诸多突触囊泡。

（2）前庭神经核（图13.6）

位于菱形窝下的前庭区，每侧有4个，分别为内侧核、外侧核、上核和下核。

同侧及对侧核团相互间有联系。

（3）传入神经纤维（图13.7）

传入神经纤维包括如下。

- 球囊传入神经纤维，止于下核。
- 椭圆囊传入神经纤维，止于内侧核及下核。
- 壶腹神经纤维，终止于4个核团。

（4）传出神经纤维

①外侧核传出神经纤维形成同侧前庭脊髓外侧束，支配各伸肌（抗重力肌）。

此传导束与迷走神经核有关，可以说明前庭系统如何参与恶心、呕吐反射。

②其他核团传出神经纤维通过以下传导束。

- 前庭小脑束，协调运动中平衡、摆动。此通路沿小脑下脚传至原小脑，随后进入小脑顶核，再回到前庭神经核，发挥调节作用，尤其是抑制作用。
- 网状脊髓束，影响肌张力。
- 内侧纵束，连接动眼神经（Ⅲ）、滑车神经（Ⅳ）和展神经（Ⅵ）相关核团，协调头和眼的运动。
- 前庭脊髓内侧束，与副神经（Ⅺ）核相关，参与头部的运动与平衡调节。

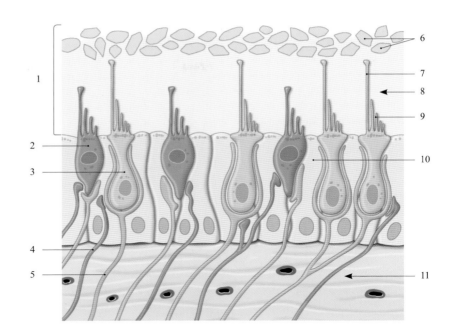

图 13.5　前庭神经上皮

1. 位觉砂膜
2. 柱状前庭细胞
3. 梨状前庭细胞
4. 传出纤维
5. 传入纤维
6. 位觉砂
7. 鞭毛
8. 胶质层
9. 纤毛
10. 支持细胞
11. 基底膜

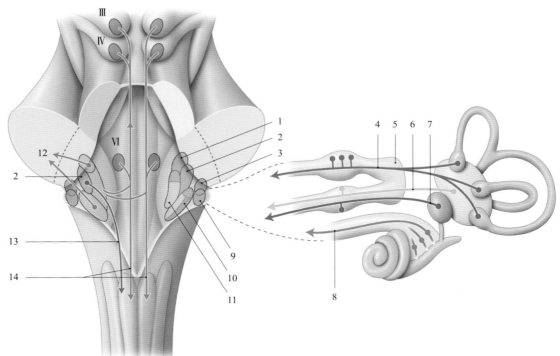

图 13.6　前庭神经核和蜗神经核：主要的传入和传出通路

1. 前庭神经上核
2. 前庭神经外侧核
3. 蜗神经前核
4. 壶腹神经
5. 前庭神经

6. 椭圆囊神经
7. 球囊神经
8. 蜗神经
9. 蜗神经后核
10. 前庭神经下核

11. 前庭神经内侧核
12. 前庭小脑束
13. 前庭脊髓外侧束
14. 内侧纵束

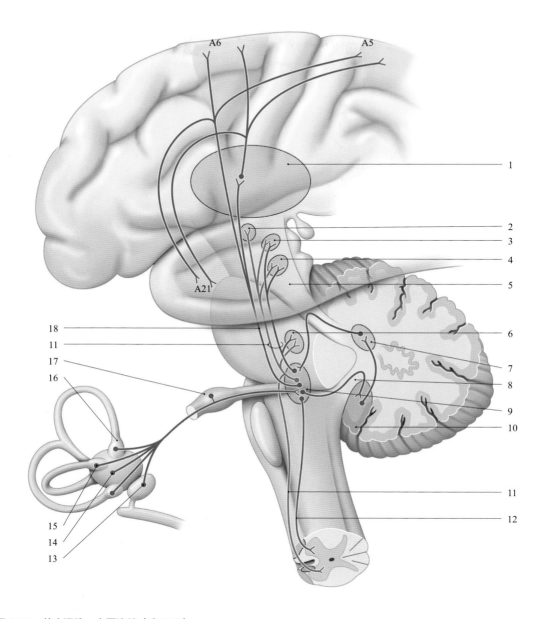

图 13.7　前庭通路：主要连接（全面观）

6，5，21 脑区

1. 丘脑
2. 间质核
3. 动眼神经核（Ⅲ）
4. 滑车神经核（Ⅳ）
5. 小脑上脚
6. 展神经核（Ⅵ）
7. 顶核

8. 小脑下脚
9. 前庭神经核
10. 古小脑
11. 内侧纵束
12. 前庭脊髓束
13. 球囊斑
14. 椭圆囊斑
15. 壶腹嵴

16. 膜壶腹
17. 前庭神经和前庭神经节
18. 内侧丘系

③所有前庭神经核都通过内侧丘系与间质核、丘脑、大脑皮质相连接（5 区，6 区，21 区）。

2. 听觉通路

（1）听觉感受器（图 13.8）

听觉传导通路的感受器位于螺旋器（Corti 器）的神经上皮。螺旋器位于蜗管基底膜上，靠近螺旋嵴。它发出一条长嵴贯穿耳蜗全长。

螺旋器由神经上皮及盖膜组成。

①神经上皮：由一群位于基底板的上皮组成。从外侧壁到螺旋板的边缘，依次出现如下。

● 支持细胞越过外界细胞。

● 外毛（感觉）细胞，3~4 个外毛细胞组成条带，卧于外指细胞上方。

● 内柱细胞与外柱细胞形成两条坡道。

● 内指细胞支撑一排内毛（感觉）细胞。

● 内界细胞，其间有内、中、外螺旋形隧道。

②盖膜：由一层微纤毛和胶状质条纹状排列构成，覆盖神经上皮。盖膜由听齿分泌，听齿是覆盖螺旋板边缘的前庭唇的一群细胞。盖膜与毛细胞相互接触。

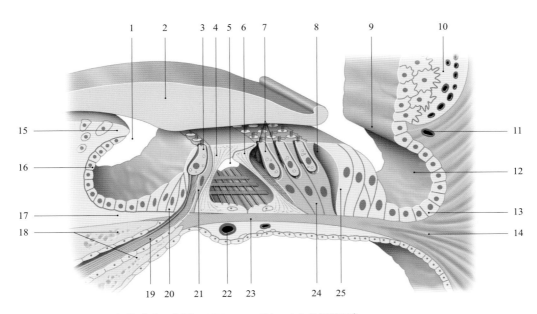

图 13.8 耳蜗感觉器：螺旋感受器（根据 Williams et Warwick 的图绘制）

1. 内螺旋沟	8. 外隧道	15. 板的前庭唇	22. 螺旋血管
2. 盖膜	9. 螺旋突	16. 内支持细胞	23. 基底膜
3. 内毛细胞	10. 血管纹	17. 板的鼓唇	24. 外指细胞
4. 内柱细胞	11. 血管突起	18. 骨螺旋板	25. 外界细胞
5. 内隧道	12. 外螺旋沟	19. 蜗神经纤维	
6. 外柱细胞	13. 外支持细胞	20. 内界细胞	
7. 外毛细胞和中隧道	14. 螺旋嵴（螺旋韧带）	21. 内指细胞	

（2）蜗神经核（图 13.9）

每侧有两个，分别为蜗神经前核、后核，位于菱形窝外侧隐窝下方，后核终止于听结节。

（3）传入通路

①前核：接受来自耳蜗顶部的纤维（低频声音、低音）。

②后核：接受来自耳蜗底部的纤维（高频声音、高音）。

（4）传出通路

传出纤维在斜方体内交叉，到达上橄榄核，经过外侧丘系，直到下丘。随后其投射纤维放射至内侧膝状体，经此投射至颞横回（听觉皮质）。

此通路还与三叉神经运动核、面神经核和网状结构相关联。

第三节　功能解剖

1. 前庭神经

前庭神经在控制平衡中有至关重要的作用，并把头部所处的空间位置信息上传至更高级的中枢。

前庭神经病变会引起眩晕、平衡障碍、眼球震颤（眼球有节律的摆动）。

2. 蜗神经

蜗神经负责声音信号传导，形成听觉。

蜗神经病变会引起耳聋、听觉减退及主观的刺激性症状，诸如嗡嗡的耳鸣等。

幼儿能够听到频率略高于 20kHz 的声音。对高频声音的感知能力随成长而减退。

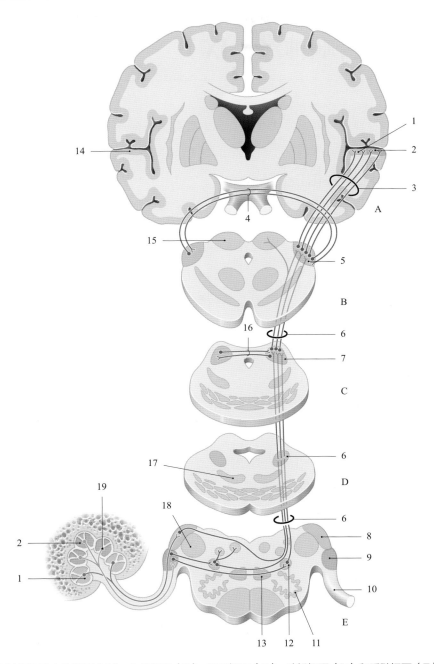

图 13.9　蜗神经通路大脑切面（A）、上丘切面（B）、下丘切面（C）、脑桥切面（D）和延髓切面（E）

1. 投射区域	8. 蜗神经后核	15. 上丘
2. 投射区域	9. 蜗神经前核	16. 下丘的连合
3. 听辐射	10. 蜗神经	17. 内侧丘系
4. 视上腹侧连合	11. 下橄榄核	18. 三叉神经核和三叉神经束
5. 内侧膝状体	12. 上橄榄副核	19. 脊神经节
6. 外侧丘系	13. 斜方体	
7. 下丘	14. 横颞回	

143

第十四章　舌咽神经（Ⅸ）

舌咽神经是一对分布在中耳、舌、腮腺及咽的混合型脑神经。

第一节　解剖学描述

1. 起源

每侧舌咽神经均由排列在延髓后外沟，迷走神经上方的 5~6 个小根发出。这些神经根发出的纤维形成了聚拢在一起的神经干，神经干的上部是感觉神经，下方较小的是运动神经（图 8.1）。

2. 走行和毗邻关系

（1）颅后窝部分

在此部分可有舌咽神经的上神经节出现。它向前外走行到小脑延髓脑池下部。

毗邻结构如下。

- 上方：前庭蜗神经和面神经。
- 前方：舌下神经和小脑下前动脉。
- 后方：小脑绒球和脉络丛。
- 下方：迷走神经（Ⅹ）和副神经（Ⅺ）。

（2）颈静脉孔部分（图 14.1）

舌咽神经随岩下窦一同穿过颈静脉孔前部。颈静脉韧带在延髓上部的后面将其与颈内静脉、迷走神经、副神经分开。

然后它纵向走行，在颈静脉孔出口处有舌咽神经的下神经节。

图 14.1　颈静脉孔（外侧面观）

1. 颈内动脉
2. 茎突
3. 外耳道
4. 吻合
5. 茎乳孔和面神经
6. 颈内静脉球
7. 颈静脉韧带
8. 副神经的外侧支（25% 的个体位于颈静脉的后方）
9. 舌下神经（Ⅻ）
10. 鼓室神经
11. 舌咽神经（Ⅸ）的上神经节
12. 迷走神经（Ⅹ）的上神经节

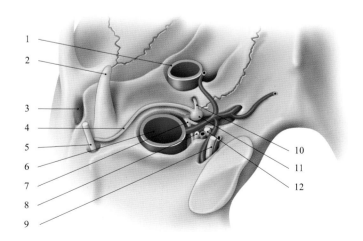

（3）茎突（图 14.2）

沿咽上缩肌前缘、茎突咽肌后缘下行。它折向茎突舌肌深面。与以下结构毗邻。

①后外侧：颈内静脉，在更后方有下神经节、迷走神经（X）、副神经（XI）和舌下神经（XII）。

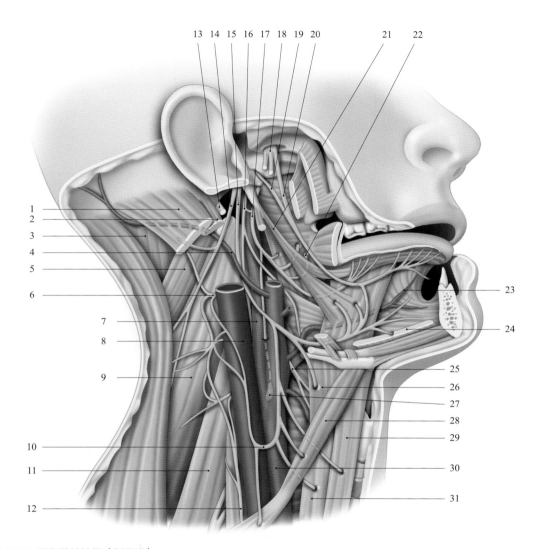

图 14.2　颈部的脑神经（侧面观）

1. 胸锁乳突肌	9. 肩胛提肌	17. 舌咽神经	25. 喉上神经
2. 二腹肌	10. 颈袢	18. 下颌神经	26. 甲状舌骨肌
3. 头半棘肌	11. 中斜角肌	19. 鼓索	27. 颈动脉小球和其神经
4. 枕动脉	12. 膈神经	20. 舌神经	28. 肩胛舌骨肌（前腹）
5. 头夹肌	13. 面神经	21. 茎突舌肌	29. 胸骨舌骨肌
6. 第二颈神经的前支	14. 副神经	22. 扁桃体支	30. 颈总动脉
7. 颈外动脉	15. 舌下神经	23. 舌深动脉	31. 胸骨甲状肌
8. 颈内静脉	16. 迷走神经	24. 下颌舌骨肌	

②内侧：颈内动脉和颈上神经节。

③前外侧：包括颈外动脉的茎突前区、腮腺及面神经（Ⅶ）。

（4）扁桃体旁区

①外侧：与茎突舌肌毗邻，茎突舌肌将舌咽神经与舌神经分开。

②内侧：舌咽神经从内测的腭扁桃体和外侧的茎突咽肌、咽上缩肌之间经过。腭升动脉从其内侧横过。

舌咽神经在咽上缩肌与咽中缩肌之间经过，到达舌部，在舌底部的黏膜下分布。

3. 侧支

（1）鼓室神经

自下神经节发出，上行与鼓室下动脉伴行，穿过鼓室小管进入鼓室，在鼓室岬的黏膜下分出鼓室丛（图 14.3）。

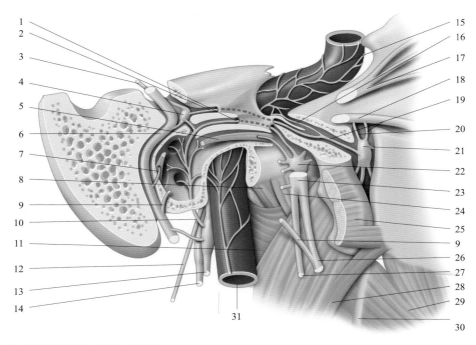

图 14.3　颞骨岩部内的面神经（侧面观）

1. 岩小神经
2. 岩大神经
3. 中间神经（面神经的感觉支）
4. 膝神经节
5. 鼓膜张肌
6. 面神经
7. 镫骨肌神经
8. 腭帆提肌
9. 鼓索
10. 鼓室神经
11. 咽上缩肌
12. 副神经（Ⅺ）（脊髓支）
13. 舌咽神经的下神经节及其神经
14. 迷走神经的下神经节及其神经
15. 颈动脉丛
16. 岩深神经
17. 眼神经（V_1）
18. 上颌神经（V_2）
19. 翼管的神经
20. 翼腭神经
21. 翼腭神经节
22. 耳神经节
23. 下颌神经（已切断）
24. 腭帆张肌
25. 翼外肌
26. 舌神经
27. 下牙槽神经
28. 翼内肌
29. 颊肌
30. 翼下颌缝
31. 颈内动脉

在其走行路径中有形态不规则的鼓室神经节，它是神经细胞体的不规则聚集。

从鼓室丛发出以下几支。

- 岩小神经先后穿过鼓室前壁、颅中窝、岩孔到达耳神经节。
- 咽鼓管支伸向咽鼓管黏膜。
- 蜗窗黏膜支。
- 前庭窗黏膜支。
- 颈动脉 – 鼓室神经穿过鼓室的颈动脉壁，加入颈动脉丛。

（2）与迷走神经耳支的交通支

发自下神经节。

（3）颈动脉窦神经

起点紧靠颈内动脉，沿其后面走行直到颈动脉窦和颈动脉球。通常有两支。

（4）咽支

它分布到咽上缩肌、咽部黏膜、咽丛。咽丛由舌咽神经（Ⅸ）分支、迷走神经（Ⅹ）分支、颈上神经节组成。

（5）茎突咽肌神经

（6）扁桃体支

分布到腭扁桃体，在扁桃体外侧面形成丛（图 14.4）。

4. 终末支

舌咽神经终止于舌支，舌支支配界沟后方的舌背、轮廓乳头、会厌及舌会厌外

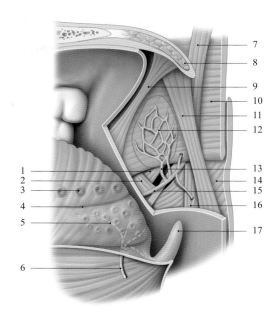

图 14.4 右腭扁桃体的位置与神经，以及舌背（内面观）

1. 茎突舌肌
2. 舌骨舌肌
3. 轮廓乳头
4. 界沟
5. 舌背
6. 舌咽神经的舌支
7. 咽鼓管咽肌
8. 软腭
9. 腭舌肌
10. 咽上缩肌
11. 腭咽肌
12. 扁桃体丛
13. 扁桃体支
14. 咽中缩肌
15. 舌咽神经（Ⅸ）
16. 茎突咽肌
17. 会厌

侧襞的黏膜。

5. 连接

舌咽神经与三叉神经（Ⅴ）在舌部吻合，与面神经（Ⅶ）通过岩小神经吻合，与迷走神经（Ⅹ）以及交感神经相吻合。

第二节　系统解剖

1. 运动性核团

（1）疑核上段（图 14.5）

发出运动神经纤维，到达茎突咽肌及茎突舌肌。其传入神经纤维来自皮质核束。

（2）下泌涎核

是副交感神经系统的组成部分，位于上泌涎核与疑核之间。

①传出纤维：具体如下。

● 节前纤维先后借道鼓室神经、岩小神经，在耳神经节换元。

● 节后神经纤维到达腮腺。

②传入纤维：来自背侧纵束，发源于下丘脑。

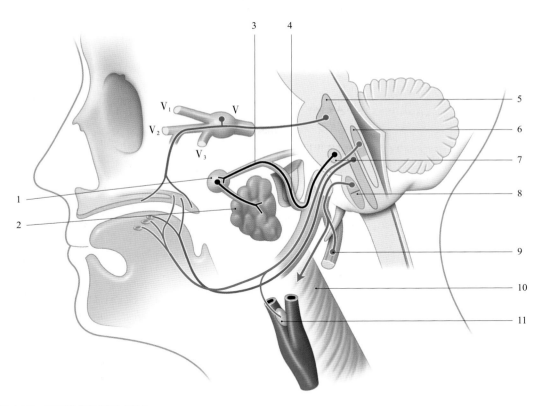

图 14.5　舌咽神经的概况（Ⅸ）

1. 耳神经节	5. 三叉神经的核	9. 茎突咽肌
2. 腮腺	6. 孤束核	10. 咽上缩肌
3. 岩小神经	7. 下泌涎核	11. 颈动脉小球
4. 鼓室神经	8. 疑核	

2. 感觉性核团（图 14.6）

（1）三叉神经躯体感觉

支配舌后 1/3、口咽部、外耳道和鼓室内侧面的感觉。
①三叉神经脊束核传导痛、温觉。
②三叉神经脑桥核传导精细感觉。

（2）孤束核上部

接受舌后 1/3 及咽峡的味觉神经纤维，也接受颈动脉窦和颈动脉球发出的感觉神经纤维。

（3）传出纤维

止于丘脑腹后核，再投射纤维到中央后回。来自压力、化学感受器发出的传出纤维到达网状结构及下丘脑。

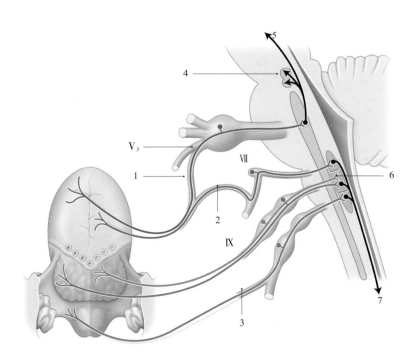

图 14.6　舌的神经支配

蓝色和绿色：一般感觉的神经支配
红色和棕色：味觉的神经支配

1. 舌神经
2. 鼓索
3. 喉上神经
4. 上泌涎核、下泌涎核
5. 传向味觉中枢
6. 孤束核
7. 传向表情肌、吞咽肌和咀嚼肌

第三节　功能解剖

1. 运动功能

控制吞咽中咽期的时间。

> 单独舌咽神经麻痹一般导致咽反射消失、暂时性吞咽障碍。持续的吞咽障碍仅在舌咽神经（Ⅸ）与迷走神经（Ⅹ）同时受损时出现。

2. 躯体感觉功能

支配鼻咽部、咽鼓管、鼓室、口咽部、咽峡及舌后 1/3 的黏膜感觉。

> 耳镜检查时刺激鼓膜黏膜会引起反射性咳嗽，刺激咽部黏膜会引起反射性恶心。

3. 内脏感觉功能

支配舌后 1/3 及咽峡部的味觉。

> 舌咽神经（Ⅸ）引起的味觉减退及味觉丧失常被患者忽视。

4. 自主神经功能

支配腮腺分泌，通过颈动脉窦神经参与血压调节。

> 颈动脉反射是指按压颈动脉窦时可引起心率减慢、血压降低。

第十五章　迷走神经（X）

迷走神经是一对混合型神经，支配从头部到盆部的大面积区域，有数量庞大的自主神经纤维。

在发出喉返神经后，迷走神经成为一条副交感神经，其分支与交感神经混合，形成内脏神经。

第一节　解剖学描述

1. 起源

每侧迷走神经由排列在延髓后外沟内的 8 个或 10 个小根发出，其上方是舌咽神经（IX），下方是副神经（XI）。

2. 走行和毗邻关系

（1）颅后窝部分

迷走神经水平向外，伸向颈静脉孔。

（2）颈静脉孔部分（图 15.1）

此处有迷走神经上神经节（颈静脉神经节），迷走神经与副神经脊髓根、脑膜后动脉伴行，穿过颈静脉孔中部。颈静脉韧带将其与舌咽神经分隔。在颈静脉孔出口有迷走神经下神经节。舌下神经从后向前绕过此神经节。

图 15.1　颈静脉孔冠状切面（后面观）

1. 岩下窦
2. 舌下神经（XII）
3. 迷走神经（X）的上神经节
4. 颈内动脉
5. 舌咽神经（IX）
6. 颈上神经节（交感）
7. 喉上神经
8. 迷路动脉
9. 舌咽神经的上神经节
10. 颈静脉球
11. 副神经（XI）的内侧支
12. 迷走神经的下神经节
13. 副神经的外侧支（25%的个体，位于颈静脉的后方）
14. 颈内静脉

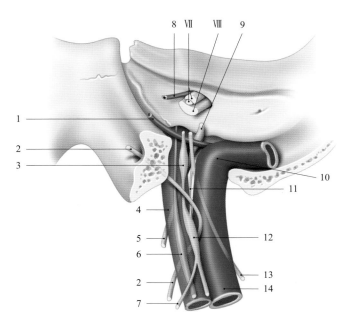

（3）茎突后区部分

迷走神经尤其是其下神经节在颈动脉鞘内下行，于颈内静脉与颈内动脉之间后方走行。其毗邻结构如下。

①外侧：茎突及其相关肌肉。

②内侧：颈交感上神经节。

③前方：向外侧走行的副神经（XI）。

④后方：向前方至颈内动脉与颈内静脉之间的舌下神经。

（4）颈动脉三角部分

位于颈动脉鞘内，其毗邻结构如下。

①外侧、远端：颈筋膜浅层的颈浅肌。

②内侧：食管、咽。

③后方：心神经、颈筋膜椎前层的颈交感干。

④前方：甲状腺外侧叶。

（5）经胸腔上口部分（图15.2）

①右迷走神经毗邻如下。

● 前方，右头臂静脉。

● 外侧，胸膜顶、右膈神经。

● 后方，被交感神经锁骨下袢包绕的右锁骨下动脉。

● 内侧，右颈总动脉。

②左迷走神经毗邻如下。

● 前方，左头臂静脉。

● 外侧，胸膜顶、左膈神经。

● 后方，左锁骨下动脉，另有横行经过终止于左静脉角的胸导管。

● 内侧，左颈总动脉。

（6）胸腔内部分

①上纵隔：具体如下。

● 右迷走神经毗邻如下。

 - 前方，右主支气管，更前方有上腔静脉、右膈神经。

 - 后方，食管。

 - 外侧，横行的奇静脉。

 - 内侧，气管外侧面。

● 左迷走神经毗邻如下。

 - 后方，主动脉弓水平部的外侧面。

 - 前方，左肺静脉、左主支气管，更前方有膈神经。

 - 外侧，左纵隔胸膜。

 - 内侧，左颈总动脉。

②下纵隔：迷走神经在食管表面展开形成食管丛。

（7）经膈肌的食管裂孔部分

重新形成神经干，分为两个迷走神经干。

①迷走神经前干：位于食管前方。

②迷走神经后干：位于食管后方。

3. 侧支

（1）脑膜支

发自颈静脉窝，在迷走神经（X）上神经节上方。它止于颅后窝的硬脑膜，接受 C_1、C_2 脊神经的神经纤维的加入。

> 刺激颅后窝的硬脑膜会引起放射到 C_1 神经分布区域的疼痛。

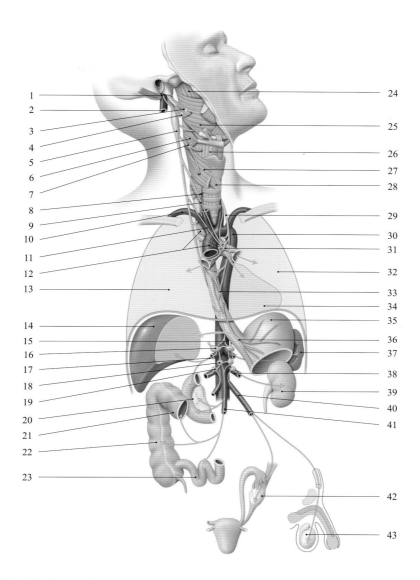

图 15.2　右迷走神经（全面观）

1. 耳支	12. 心胸神经	23. 小肠	33. 食管丛
2. 颈内静脉	13. 右肺	24. 咽 - 基底筋膜	34. 心
3. 茎突咽肌	14. 肝	25. 咽上缩肌	35. 胃
4. 茎突舌骨肌	15. 左迷走神经干	26. 甲状舌骨膜	36. 右迷走神经干
5. 迷走神经的下神经节	16. 腹腔神经节和腹腔神经丛	27. 咽下缩肌	37. 脾
6. 咽中缩肌	17. 胃十二指肠神经丛	28. 环甲肌	38. 肾丛
7. 喉上神经	18. 肠系膜上神经节	29. 左迷走神经	39. 肾
8. 右喉返神经	19. 主动脉肾节	30. 主动脉弓	40. 卵巢或睾丸丛
9. 颈心上神经	20. 十二指肠和胰	31. 心上神经节和心上神经丛	41. 肠系膜上丛
10. 右锁骨下动脉	21. 横结肠（右侧 2/3）		42. 卵巢
11. 颈心下神经	22. 升结肠	32. 左肺	43. 睾丸

（2）耳支

从迷走神经（Ⅹ）上神经节发出。它接受来自舌咽神经（Ⅸ）的交通支，然后穿过颈静脉窝的乳突小管，再从鼓乳突裂穿出，支配外耳道下壁和相邻的鼓室部分。

（3）咽支（图 15.3）

从迷走神经（Ⅹ）下神经节上部发出，还包括副神经颅根发出的神经纤维，在颈内动脉和颈外动脉之间走行。与颈交感干、舌咽神经一同形成咽丛。此丛位于咽中缩肌上方。

咽丛的迷走部分支配咽部肌肉［除舌咽神经（Ⅸ）支配的茎突咽肌］及腭帆肌［除下颌神经（V₃）支配的腭帆张肌外］。

（4）颈动脉窦神经

从下神经节发出，与舌咽神经的分支及颈交感干一同形成丛，支配颈动脉球。

（5）喉上神经

发自迷走神经的下神经节。沿咽外侧壁下行，先后走行于颈内动脉后面、内侧面。它分出两支，分别为内支、外支。
①内支是感觉神经，较为粗大。向下走行，在喉上动脉上方穿过甲状舌骨膜。
它支配喉、会厌及舌背一小部分黏膜。
发出与喉下神经的交通支。
②外支是一支混合神经，与甲状腺上动脉一同下行。支配环甲肌、咽下缩肌及其相邻咽部黏膜。

（6）颈心丛神经

止于心丛。
①颈上心神经（1~3）：自迷走神经下神经节发出，沿着颈内动脉和颈总动脉前方走行。
②颈下心神经：发自喉返神经弓及迷走神经。
- 在右侧，心神经走行于头臂干的后方。
- 在左侧，心神经走行于主动脉弓的前方。

（7）喉返神经（图 15.4）

①起源和走行：具体如下。
- 右喉返神经：在颈部发自锁骨下动脉的斜角肌后部，绕过锁骨下动脉下方向上走行。
 - 襻状部分与左肺尖毗邻。

 因为这一毗邻关系，在左侧胸膜炎胸膜增厚时可能导致喉部问题。

 - 在颈部斜向内、向下走行，伸向甲状腺右叶。此处，它在前方与头臂干和气管毗邻，在内侧与食管毗邻，在外侧与颈总动脉和颈内动脉、颈内静脉及右迷走神经毗邻。在甲状腺下极附近，右喉返神经在甲状腺下动脉的前方或后方横过。

 在甲状腺切除术中结扎甲状腺下动脉时有损伤喉返神经的风险。喉返神经损伤可导致构音障碍和呼吸困难。

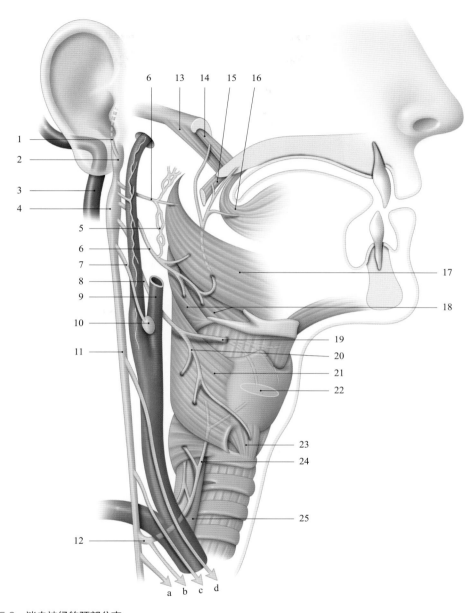

图 15.3　迷走神经的颈部分支

a 和 b.　心胸神经

c.　颈下心神经

d.　颈上心神经

1.　耳支

2.　迷走神经的上神经节

3.　颈内静脉

4.　迷走神经的下神经节

5.　咽丛

6.　咽支

7.　颈动脉窦支

8.　喉上神经

9.　颈外动脉

10.　颈动脉小球

11.　迷走神经（Ⅹ）

12.　喉返神经

13.　腭帆张肌神经（三叉神经第三支支配）

14.　腭帆提肌

15.　腭咽肌

16.　腭舌肌

17.　咽上缩肌

18.　咽中缩肌

19.　喉上神经的内支

20.　喉上神经的外支

21.　咽下缩肌

22.　声带（示意位置）

23.　环甲肌

24.　喉下神经

25.　食管

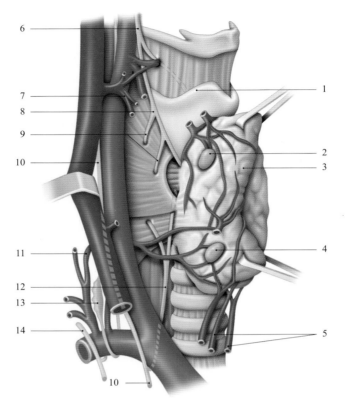

图 15.4　喉的神经和右侧的甲状旁腺

1. 甲状软骨
2. 上甲状旁腺
3. 甲状腺右叶向前倾斜
4. 下甲状旁腺
5. 甲状腺下静脉

6. 喉上神经
7. 甲状腺下静脉
8. 喉上神经的外支
9. 咽支
10. 迷走神经

11. 甲状腺下动脉
12. 右喉返神经
13. 颈下神经节
14. 膈神经

● 左喉返神经：从胸部返回至颈部。

　　它绕过主动脉弓下方以及动脉韧带后方。

　　- 其襻状部分与肺动脉、左主支气管相毗邻。

　　主动脉的动脉瘤及气管－支气管淋巴结肿大可以导致喉部问题。

　　- 左喉返神经的胸部返行部分，前方为颈总动脉和左头臂静脉，外侧为胸膜顶及锁骨下动脉，内侧为气管，后方为食管，食管将其与胸导管分隔。

　　- 左喉返神经的颈部返行部分毗邻结构与右喉返神经一致。

②终末支有时发出喉下神经：喉返神经在咽下缩肌下缘经过，在环甲关节后方穿入咽部。它与喉上神经内支有吻合支，支配声带以下的喉黏膜。

③侧支：由双侧喉返神经发出，有如下结构。

● 气管支。

- 颈下心神经。
- 肺支。
- 食管支。

④终末支：包括以下结构。

- 至喉上神经的交通支（Gallien 襻）。
- 支配环杓肌、甲杓横机、甲杓斜肌、声带肌、杓会厌肌及甲状会厌肌。

4. 终末支

（1）迷走神经前干（左迷走神经）

在食管腹段前面下行，然后沿贲门右缘走行，发出以下分支。

- 内脏前支，继而发出胃小弯前神经。
- 肝支，进入肝门。

（2）迷走神经下干（右迷走神经）

走行于贲门后面，终止于腹腔丛，发出以下分支。

- 胃后支及胃小弯后神经。
- 腹腔支，其神经纤维穿过腹腔丛加入动脉丛，支配相应动脉供血的器官，包括肝脏、胆道、胰腺、脾脏、小肠、升结肠、横结肠右侧 2/3、肾脏，还可能支配生殖腺。

5. 吻合支

迷走神经与面神经、舌咽神经、脊神经及舌下神经有吻合支。

第二节　系统解剖

1. 运动核团（图 15.5）

（1）疑核

疑核为舌咽神经（Ⅸ）、迷走神经（Ⅹ）（或迷走神经的中央核团）、副神经（Ⅺ）共同所有。

①传出神经纤维：止于喉部、咽部及腭帆的横纹肌。

②传入神经纤维：来自皮质核束。

（2）迷走神经背核（副交感）

位于孤束核后方。其投影在菱形窝的下部。

①传出神经纤维：具体如下。

- 节前神经纤维在迷走神经及胸腹内脏神经内走行。在心神经节换元后支配心脏，另外还有肺泡壁旁、壁内神经节，以及胃肠壁旁、壁内神经节。
- 节后神经纤维很短，只存在于相应器官内，支配除左结肠外的胸腹脏器的平滑肌。

②传入神经纤维：来自丘脑、嗅脑、网状组织及孤束核。

2. 感觉核团

（1）孤束核

孤束核内侧与三叉神经核团相邻，投影于舌下神经三角。

①传入神经纤维：传导咽峡内脏感觉及咽

157

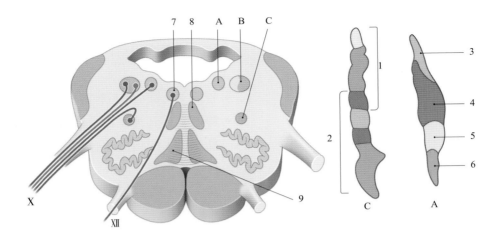

图 15.5 迷走神经核（延髓橄榄水平的横切面）

A. 迷走神经背核的躯体投射区（根据 Getz 和 Sienes 图片绘制）
B. 孤束和孤束核
C. 迷走神经腹核的躯体投射区，疑核的一部分（根据 Crosby 图片绘制）

1. 喉上神经区和环甲肌的神经区
2. 喉返神经区
3. 肺区
4. 腹区

5. 心区
6. 气管区和食管区
7. 舌下神经核
8. 网状脊髓束
9. 内侧丘系

峡、喉、胸腹内脏、生殖道、颈动脉小球的自主神经感觉。

②传出神经纤维：到达网状结构、下丘脑。

（2）三叉神经脊束核

其传入神经纤维传导咽、喉、外耳道、鼓膜及脑膜的一般躯体感觉。

3. 延髓内通路

从这 4 个核团发出的运动传出纤维和感觉传入纤维汇聚在一起，形成前外侧束，走行于小脑下脚和下橄榄核之间。

第三节　功能解剖

1. 运动功能

迷走神经运动功能很多，包括如下。

（1）发音

迷走神经通过支配声带发声。

（2）吞咽过程中的咽期

抬升腭帆，与第 IX、XI、XII 对脑神经一同完成。

（3）内脏功能

- 减慢心率。
- 收缩支气管、增加气道分泌。
- 胃的蠕动与胃液分泌。
- 胰岛素分泌及胰消化酶分泌。
- 小肠和右结肠的蠕动与分泌。
- 可能控制生殖器官平滑肌纤维的收缩。

（4）迷走神经麻痹（图 15.6）

①双侧和中枢性麻痹会迅速危及生命。

②单侧和外周神经干麻痹导致如下问题。

- 吞咽困难。
- 构音障碍（沙哑）。
- 同侧悬雍垂、腭帆下垂、偏斜（Vernet 帷幕征）。
- 呼吸困难。
- 哈欠反射消失。

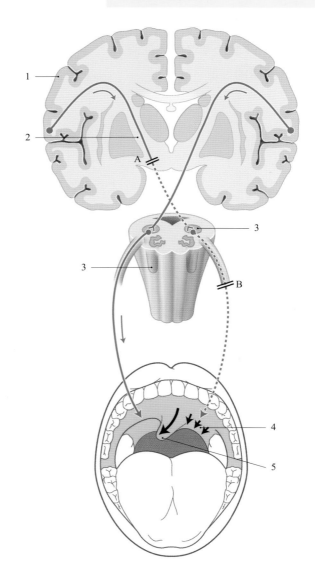

图 15.6　**迷走神经麻痹**

A. 右侧中枢损伤
B. 左侧外周损伤

1. 运动皮层
2. 内囊
3. 疑核
4. 软腭下垂
5. 悬雍垂偏向一侧

③皮质核束的神经纤维损伤引起的中枢性麻痹引起与单侧外周神经干麻痹相同的症状，但症状出现在对侧。

（5）喉返神经麻痹

①单侧喉返神经麻痹：特点是声音为尖锐的双重音调，声音尖细，伴声带位于中间位。

②双侧喉返神经麻痹：导致声音沉闷、模糊或嘶哑，伴双侧声带靠拢。

2. 感觉功能

迷走神经感觉支配区域包括如下。

- 耳后和外耳道区域的皮肤。
- 咽、喉黏膜，这也是气道保护性咳嗽反射的解剖学基础。

迷走神经麻痹可致吞咽困难，继而引起胃液反流入气管－支气管道（Mendelson综合征）。治疗需要插管。

3. 自主神经功能

迷走神经支配胸腹腔内脏器的平滑肌运动，还支配其腺体分泌（左结肠和直肠除外）。

第十六章 副神经（XI）

副神经是一对有两个神经根的运动性脑神经，它的两个神经根分别为颅根和脊髓根。颅根发出的纤维支配咽和喉，脊神经根发出的纤维支配胸锁乳突肌、斜方肌。

第一节　解剖学描述

1. 起源

颅根也称迷走部分，发自橄榄后沟，迷走神经下方，每侧由4~5个小根组成。

脊髓根也称脊髓部分，从外侧索后外侧沟的前方发出，每侧由5~6个小根组成。

2. 走行和毗邻关系（图 16.1）

（1）颅内部分和脊柱内部分

①颅根：较为纤细，向外侧走行到颈静脉孔，在此处与脊髓根汇聚形成副神经干（XI）。

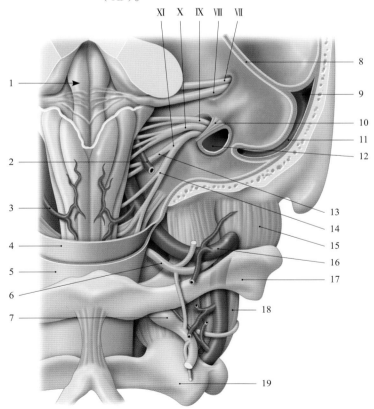

图 16.1　副神经的毗邻（后面观）

1. 菱形窝
2. 小脑后下动脉
3. 脊髓后动脉
4. 脊髓的蛛网膜
5. 脊髓的硬膜
6. 第1颈神经
7. 第2颈神经的脊神经节
8. 小脑幕
9. 横窦
10. 颈静脉韧带
11. 乙状窦
12. 颈内静脉球
13. 副神经的延髓根
14. 副神经的脊髓根
15. 头的外直肌
16. 椎动脉
17. 寰椎
18. 横突间肌
19. 枢椎

②脊髓根：向上走行，在齿状韧带和脊神经后根之间经过；在椎动脉后方横过，然后在颅腔内向外侧走行至颈静脉孔。

（2）颈静脉孔部分

副神经（ⅩⅠ）神经干位于中央部分，通过颈静脉韧带与脑干的颈内静脉相隔。

3. 终末支

出颈静脉孔后，在喉外侧区域分为内侧支和外侧支两支。

（1）内侧支

较短，加入迷走神经（Ⅹ）下神经节上端。其神经纤维走行于迷走神经内，随

后再分开，参与形成喉返神经，支配喉部肌肉。

（2）外侧支（图 16.2）

较大，由脊髓根发出的神经纤维组成。
①走行：在茎突后区向下外侧斜行，在颈内静脉前经过，有时也可从其后方经过。
- 颈内动脉和迷走神经（Ⅹ）在内侧。
- 舌咽神经（ⅠⅩ）在前方。
- 舌下神经（ⅩⅡ）和交感干在后方。

在二腹肌后腹和寰椎横突之间经过。与胸锁乳突肌深面相邻，直到横过下颌角的上方。向下斜行到颈夹肌和肩胛提肌。其沿线上有颈外侧深淋巴结。

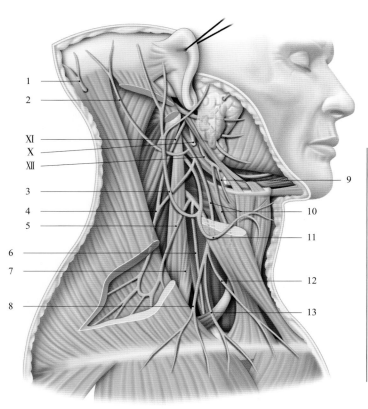

图 16.2　颈丛和副神经（ⅩⅠ）：主要分支

1. 枕大神经
2. 枕小神经
3. 耳大神经
4. 副神经的外侧支
5. 副神经的内侧支
6. 膈神经
7. 臂丛
8. 锁骨上外侧神经
9. 甲状舌骨肌神经
10. 颈袢
11. 颈横神经
12. 锁骨上内侧神经
13. 锁骨上中间神经

它沿斜方肌深面、肩胛骨脊柱缘走行，止于锁骨上窝。

②终末支：副神经止于胸锁乳突肌及斜方肌，并穿过这两块肌肉深面。胸锁乳突肌还接受 C_2 神经支配，斜方肌还接受 C_3、C_4 神经支配。

4. 吻合支

副神经外侧支在进入胸锁乳突肌前，与 C_2 颈神经后根相吻合，在进入斜方肌前，与 C_3、C_4 颈神经后根相吻合。

副神经内侧支与迷走神经下神经节相吻合。

第二节 系统解剖

1. 副神经核（Ⅺ）（图 16.3）

（1）副神经延髓核

由疑核的下部组成。其传出神经纤维向前外方横过延髓，然后在下橄榄核和脊髓丘脑外侧束之间穿过，加入迷走神经纤维之中。

对某些个体，副神经延髓神经纤维从迷走神经背核发出。

（2）副神经脊髓核

位于脊髓 C_1~C_5 节段前角的外侧部。

其神经纤维横过脊髓外侧索形成脊髓根。脊髓根包括本体感觉神经纤维，走行于 C_2、C_3 脊神经中。

2. 中枢连接

①副神经延髓核传入神经纤维来自皮质核束、脊束核、皮质脊髓束。

②传出神经纤维走行于内侧纵束中，加入上丘和前庭神经核群。

这些连接参与动眼－头颈反射活动。

第三节 功能解剖

1. 副神经延髓核功能

对咽、喉的作用与迷走神经有部分重叠。受累可引起吞咽困难及构音障碍。

2. 副神经脊髓核功能

参与支配头部转动。

副神经受累引起胸锁乳突肌和斜方肌瘫痪。

- 胸锁乳突肌瘫痪特点是患侧肌肉萎缩，无法向健侧转头。
- 斜方肌瘫痪特点是患侧肩部下垂，肩胛骨脊柱缘远离中线，锁骨向前。

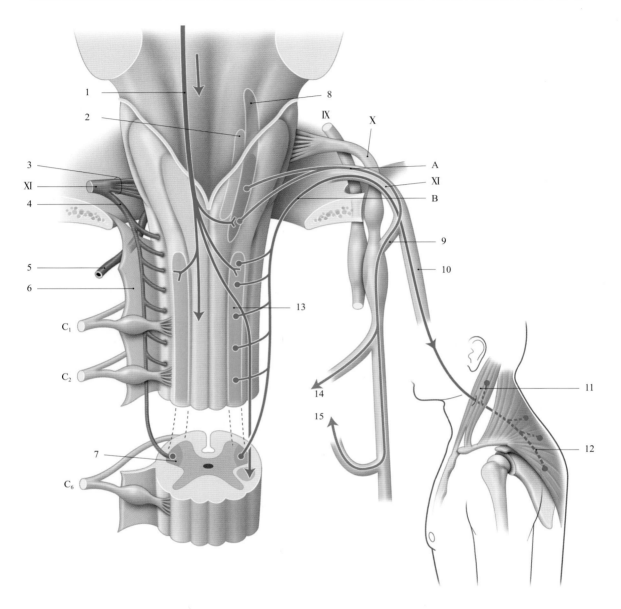

图 16.3 副神经（脑干的后面观和脊髓的后上面观）

A. 副神经的迷走部分（颅根）
B. 副神经的脊髓部分（脊髓根）

1. 皮质核和皮质脊髓束
2. 迷走神经背核
3. 副神经的颅根

4. 副神经的脊髓根
5. 椎动脉
6. 齿状韧带
7. 前角
8. 疑核
9. 副神经的内侧支

10. 副神经的外侧支
11. 胸锁乳突肌
12. 斜方肌
13. 副神经核
14. 咽支
15. 喉返神经

第十七章 舌下神经（ⅩⅡ）

　　舌下神经是一对运动性神经，支配除腭舌肌外的所有舌肌。它在咀嚼、吮吸、吞咽、说话中起重要作用（图 17.1）。[在器官发育过程中，舌下神经具有脊神经的特点，每侧有两个神经根，分别为腹侧根和背侧根。背侧根和它的神经节很快消失。但是在某些成年哺乳动物（狗、猫、牛）中可以观察到舌下神经与脊神经相同的形态。]

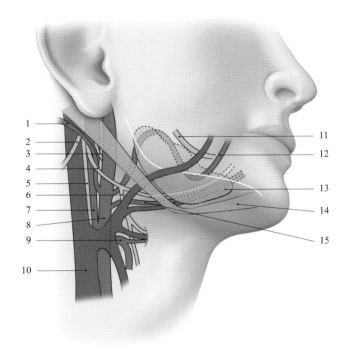

图 17.1　舌下神经（表面解剖）

1. 枕动脉
2. 副神经
3. 舌咽神经
4. 舌下神经
5. 迷走神经
6. 甲状舌骨肌神经
7. 颈内动脉
8. 颈外动脉
9. 甲状腺上动脉
10. 颈内静脉
11. 舌神经
12. 面动脉
13. 下颌下腺
14. 二腹肌
15. 舌动脉和舌静脉

第一节　解剖学描述

1. 起源

　　舌下神经起源于延髓前外侧沟，在橄榄和锥体之间，每侧有 10~12 个小根。最下方的小根靠近 C_1 脊神经腹侧根。

2. 走行和毗邻关系（图 17.2）

（1）颅后窝部分

　　在蛛网膜下隙内，小根向外走行，位于椎动脉后方，之后它们融合成一个干，穿过

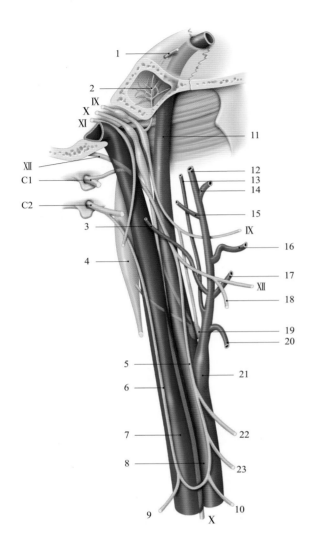

图 17.2 颈部脑神经的整体观（侧面观）

1. 岩小神经
2. 鼓室丛
3. 枕动脉
4. 颈上神经节
5. 颈袢的上根
6. 颈袢的下根
7. 颈内静脉
8. 颈总动脉
9. 肩胛舌骨肌的神经（后腹）
10. 胸骨甲状肌的神经
11. 颈内动脉
12. 颞浅动脉
13. 咽升动脉
14. 上颌动脉
15. 耳后动脉
16. 面动脉
17. 舌动脉
18. 甲状舌骨肌的神经
19. 颈动脉小球
20. 甲状腺上动脉
21. 颈动脉窦
22. 胸骨舌骨肌的神经
23. 肩胛舌骨肌的神经（前腹）

硬脑膜。

（2）舌下神经管部分

与其脑膜支及咽升动脉的脑膜支伴行。

（3）咽外侧区部分

向外下走行进入茎突后区，然后穿过颈动脉三角折向前方。

①在茎突后区：舌下神经位于后方深面，毗邻结构如下。

- 内侧：咽后区。
- 后侧：上3根颈神经和副神经（XI）。
- 前方：颈上神经节、颈内动脉、舌咽神经（IX）、迷走神经（X）的下神经节。
- 外侧：颈内静脉。

②在颈动脉三角：舌下神经沿二腹肌后腹走行，在外侧跨过迷走神经。它从颈内静脉和颈内动脉之间穿过，折向枕动脉起源处下方，跨过颈外动脉、面动脉、舌动脉的外侧面。

（4）下颌下三角部分（图 17.3）

舌下神经走行于舌骨舌肌外侧面，通过舌骨舌肌与舌动脉分离；在终止前走行于下颌舌骨肌与舌骨舌肌之间。

3. 侧支

（1）脑膜支（图 17.4）

发自咽外侧区。在舌下神经管内逆行，支配颅后窝的硬脑膜。

（2）颈袢上根

在与颈内动脉交叉之前，向下垂直走行。上根由 C_1 神经纤维组成，C_1 神经在其大部分路径上与舌下神经伴行。

颈袢上根发出甲状腺支、胸骨舌骨肌支、肩胛舌骨肌支（前、后腹）和胸骨甲状肌支。

（3）甲状舌骨肌神经

起自舌骨大角外侧面，支配甲状舌骨肌。

其中大量的神经纤维来源于与舌下神经伴行的 C_1 脊神经。

4. 终末支

发自舌下，支配颏舌骨肌及除腭舌肌外其他所有舌肌的神经，腭舌肌由迷走神经（Ⅹ）支配。

5. 吻合支

舌下神经在舌内左、右相互吻合，舌下神经与颈交感干、迷走神经、舌神经、C_1 神经、膈神经相吻合。

图 17.3　二腹肌下三角（A）和二腹肌上三角（B）

1. 二腹肌
2. 茎突舌骨肌
3. 茎突舌肌
4. 面动脉和面静脉
5. 舌骨舌肌
6. 下颌舌骨肌
7. 舌下神经
8. 舌动脉
9. 迷走神经、颈总动脉、颈内静脉
10. 甲状腺上动脉
11. 甲状舌骨肌
12. 肩胛舌骨肌
13. 胸骨舌骨肌

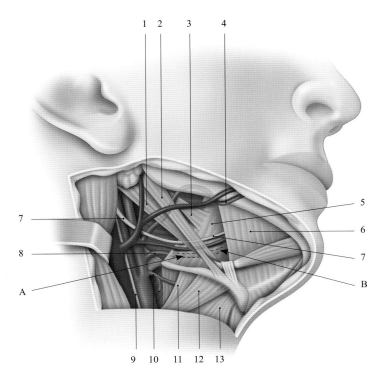

第二节　系统解剖

1. 舌下神经核

位于菱形窝舌下神经三角下方；长约2mm，处于迷走神经（Ⅹ）背核的内侧。

2. 传出神经

传出神经向前方走行，穿过网状结构，进入内侧丘系与疑核之间，随后进入皮质脊髓束及下橄榄核。

3. 传入神经

传入神经来自对侧皮质核束、延髓网状结构、脊束核、三叉神经核、孤束核。

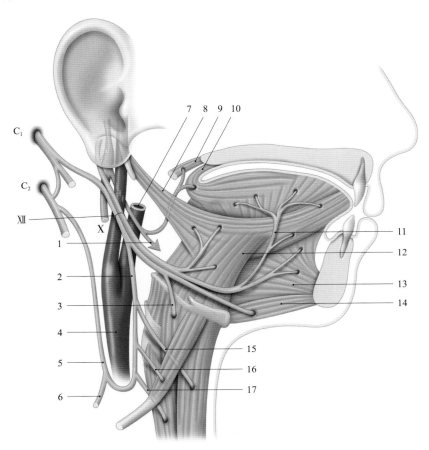

图 17.4　舌下神经（Ⅻ）的分支（全面观）

1. 迷走神经的咽支
2. 颈袢的上根
3. 甲状舌骨肌神经
4. 颈总动脉
5. 颈袢的下根
6. 肩胛舌骨肌（后腹）的神经
7. 颈外动脉
8. 茎突舌肌
9. 腭咽肌
10. 腭舌肌
11. 支配其他舌肌的神经
12. 舌骨舌肌
13. 茎突舌肌
14. 颏舌骨肌
15. 胸骨舌骨肌的神经
16. 肩胛舌骨肌（前腹）的神经
17. 胸骨甲状肌的神经

第三节 功能解剖

舌下神经支配舌的运动（图 17.5）。

舌下神经受累引起舌肌瘫痪，伴有舌肌萎缩，通常由外周损伤引起。

- 中枢性核上性损伤引起病灶对侧舌肌瘫痪。伸舌偏向健侧。
- 核性及外周性损伤引起同侧舌肌瘫痪。伸舌偏向患侧。

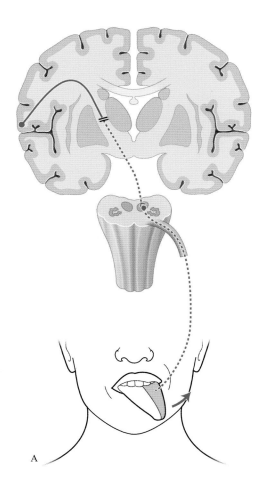
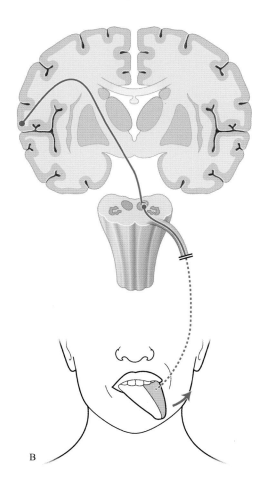

图 17.5　舌下神经（Ⅻ）麻痹：伸舌时舌尖的偏向

A. 中枢性瘫痪：偏向健侧　　　　　　　　B. 周围性瘫痪：偏向患侧

自主神经系统

第十八章 自主神经系统

　　自主神经系统是一个由不受意识控制的运动性传出神经组成的系统。它分散在全身各处，保证各个支配区域协调。它调节平滑肌、心肌舒缩和腺体分泌。

　　它与脏器的自主节律相辅相成。

　　这就是说，如果脏器失去自主神经的支配，它仍然能够继续工作，但其活动会变得混乱不协调。

　　自主神经系统在维持内环境稳定中有重要作用。

　　自主神经系统由两个截然不同的部分组成：交感神经部分和副交感神经部分，它们在解剖学结构和突触神经递质方面完全不同。

第一节 概述

1. 器官发生

（1）交感神经节前神经元

　　来源于日后会发育为胸部的外侧板的中枢成神经细胞。

（2）交感神经节后神经元

　　来源于神经嵴的周围成神经细胞，这些神经元向内侧迁移形成致密条索，日后会发育为交感干。

（3）副交感神经节前神经元

　　来源于腹侧板的中枢成神经细胞。

（4）副交感神经节后神经元

　　颅副交感神经节后神经元来自枕－颈神经嵴的周围成神经细胞，骶副交感神经节后神经元来自骶神经嵴。在发育过程中这些成神经细胞迁移进入脏器壁。

　　神经元未迁移进入结肠壁会导致先天性巨结肠（Hirschsprung 病，失神经节性先天性巨结肠）。其特点是肠肌层神经节细胞丢失。

2. 器官组成（图18.1）

　　自主神经系统由自主神经节、内脏神经节、内脏神经、内脏丛（内脏交感丛和交感神经包含传导内脏感觉的神经纤维）和血管丛组成。

　　与躯体运动系统只有一个周围神经元不同，自主神经系统在一个自主神经节内由两个神经元成串换元。

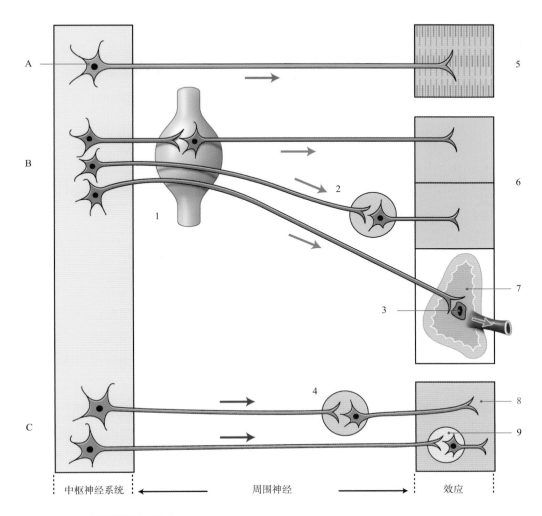

图 18.1　自主神经系统的基本组成

A. 躯体运动系统	1. 交感神经节	4. 副交感神经节	7. 肾上腺（髓质部）
B. 交感神经系统	2. 内脏神经节	5. 横纹肌	8. 内脏
C. 副交感神经系统	3. 嗜铬细胞	6. 交感神经分布的区域	9. 壁内神经节

（1）节前神经元

节前神经元胞体位于中枢神经系统。节前神经纤维在自主神经节内换元。

（2）节后神经元

节后神经元胞体位于自主神经节内。节后神经纤维到达效应器、相应细胞或起特定作用的器官内。

节后神经元数量比节前神经元约多32倍。因而少量中枢神经元就能支配相对较为广大的区域。

（3）交感神经节中间神经元

这些中间神经元介于两个或数个交感神

173

经节前、节后神经元之间。甲醛处理后这些小细胞会发出较强的荧光。

（4）自主神经纤维终末支

每个节后纤维发出小分支，每个分支止于终球。

并非所有平滑肌纤维都与神经终扣相突触。神经冲动通过平滑肌纤维之间的缝隙连接在相邻细胞之间传导。

第二节　交感部分

由两个成串的神经节（即交感干）组成（图 18.2）。

1. 交感干

交感干从颅底一直延续到尾椎，在尾椎处融合成一个奇神经节。交感干细分为 4 个部分：颈交感干、胸交感干、腰交感干和骶交感干。

每侧交感干都由大小不同的神经节组成，神经节间由节间支连接。

①交感神经节：由交通支与脊神经相互连接。

- 灰交通支：无髓鞘，与所有交感神经节连接。
- 白交通支：有髓鞘，只与胸交感神经节和第 1、2 腰交感神经节连接。

②内脏神经：由交感神经节发出，组成内脏神经丛。

2. 交感中枢

位于 $C_8 \sim L_2$ 节段脊髓中间外侧柱。

3. 交感通路

其体节分布对应于脊髓节段。每个通路都由节前、节后两个神经元组成。

（1）交感神经节前神经元

其胞体位于交感中枢。节前神经纤维借道脊髓前根进入白交通支。它在交感神经节内换元或越过交感神经节在内脏神经节中换元。

在交感干神经节内，它与一个或多个（10~30）节后神经纤维连接，换元部位可以在脊髓节段相对应的神经节，也可以在上一个或下一个神经节。

只有肾上腺髓质仅接受节前纤维。此腺体本身相当于一个节后神经元，分泌去甲肾上腺素。

（2）交感神经节后神经元

在交感干中与节前神经元连接，然后分为两路。

- 灰交通支进入脊神经。
- 内脏神经支配脏器。

（3）功能（表 18.1）

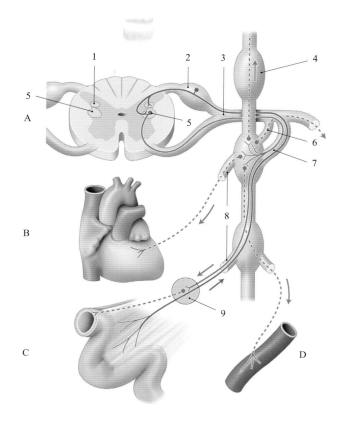

图 18.2 脊神经的全面观

蓝色：感觉纤维
红色：交感传出纤维
实线：节前纤维
虚线：节后纤维

A. 脊髓
B. 心
C. 小肠
D. 血管

1. 交感的次级中枢
2. 脊神经节
3. 脊神经
4. 交感干的神经节
5. 侧角的中间内侧柱
6. 灰交通支
7. 白交通支
8. 交感神经
9. 内脏神经节

第三节 副交感部分

副交感部分由颅部和骶部组成（图18.3）。

1. 颅部副交感神经

与动眼神经（Ⅲ）、面神经（Ⅶ）、舌咽神经（Ⅸ）、迷走神经（Ⅹ）相关联（见第八、十二、十四、十五章）。

2. 骶部副交感神经

骶部副交感神经核位于 S_2、S_3 和 S_4 脊髓节段前角的基底部，位于中间外侧柱与后角后外侧核之间。

其节前纤维经过阴部神经前根、勃起神经（盆括约肌神经），至下腹下丛及内脏神经。

其节后纤维很短，位于左结肠和盆腔脏器壁内。

3. 功能（表 18.2）

图 18.3 交感神经系统的全面观

蓝色：含副交感的脑神经
红色：交感神经
绿色：盆部的副交感神经
实线：节前纤维
虚线：节后纤维

1. 动眼神经副核
2. 上泌涎核
3. 下泌涎核
4. 迷走神经（Ⅹ）背核
5. 睫状神经节
6. 睫短神经
7. 翼腭神经节
8. 泪腺
9. 耳神经节
10. 腮腺
11. 颈内动脉
12. 下颌下神经节
13. 下颌下腺
14. 舌下腺
15. 喉返神经
16. 颈上神经节
17. 颈中神经节
18. 颈下神经节
19. 心丛
20. 肺丛
21. 内脏大神经
22. 内脏小神经
23. 内脏最小神经
24. 腹腔丛
25. 主动脉肾节
26. 肠系膜上神经节
27. 腰内脏神经
28. 肠系膜下神经节
29. 腹下神经上丛
30. 骶内脏神经
31. 盆内脏神经
32. 奇神经节
33. 腹下神经下丛

含副交感的脑神经
交感神经
盆部的副交感神经
节前纤维
节后纤维

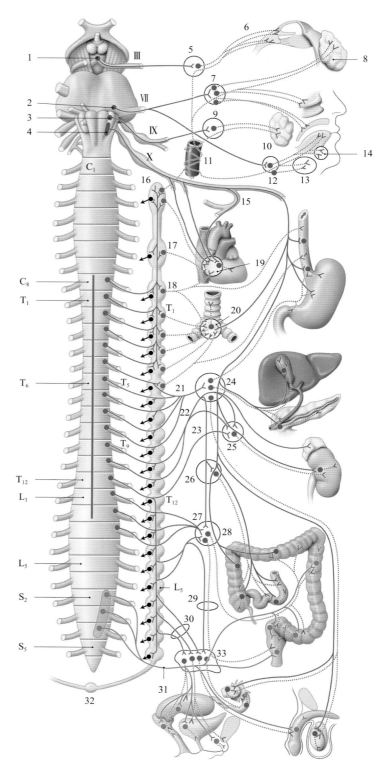

第四节 内脏神经与内脏丛

由交感神经纤维和副交感神经纤维组成，但也包括内脏感觉神经纤维（图 18.4）。

内脏传入感觉神经纤维在中间内侧柱或次级灰质中换元。

节段间联络神经纤维将它们与中间外侧柱相连接。

这些连接是内脏－皮肤反射的解剖学基础，可以解释内脏牵涉痛的机制。内脏痛的体节局部解剖定位与交感神经皮节（Head 区）相对应。

内脏牵涉痛出现的具体原因尚不清楚。

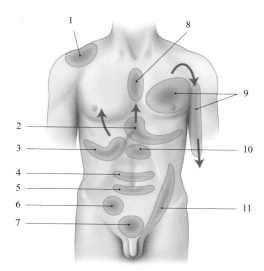

图 18.4 内脏牵涉痛在体表的局部投影（皮肤表现）

箭头所示为疼痛的传导方向

1. 膈肌（第四颈神经）	7. 膀胱
2. 胃、十二指肠	8. 食管（第 4、第 5 胸神经）
3. 胆囊	9. 心（第 3、第 4 胸神经）
4. 小肠	10. 胰腺
5. 结肠	11. 输尿管
6. 阑尾	

例：心绞痛会伴有胸肌收缩以及向左上肢内侧面传导的放射痛。这些肌肉及放射区都由 $C_5 \sim T_1$ 脊髓节段支配（图 18.5）。

图 18.5 心脏起源的牵涉痛的全面观

1. 侧角的中间内侧柱
2. 交感神经的节前纤维
3. 内脏感觉的神经纤维
4. 内脏交感神经的节后纤维
5. 交感神经节
6. 躯体感觉的神经纤维
7. 躯体交感神经的节后纤维

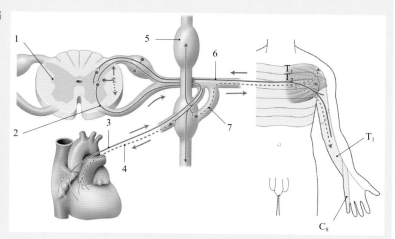

第五节 自主神经系统的神经递质

自主神经系统神经递质储存在每根神经纤维终扣的囊泡内（图 18.6）。

1. 乙酰胆碱

是胆碱能突触的神经递质，存在于交感、副交感的节前神经元。

乙酰胆碱也是副交感节后神经元的神经递质，以及某些中枢神经系统中神经元之间突触的递质。

在交感及副交感神经节中，受体为烟碱样受体。在靶器官中，受体为毒蕈碱样受体。

在肉毒毒素中毒时，肉毒梭菌能抑制乙酰胆碱释放，引起平滑肌瘫痪，导致麻痹性肠梗阻、唾液腺及泪腺停止分泌。

副交感神经节后神经纤维毒蕈碱样受体的作用是引起平滑肌纤维收缩。这一作用可以被阿托品阻断。

2. 去甲肾上腺素

是肾上腺素能神经元的神经递质，由多巴胺氧化而来。会被转换为肾上腺素。除汗

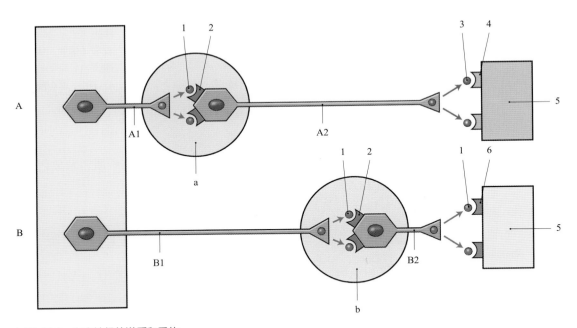

图 18.6　自主神经的递质和受体

A.　交感神经系统	B1.　副交感神经节前纤维	2.　烟碱受体
A1.　交感神经节前纤维	B2.　副交感神经的节后纤维	3.　去甲肾上腺素
A2.　交感神经节后纤维	b.　副交感神经节	4.　α 受体和 β 受体
a.　交感神经节		5.　靶组织
B.　副交感神经系统	1.　乙酰胆碱	6.　毒蕈碱受体

腺由乙酰胆碱作为神经递质外，去甲肾上腺素是其他交感神经节后神经元的主要神经递质。

在肾上腺素能效应器的水平上，有两类受体，α 受体与 β 受体。

① α 受体：出现在血管、中枢神经系统及其他脏器中。刺激 α 受体可以引起血管收缩，阻断 α 受体导致血管舒张。

② β 受体：出现在众多血管、中枢神经系统、心脏以及其他脏器中。

刺激 β 受体可以引起各种不同效应，如刺激心脏时，可引起支气管及小肠舒张等。

3. 多巴胺

是交感神经节中间神经元的一种神经受体。

4. 血管活性肠肽（VIP）

出现在部分副交感神经节后神经纤维中。

5. 血清素（SHT）

是中枢神经系统的神经递质，同时也出现在消化道黏膜的嗜铬细胞、肠壁内神经丛和部分脏器平滑肌中（如子宫、小动脉）。

第六节 中枢控制

下丘脑是调节自主神经系统节前神经元的重要调控中枢。它协调神经信号与体液信号。

- 刺激下丘脑前部可引起副交感系统活跃（降低血压、呼吸、基础代谢等），让脏器处于休息恢复的状态。
- 刺激下丘脑后部可引起交感系统活跃（升高血压、血糖，加快呼吸），让机体处于兴奋状态。

下丘脑与大脑皮质以及其他结构（嗅区、海马、杏仁核、扣带回等）的连接参与情绪和情感的表达。

下丘脑还与孤束核有联系，孤束核是脑干的另一个控制自主神经的中枢。

下丘脑还与网状系统的蓝斑核、去甲肾上腺素能神经元相关联，相当于一个交感神经节。它对自主神经有激动或抑制的作用。

表 18.1　交感神经系统

靶器官		节前神经元位置	节后神经元位置	节后神经纤维的路径	作用
眼		第 8 颈神经至第 2 胸神经	颈上神经节	颈内动脉丛，睫状神经节，睫长神经	瞳孔放大
鼻、泪腺				颈内动脉丛，翼腭神经节	分泌减少
下颌下腺和舌下腺		第 1~2 胸神经	颈上神经节	颈外动脉丛，下颌下神经节	分泌增加
腮腺				颈外动脉丛，耳神经节	分泌增加
心		第 1~5 胸神经	颈神经节 胸上神经节	颈心神经和胸心神经	• 心动过速 • 冠状动脉扩张
• 气管 • 肺		第 2~7 胸神经	胸上神经节	胸交感干的支气管支	支气管扩张
食管		第 2~7 胸神经	颈下神经节 胸上神经节	交感干的食管支	抑制运动
胃		第 6~9 胸神经	腹腔神经节	胃丛	• 减少胃蠕动，抑制胃液分泌 • 加强幽门括约肌的运动
• 肝 • 胆囊 • 胰腺		第 4~9 胸神经	腹腔神经节	肝丛	糖原生成 胰岛素分泌
小肠		第 6~11 胸神经	腹腔神经节 肠系膜上神经节	肠丛	• 抑制分泌和蠕动 • 括约肌收缩
• 盲肠 • 阑尾		第 10~12 胸神经	腹腔神经节 肠系膜上神经节		
升结肠和横结肠		第 11 胸神经至第 1 腰神经	肠系膜上、下神经节		
降结肠和乙状结肠		第 1~2 腰神经	肠系膜下神经节		
• 肾 • 输尿管腰段 • 睾丸和卵巢		第 11 胸神经至第 1 腰神经	主动脉肾节	• 肾丛 • 睾丸或卵巢丛	肾素释放 运动抑制
直肠		第 2~4 腰神经		直肠丛	抑制直肠运动 内括约肌收缩
输尿管盆段		第 11 胸神经至第 2 腰神经		输尿管丛	抑制运动
膀胱		第 11 胸神经至第 2 腰神经	腹下神经下丛	膀胱丛	排尿时内括约肌收缩
生殖器		第 12 胸神经至第 2 腰神经		• 子宫 - 阴道丛 • 前列腺和输精管丛 • 海绵体神经	• 射精（高潮） • 子宫收缩
肾上腺髓质		第 10 胸神经至第 1 腰神经	嗜铬细胞		儿茶酚胺分泌
皮肤、肌肉、血管	头、颈	第 1~3 胸神经	颈上、颈中神经节	颈动脉丛和椎动脉丛	• 血管收缩 • 出汗 • 竖毛肌
	上肢和上半躯干	第 2~8 胸神经	颈下神经节和胸上神经节	• 臂丛 • 躯体运动神经	
	下肢和下半躯干	第 11 胸神经至第 2 腰神经	腰神经节和骶神经节	• 腰丛和骶丛 • 躯体运动神经	

表 18.2　副交感神经系统

靶器官	节前神经元位置	节前神经纤维的路径	节后神经元的位置和路径	作用
眼	动眼神经副核	动眼神经（Ⅲ）	睫状神经节，睫短神经	• 瞳孔缩小 • 睫状肌收缩
鼻、泪腺	上泌涎核	岩大神经	翼腭神经节，上颌神经的颧支，鼻支	泪腺分泌和鼻腺分泌
下颌下腺和舌下腺		• 鼓索 • 舌神经	下颌下神经节和舌下神经节，腺体支	• 唾液腺分泌 • 血管扩张
腮腺	下泌涎核	• 舌咽神经（Ⅸ） • 耳颞神经 • 岩小神经	耳神经节，腺体支	• 唾液腺分泌 • 血管扩张
心	迷走神经背核（Ⅹ）	迷走神经（Ⅹ）和颈心神经和胸神经	心丛，心固有神经节	心动过缓 冠状动脉收缩
• 气管 • 肺		迷走神经（Ⅹ）	肺丛	• 支气管收缩 • 支气管分泌
• 食管 • 胃		迷走神经（Ⅹ），腹腔丛		
• 肝 • 胆囊 • 胰腺		迷走神经（Ⅹ），肠系膜上丛		• 刺激蠕动 • 腺体分泌 • 抑制括约肌 • 血管扩张
• 小肠 • 盲肠 • 阑尾 • 升结肠 • 横结肠		迷走神经（Ⅹ），肠系膜下丛	壁旁神经节和壁内神经节，肠丛	
• 肾 • 输尿管腰段 • 睾丸 • 卵巢		迷走神经（Ⅹ），肾丛，睾丸丛或卵巢丛		
• 降结肠 • 乙状结肠	骶副交感核（第2至第4骶神经）	• 腹下神经上丛 • 肠系膜下丛		刺激蠕动
直肠				• 壁收缩 • 抑制内括约肌
输尿管盆段		盆内脏神经 腹下神经下丛 内脏丛	内脏壁	输尿管收缩
膀胱				• 膀胱逼尿肌收缩 • 抑制内括约肌
生殖器（除了睾丸和卵巢）				• 血管扩张 • 腺体分泌 • 子宫颈收缩

脊髓

第十九章　脊髓形态

脊髓位于椎管内，是中枢神经系统的一部分，是上行、下行传导路在椎管内的中转点，通过脊神经中介将外周感受器与大脑相连。

第一节　脊髓的发育

脊髓源自神经管尾部的 2/3。

1. 器官发生

在胚胎第 4 周末神经管的成神经细胞分化为 3 层，分别为边缘层、套层、室管膜层（图 19.1）。

（1）边缘层

位于边缘，只含有神经纤维，发育为脊髓的白质。

（2）套层

位于中间，由成神经细胞的胞体组成。

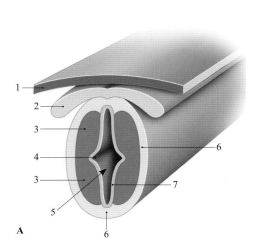

图 19.1　神经管壁的分化

A. 胚胎第 23 天	3. 盖膜层	8. 背层	13. 后根
B. 胚胎第 25 天	4. 界沟	9. 外侧层	14. 脊神经
	5. 神经管	10. 腹层	15. 前根
1. 上胚层	6. 边缘层	11. 白质	16. 中央管
2. 神经嵴	7. 室管膜层	12. 脊神经节	

每侧被一条纵行沟（即界沟）分割成两个增厚的部分，即腹侧板和背侧板。

- 腹侧板（基板）发育为脊髓前角（腹侧角）。
- 背侧板（翼板）发育为脊髓后角（背侧角）。
- 外侧板发育为未来胸腹区域（$C_8 \sim L_3$）的外侧角，与界沟相邻。

（3）室管膜层

神经管内壁发育为室管膜。神经管的内径逐渐缩小，最后形成中央管。

2. 局部发育

在胎儿 3 个月时，脊髓占据椎管全长，每个神经根正对着相应的椎间孔（图 19.2）。

脊柱的生长比脊髓快，导致脊髓尾端位置相对升高：

- 胎儿 6 个月时，脊髓尾端位于 S_1 节段。
- 出生时脊髓位于 L_3 节段。
- 成人脊髓尾端位于 $L_1 \sim L_2$ 椎间盘水平。

终丝是脊髓"上升"的遗迹。成人腰、骶脊神经斜向下走行。

3. 脊髓畸形

可并发脑膜、脊椎、椎旁肌肉、皮肤畸形（图 19.3 和 19.4）。

脊柱裂是指发育过程中椎弓没有融合，可影响到神经组织，其发生率约为 1/1000。

（1）单纯型脊柱裂

只累及脊柱后弓，皮肤与脊髓不受累。通常在腰部出现，此处皮肤可以有下凹。本病无明显（神经系统）症状（占 10%）。

（2）伴肿物的脊柱裂

肿物可以是包含脑脊液的蛛网膜囊（脑膜膨出），也可以是神经组织（脊髓脑膜膨出）。病变部位的皮肤可能存在，也可能缺损。

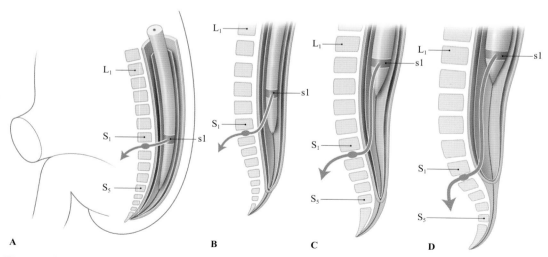

图 19.2 **脊髓尾端的局部演化（正中矢状切面）**

A. 妊娠 3 个月　　B. 妊娠 6 个月　　C. 新生儿　　D. 成人

脊柱裂的产前诊断依靠超声和孕母血中或羊水中甲胎蛋白定量。

在 90% 的病例中，脊膜膨出伴有下肢瘫痪及精神发育迟滞。

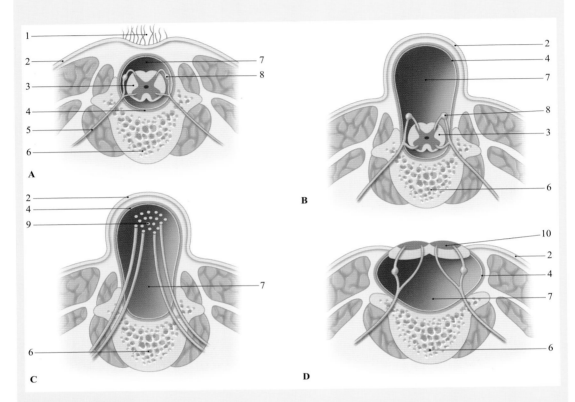

图 19.3　脊髓的畸形

A. 隐性脊柱裂
B. 脊柱裂伴脊膜膨出
C. 脊柱裂伴脊髓和脊膜膨出
D. 脊柱裂伴脊髓纵裂

1. 簇毛
2. 皮肤
3. 脊髓
4. 硬膜和蛛网膜
5. 脊神经

6. 椎骨
7. 蛛网膜下隙
8. 脊神经节
9. 马尾
10. 脊髓遗迹

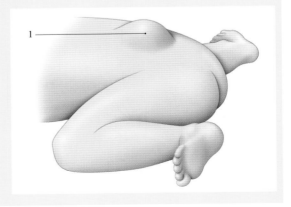

图 19.4　新生儿的腰部脊柱裂（伴脊髓和脊膜膨出）（1）

第二节 脊髓概述

脊髓为一苍白的圆柱形长条索，质地柔软，前后略扁。

脊髓有两个膨大，颈膨大为 C_3 至 T_2 脊髓节段，腰骶膨大为 L_1 至 S_3 脊髓节段。

1. 位置

被脑膜包裹，位于椎管内，随脊柱而弯曲。

> 脊椎的骨折或脱位会使脊髓受损，主要因椎管狭窄发生损伤（图 19.5）。

脊髓头端在寰椎上缘水平与延髓相延续，其尾端呈锥形，称脊髓圆锥，延续为一结缔组织细丝，称为终丝。

终丝长 20 ~ 25cm，直径 1 ~ 2mm，由两部分组成。

- 软脊膜部分（内侧终丝），被软脊膜覆盖，下降进入腰池、脊髓蛛网膜下隙陷凹。此部分位于马尾的神经之间。
- 硬脑膜部分（外侧终丝、尾韧带），被硬脑膜覆盖，固定在尾骨基底部。

脊髓圆锥尖正对 L_1 ~ L_2 椎间盘（75% 个体）、L_1 椎体（12% 个体）或 L_2 椎体（13% 个体）。

终丝和齿韧带保证脊髓始终位于椎管中间的位置。

终丝的阻力导致脊髓前屈时脑膜伸长约 30%，并且使脊髓圆锥尖因此移动约 10mm，位于 L_4 椎体水平（R. Louis）。

> 此现象可以解释，脊髓过度拉伸至 L_4 节段以上，即使没有骨折，也可能导致瘫痪。

2. 尺寸

脊髓长 42 ~ 45cm。

横径为 10mm，膨大部分直径为 14mm。

质量约为 30g。

3. 外观

脊髓表面有纵行的沟和裂。

（1）前面（腹侧面）

在中线位置有前正中裂，较深；两侧有前外侧沟，脊髓前根由此发出。

（2）后面（背侧面）

在中线位置有后正中沟，两侧有后外侧沟，脊髓后根由此发出。

在颈部，有一后中间沟，位于后正中沟和后外侧沟之间。

4. 脊髓节段

共有 31 个节段（脊髓节），每个节段对应 1 对脊神经：8 个颈髓节段、12 个胸髓节段、5 个腰髓节段、5 个骶髓节段、1 个尾髓节段。

颈膨大位于第 3 颈髓和第 2 胸髓之间。

腰骶膨大位于第 1 腰髓和第 3 骶髓之间（图 19.6）。

5. 结构（图 19.7）

脊髓呈管状，中央管被灰质包绕，灰质被白质包绕，白质形成周围层。

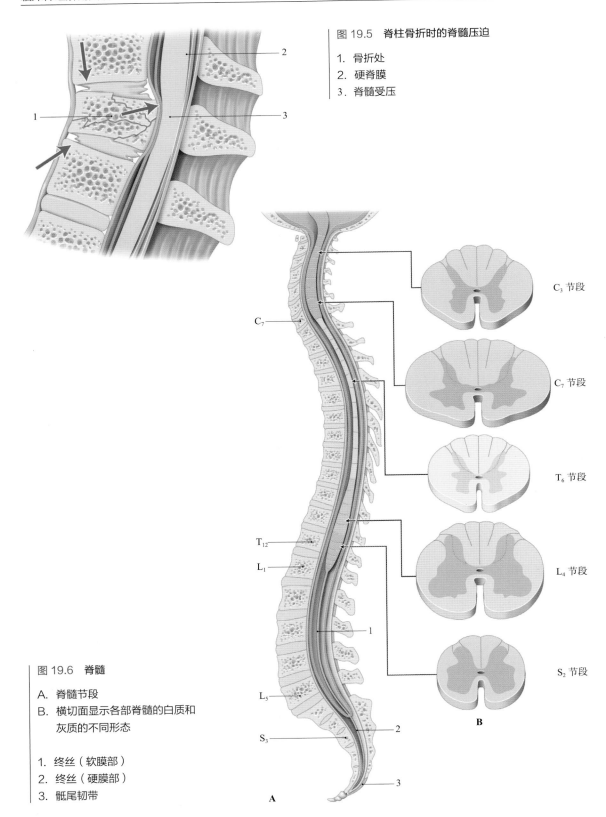

图 19.5 脊柱骨折时的脊髓压迫

1. 骨折处
2. 硬脊膜
3. 脊髓受压

图 19.6 脊髓

A. 脊髓节段
B. 横切面显示各部脊髓的白质和
   灰质的不同形态

1. 终丝（软膜部）
2. 终丝（硬膜部）
3. 骶尾韧带

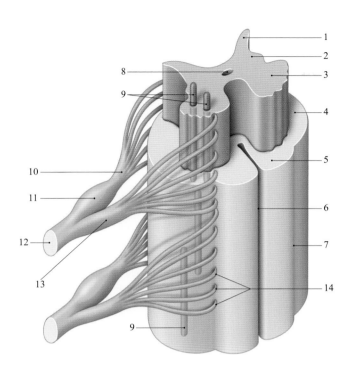

图 19.7　脊髓的柱和索

1. 后柱
2. 中间外侧柱
3. 前柱
4. 外侧柱
5. 前索
6. 正中裂
7. 前外侧沟
8. 中央管
9. 脊神经核
10. 后根
11. 脊神经节
12. 脊神经
13. 前根
14. （脊神经）根丝

（1）中央管

中央管通常是一潜在管道，在病理状态下可有脑脊液。

中央管被中央胶质包绕，由胞体和有髓神经纤维组成。

（2）灰质（图 19.8）

由神经元胞体和无髓神经纤维构成。

在横切面上，灰质呈"H"形，有两个前柱和两个后柱，由中间柱连接。

图 19.8　灰质的形态（胸髓的横切面）

a. 后角的头部
b. 后角的颈部
c. 后角的基底部
1. 边缘带
2. 尖（边缘核）
3. 胶状质
4. 固有核
5. 灰质后连合
6. 中央管周围的灰质
7. 灰质前连合
8. 中间内侧柱
9. 前角
10. 脊神经节
11. 中间外侧核
12. 侧角
13. 运动神经元（前根）

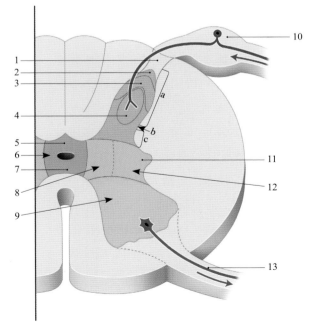

在每个脊髓节段水平，各个柱分别形成前角、后角、外侧角。

①前角：较大，边缘呈锯齿状，对应于发出的神经纤维。

②后角：较窄小，呈梨状，由尖、头、颈和底4个部分组成。

③外侧角：位于T_1~L_3脊髓节段外侧柱的延长线上。

（3）白质

由有髓神经纤维组成，分为前索、外侧索和后索。

①前索：前索位于前角和前正中裂之间。

②外侧索：外侧索在前角和后角之间，位于前外侧沟和后外侧沟之间。

③后索：后索在后角和后中央沟之间。

④白质前、后连合：分别联结两侧的前索和后索。

（4）区域变化

因为有感觉神经纤维的加入及运动神经纤维的离开，白质在脊髓上部更多。

脊髓膨大部位对应四肢，其前角更大。

第三节　脊髓各部分的功能

1. 灰质

神经元胞体团块集中在脊髓核团（在动物中发现的部分核团没有对应的人类脊髓核团，如颈核）或脊髓板内。

（1）脊髓核团

形态与功能类似的神经元胞体聚集在脊髓核团内。脊髓核团可以跨过数个脊髓节段。

①前角（图19.9）：前角核团由3群多极神经元构成，支配横纹骨骼肌。

- 外侧群止于肢体，包括如下部分。
  - 前外侧核，位于骶髓S_1~S_2节段，有会阴核［Onuf核（Onufrowicz1899年在猫体内发现的核团）］支配会阴部横纹肌。
  - 后外侧核。
  - 后外侧后核。

- 内侧群止于躯干、头、颈，包括如下部分。
  - 前中间核。
  - 后中间核。在骶髓节段缺如。
- 中间群包括如下。
  - 膈核，位于颈髓C_3~C_7节段，支配膈肌。
  - 腰骶核，位于L_2~S_1节段，分布情况不详。

　　前角损伤的主要原因包括病毒感染（脊髓灰质炎）、退行性病变（脊髓空洞症）及缺血（脊髓前动脉栓塞）。

②后角：较窄，呈梨形，由4个部分组成（图19.10）。

- 尖：由边缘核构成。
- 头：细长，由胶状质组成。其胶状外观是因为此部分有岛屿样分布的髓鞘出现。

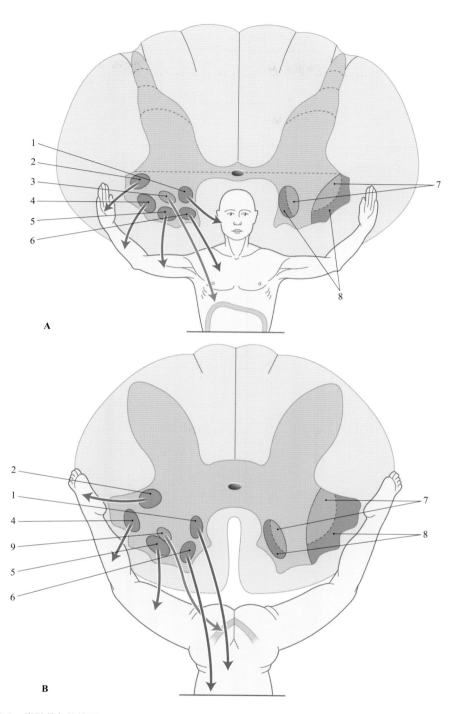

图 19.9　脊髓前角的核团

A.　第 7 颈髓水平
B.　第 1 骶髓水平

1.　后内侧核

2.　后外侧后核
3.　膈核
4.　后外侧核
5.　前外侧核

6.　前内侧核
7.　屈肌群
8.　伸肌群
9.　会阴核

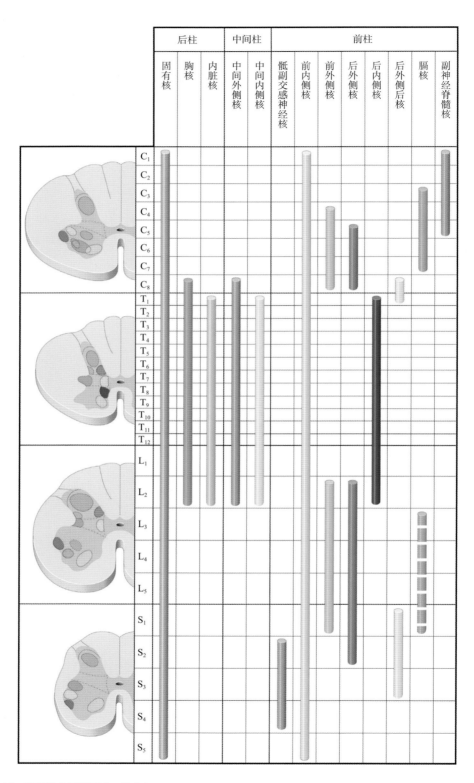

图 19.10　脊髓的主要核团（一览表）

- 颈：固有核在此。
- 底：有两个核团。
  - 一个在外侧，是内脏神经次级中枢，位于 $T_1 \sim L_3$ 节段。
  - 另一个在中央，称背核（胸核），大多位于 $L_1 \sim L_2$ 节段。

后索病变可累及后角（脊髓痨）。

③中间柱：有如下结构。

- 脊髓全程都有中间内侧核。
- $T_1 \sim L_3$ 节段水平有中间外侧核（交感）。
- T_1 节段水平以上，L_3 节段水平以下脊髓网状结构取代了外侧柱。

（2）分层细胞结构（图 19.11）

脊髓全程灰质被分为多个脊髓板层，与脊髓核团非常对应。

脊髓分层的概念最早由 Rexed（1954）在大鼠体内发现，之后 Schoenen（1973）、Faull（1990）证实人体脊髓也有分层。分层的概念及脊髓功能的研究将各种科学研究关联起来。此概念现在逐渐替代脊髓核团的概念，但核团仍然被普遍应用。

①脊髓板层和脊髓核团的对应关系如下。

- Ⅰ～Ⅳ脊髓板层对应后角（头部）：
  - Ⅰ层，菲薄，对应边缘核；
  - Ⅱ、Ⅲ层形成胶状质。
- Ⅳ、Ⅴ层有脊髓固有核。
- Ⅴ层对应后角的颈部。
- Ⅵ层对应后角底部。它包含背核（胸核）和次级内脏神经中枢。
- Ⅶ层包含中间外侧核、中间内侧核、骶交感核。

图 19.11　脊髓灰质的细胞构筑

1. 固有核
2. 背核
3. 中央胶状质
4. 中央管
5. 中间内侧核
6. 后内侧核
7. 前内侧核
8. 边缘核
9. 内脏的次级中枢（内脏核）
10. 中间外侧核
11. 副交感核
12. 后外侧后核
13. 后外侧核
14. 副神经核
15. 前外侧核
16. 膈核和腰－骶核

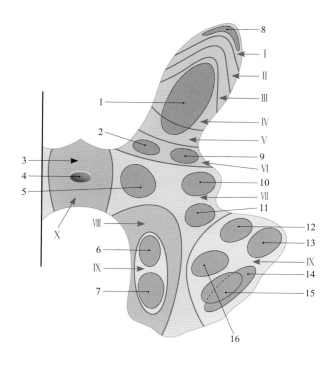

- Ⅷ层包括前内侧核及后内侧核。
- Ⅸ层包括后外侧核、前外侧核、后外侧后核、(副神经)脊髓核、膈核。
- Ⅹ层对应中央胶状质。
②脊髓板层和脊髓功能的对应关系(图19.12)。
- Ⅰ~Ⅶ层接受伤害感受神经Aδ、C传入纤维(温度、痛觉、内脏压力)。
- Ⅴ~Ⅶ层接受本体感受传入纤维。
- Ⅶ层包含本体感觉中介神经纤维,与相邻板层的神经元相连接,并通过上行、下行传导路与脑干和小脑连接。
- Ⅷ、Ⅸ层包含支配横纹肌的运动神经元和中间神经元。

2. 白质(图19.13)

白质是有髓神经纤维聚集成束,形成上行、下行传导通路。分为成对的前索、后索、外侧索。

> 白质损伤可为一侧的或双侧的:
>
> ——可因缺血引起,如脊髓前动脉完全阻塞;
>
> ——可因退行性病变引起,如多发性硬化、肌萎缩侧索硬化、脊髓痨;
>
> ——可因创伤引起,如一侧脊髓半横断。

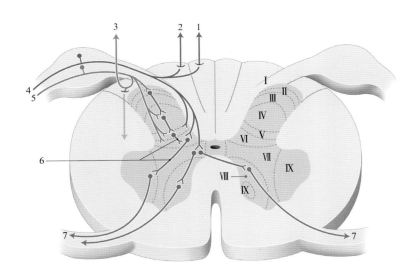

图 19.12　脊髓板层示意图

1. 薄束
2. 楔束
3. 后外侧束
4. Aα 和 Aβ 的感觉纤维
5. Aδ 和 C 的感觉纤维
6. 中间神经元
7. 运动纤维

Ⅰ、Ⅱ~Ⅷ、Ⅸ表示是脊髓横断面的灰质板层

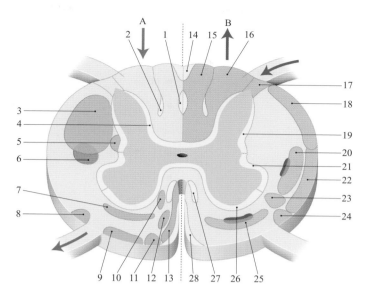

图 19.13　白质的主要通路

A. 运动通路（红色）
B. 感觉通路（蓝色）
　　黄色示联络通路

1. 隔边缘束（腰和骶节段）
2. 束内束
3. 皮质脊髓侧束
4. 后固有束
5. 延髓－网状－脊髓束
6. 红核脊髓束
7. 橄榄脊髓束

8. 网状脊髓前束
9. 前庭脊髓外侧束
10. 脑桥－网状－脊髓束
11. 顶盖脊髓束
12. 前庭－脊髓内侧束
13. 皮质脊髓前束
14. 隔边缘束（胸段）
15. 薄束
16. 楔束
17. 后外侧束
18. 脊髓小脑后束

19. 外侧固有束
20. 脊髓丘脑外侧束和脊髓网状外侧束
21. 第二内脏束
22. 脊髓小脑前束
23. 脊髓－顶盖束
24. 脊髓－橄榄束
25. 脊髓丘脑前束
26. 前固有束
27. 内侧纵束
28. 沟边缘束

（1）前索（腹侧索）

①上行传导通路由与脊髓网状前束纤维相联系的脊髓丘脑前束组成。

②下行传导通路包括如下结构。

- 皮质脊髓前束、脊髓前中缝。
- 前庭脊髓内侧、外侧束。
- 网状脊髓前束。
- 脑桥网状脊髓束（网状脊髓内侧束）。
- 顶盖脊髓束。
- 橄榄脊髓纤维。
- 内侧纵束（包括间质纹状体脊髓束和间

质后脊髓束）。

③上下行传导通路包括如下结构。

- 前固有束。
- 沟边缘束。

④脊髓前综合征：表现为严重的运动丧失、痛（温）觉缺损，但深感觉、精细触觉保留。

（2）侧索

①上行传导通路包括如下结构。

- 脊髓顶盖束。

- 与脊髓网状外侧束纤维相联系的脊髓丘脑侧束。
- 脊髓小脑前、后束。
- 脊髓橄榄束。
- 脊颈束。

②下行传导通路包括如下结构。

- 皮质脊髓侧束。
- 红核脊髓束。
- 延髓网状脊髓束。
- 蓝斑脊髓束。
- 下丘脑脊髓纤维。
- 孤束脊髓束。

③上下行传导通路包括如下结构。

- 外侧固有束。
- 次级内脏束。

④**外侧索损伤**，如脊髓半横断表现为Brown-Sequard综合征。症状包括同侧运动缺陷、深感觉障碍、精细感觉障碍，以及对侧痛温觉障碍。

（3）后索

①上行传导通路包括如下结构。

- 薄束。
- 楔束。

②上下行传导通路包括如下结构。

- 后外侧束。
- 后固有纤维。
- 隔边缘束。
- 束内束（或半月束）。

③**后脊髓综合征**主要表现为深感觉障碍。

（4）白质前连合

包括前固有束及上行、下行纤维的交叉部分。

（5）白质后连合

包含后固有束。

第四节　脊髓的血管

1. 动脉（图19.14）

脊髓由两套动脉系统供血。

- 纵向动脉系统由两条脊髓前动脉和一条脊髓后动脉组成。颈髓只有此系统供血。
- 横向动脉系统由脊髓节段上放射状走行的动脉组成。

（1）脊髓前动脉

①起源：发自椎动脉在颅内正对延髓前面的部分，紧邻两侧椎动脉形成基底动脉之前。

②走行：两侧椎前动脉在脊髓开始处相互吻合形成唯一一条脊髓前动脉，在前中央裂内走行。

变异：有时它沿着脊髓前外侧沟的外侧缘走行直到颈膨大的下部，在此变得纤细。

③外侧支：包括以下部分。

- 沟动脉（中央动脉），每厘米血管上有5～8支。它穿入前中央裂，横穿白质前

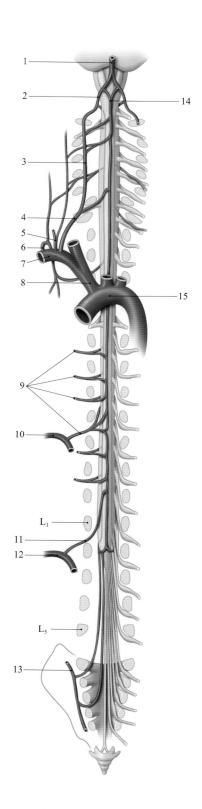

图 19.14　脊髓的动脉：血管分布全面观（前面观）

1.　基底动脉

2.　椎动脉（颅内部分）

3.　椎动脉（横突部分）

4.　椎动脉（椎前部分）

5.　甲状颈干

6.　肋颈干

7.　右锁骨下动脉

8.　头臂干

9.　胸支

10.　肋间后动脉

11.　腰膨大动脉

12.　腰动脉

13.　骶外侧动脉

14.　脊髓前动脉

15.　主动脉弓

连合，折向外侧，供应灰质前柱、灰质后柱的基底部，背核及其附近白质。

● 外侧支加入软脊膜动脉网。

（2）脊髓后动脉（图 19.15）

短而细小。

①起源：发自椎动脉后面或小脑下后动脉。
②走行：在延髓后面下行，然后沿后外侧沟走行，发出吻合支与软脊膜动脉网吻合。
③终末支：在脊髓圆锥水平与脊髓前动脉形成吻合弓。

（3）前根动脉、后根动脉

脊髓动脉（图 19.16）在不同高度，与椎动脉、肋间后动脉和腰动脉的分支形成前根动脉、后根动脉。

前根动脉通常较粗大，直径约为 8mm，在相应的前根前方经过，并供应前根神经节。

前根动脉、后根动脉在极少数情况下可到达脊髓前、后动脉，一般情况下它们被脊髓的节段性动脉取代。

（4）脊髓的节段性动脉

供应脊髓的区域最大。

在颈膨大和腰骶膨大水平最为发达。

其本质是脊髓动脉的各个大分支。

根据其终止在脊髓节段前面或后面分类。

每条节段性动脉沿一个脊髓根走行，发出连接脊髓前动脉或后动脉的内侧支，继而发出外侧支，分布于脊髓外侧面。

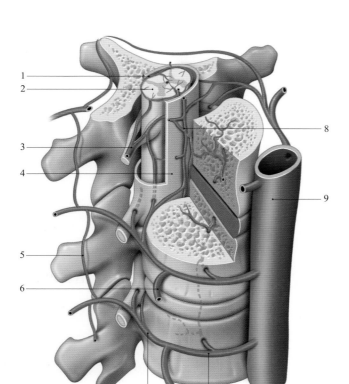

图 19.15 肋间动脉（前外侧面观，沿其中两个胸椎作平行纵轴的切面）

1. 脊髓后动脉
2. 脊髓
3. 脊髓动脉和脊神经
4. 硬脊膜
5. 椎间吻合支
6. 肋间动脉的前支
7. 肋间动脉的后支
8. 硬脊膜和椎骨的动脉
9. 胸主动脉
10. 肋间动脉

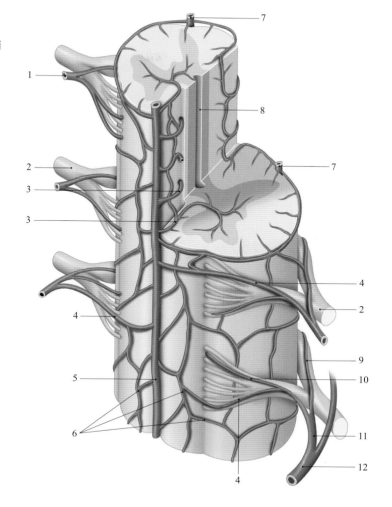

图 19.16　脊髓动脉（前外侧面观，有垂直横切面的倒角切面）

1. 脊髓动脉
2. 脊神经
3. 内髓支
4. 节段髓支
5. 脊髓前动脉
6. 软脊膜丛支
7. 脊髓后外侧动脉
8. 中央管
9. 后根丛动脉
10. 前根丛动脉
11. 根节段干
12. 肋间动脉的后支

① C_1 ~ T_2 脊髓节段性动脉：来自椎动脉、颈升动脉、颈深动脉和肋间最上动脉。

② T_2 ~ T_9 脊髓节段性动脉：来自肋间动脉。

此段胸部血管血供较差，因此，这些胸髓节段缺血坏死可能性较大。

③ 腰膨大动脉：通常从左 T_9 脊髓节段性动脉发出，沿 T_9 ~ L_2 脊神经走行的情况占 85%。

此动脉内径为 1 ~ 1.3mm。
变异如下。

● 腰膨大动脉从右侧发出的占 20%。
● 起始位置可以较高（15%），沿 T_5 ~ T_8 脊神经走行。
● 可有两条，第二条在下方，管径较小。

腰髓创伤中腰膨大动脉损伤十分严重，它可以引起下方腰骶髓全部软化，导致截瘫。

（5）脊髓节段动脉的供血（图 19.17）

①脊髓的中央部分包括灰质，主要由脊髓前动脉供血。

②脊髓的周围部分即白质，主要由脊髓后动脉及软脊膜动脉网发出的脊髓小动脉供血。

虽然这两部分之间没有任何吻合支，但它们的供血范围有部分重叠。

2. 静脉（图 19.18）

脊髓主要由脊髓静脉和脊髓周围静脉丛引流静脉血液。

脊髓周围的静脉引流由脊髓根静脉完成。

（1）脊髓静脉

纵行的脊髓静脉为两条不成对的静脉，即脊髓前静脉、脊髓后静脉，以及两条成对的静脉，即脊髓前外侧静脉和脊髓后外侧静脉。

静脉的引流区相互间有重叠，与动脉的分布区不完全契合。

①脊髓前静脉：位于前中央裂，其输入静脉为沟静脉（中央静脉），引流脊髓中央区的血液回流。

②脊髓后静脉：位于后中央沟。其输入静脉为后正中静脉，引流脊髓后柱区域的血液回流。

③脊髓前外侧静脉：位于前外侧沟，脊髓后外侧静脉位于后外侧沟。主要引流脊髓周围部分的血液回流。

（2）脊髓根静脉

位于脊髓神经根水平，有 2~3 根，沿脊髓形成一长主干，与脊髓根动脉相互独立。

①颈髓根静脉：引流的静脉血通过椎间静脉回流到椎静脉和颈深静脉中。

②胸髓、腰髓根静脉：引流的静脉血通过椎间静脉回流到奇静脉系统。

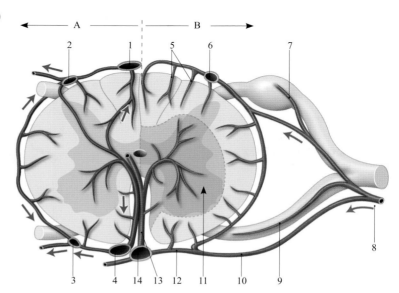

图 19.17 脊髓的静脉分布（A）和动脉分布（B）（横切面）

1. 脊髓后静脉
2. 脊髓后外侧静脉
3. 脊髓前外侧静脉
4. 脊髓前静脉
5. 软脊膜丛的横支
6. 脊髓后动脉
7. 后根丛动脉
8. 根节段干
9. 前根丛动脉
10. 节段髓支
11. 中央分布区
12. 横髓支
13. 内髓支
14. 脊髓前动脉

在 80% 的情况下有一粗大的腰髓根静脉。它可以位于腰髓后方（Adamkiewicz）或者腰髓前方（G. Guiraudon）。

（3）吻合支

吻合支广泛存在于脊髓静脉、脊髓根静脉、椎内静脉丛、小脑静脉、颅内静脉窦之间。

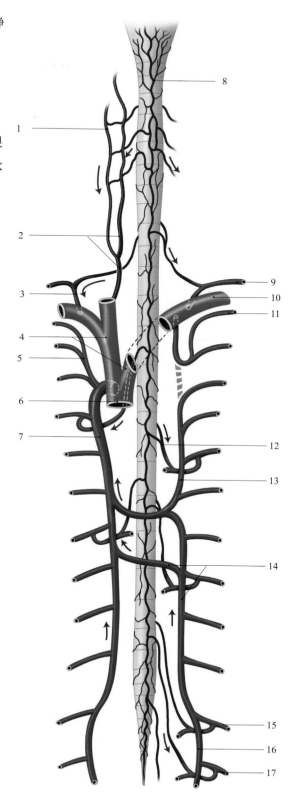

图 19.18　脊髓的静脉

1. 颈深静脉
2. 椎静脉
3. 右侧肋间最上静脉
4. 左、右头臂静脉
5. 右侧肋间上静脉
6. 上腔静脉
7. 奇静脉
8. 脊髓前静脉
9. 左侧肋间最上静脉
10. 左锁骨下静脉（已切断）
11. 左侧第二肋间静脉
12. 根丛静脉
13. 副半奇静脉
14. 半奇静脉
15. 左侧肋下静脉
16. 腰升静脉
17. 左侧第一腰静脉

第二十章　脊髓及上行传导通路

上行传导通路也称感觉传导通路，左右成对、对称分布，通过脊髓将意识性感觉传导至大脑皮质，将非意识性感觉传导至皮质下和小脑。传入信息来自外感受器、本体感受器和内感受器（内脏感受器）（第三章）。

第一节　构成

每个上行传导通路都由 3 群感觉神经元成链构成：1 群周围神经元、2 群中枢神经元（图 20.1）。

1. 初级感觉神经元

从周围发出，与感受器相连。
- 其胞体位于脊神经节。
- 其轴突或神经纤维与同侧脊髓后角或同侧延髓核团相突触。

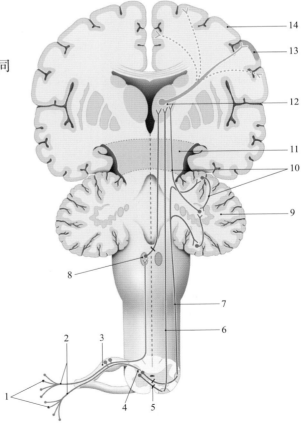

图 20.1　感觉传导通路的示意

1. 感受器
2. 第一级神经元（周围部）
3. 脊神经节
4. 后角
5. 交叉
6. 脊髓丘脑前束
7. 第二级神经元（脊髓 – 小脑）
8. 延髓核
9. 小脑
10. 第三和第四级神经元
11. 中脑
12. 丘脑
13. 特异的皮质中枢
14. 非特异的皮质中枢

2. 次级感觉神经元

是中枢部分，其胞体位于脊髓后角或延髓核团。

其神经纤维交叉后在对侧上行，与丘脑或小脑形成突触（有时通过网状组织核团）。

3. 第三级感觉神经元

从丘脑投射到大脑皮质，可投射到特定脑区，也可非特异性地投射到大脑各个区域。

第二节 意识性感觉传导通路

意识性传导通路见图 20.2。

1. 脊髓丘脑侧束

此神经通路传导痛、温觉。

痛觉首先由 Aδ 型纤维快传导，使个体产生警觉；然后再通过 C 型纤维慢传导，使痛觉持续存在。

（1）初级感觉神经元

其胞体位于脊神经节，通过脊髓其轴突分为两支，分别上行、下行，到达更远的节段。其分支形成后外侧束。神经纤维和分支与同侧后角相突触。

（2）次级感觉神经元

其胞体主要位于脊髓Ⅰ、Ⅳ层。

其神经纤维经白质前连合越过中线（交叉）后上升形成对侧侧索的脊髓丘脑侧束。

在脑干，它加入脊髓丘系，然后进入内侧丘系。止于丘脑的腹后外侧核。

（3）第三级感觉神经元

第三级感觉神经元从丘脑到皮质。

其神经纤维穿过内囊后肢并加入放射冠。止于躯体感受区和中央后回。

第三级感觉神经元与扣带回的连接可以解释疼痛引起的情绪体验。

（4）脊髓神经纤维的躯体分布

脊髓神经位于外侧、后方的神经纤维对应躯体下部；位于内侧、前方的神经纤维对应躯体上部。

脊髓神经传导温觉的神经纤维位于后方，传导痛觉的神经纤维位于前方。

脊髓丘脑侧束的病变会引起对侧躯体痛、温觉暂时缺失。

2. 脊髓丘脑前束

此通路传导非精细感觉（粗触觉）、粗压觉、痒觉及性刺激到神经中枢。

注：Head 分类如下。
- 精细触觉：包括轻触觉、两点分辨觉。
- 粗触觉：与痛、温觉相关的非精细粗感觉。

（1）初级感觉神经元

其神经纤维与脊髓丘脑侧束初级神经纤维类似。

图 20.2　意识性感觉传导通路

绿色：痛、温觉和粗触压觉传导通路
蓝色：精细触觉和本体感觉传导通路

Ⅰ. 大脑
Ⅱ. 中脑
Ⅲ. 延髓
Ⅳ. 脊髓
C. 颈神经纤维
T. 胸神经纤维
L. 腰神经纤维
S. 骶神经纤维

1. 中央后回
2. 丘脑
3. 内囊
4. 外侧丘系
5. 内侧丘系
6. 黑质
7. 红核
8. 薄束核
9. 楔束核
10. 脊髓丘系
11. 薄束
12. 楔束
13. 脊神经节
14. 精细触觉的纤维
15. 本体感觉的纤维
16. 痛 - 温觉和粗触压觉的纤维
17. 脊髓丘脑侧束
18. 脊髓丘脑前束

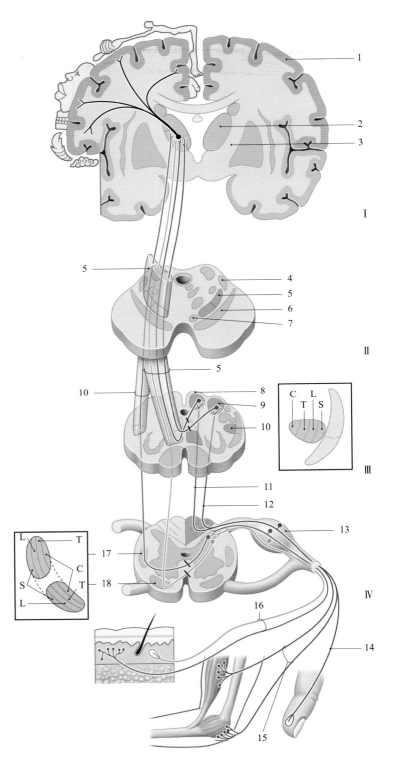

（2）次级感觉神经元

其神经纤维经白质前连合越过中线（交叉）后上升形成脊髓丘脑前束，位于对侧前索内紧邻侧索。

在延髓中，脊髓丘脑前束与精细触觉纤维一同走行于内侧丘系，直到丘脑。

（3）第三级感觉神经元

其神经纤维与脊髓丘脑侧束第三级神经纤维类似。

3. 薄束与楔束（图20.3）

薄束与楔束传导精细触觉、意识性本体感觉，参与形成躯体的空间和时间感觉。

（1）初级感觉神经元

其胞体位于脊神经节。其神经纤维借道薄束和楔束，发出与后角背核（胸核）形成突触的分支。

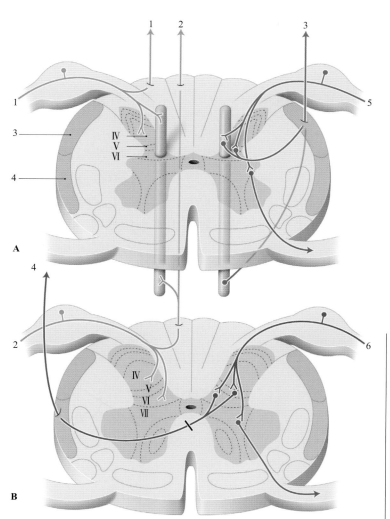

图20.3　脊髓水平的意识性感觉（红色）和非意识性感觉（绿色）

A. 胸段
B. 腰段

1. 楔束的第一级神经元
2. 薄束的第一级神经元
3. 脊髓小脑后束
4. 脊髓小脑前束
5. 脊髓小脑后束的第一级神经元
6. 脊髓小脑前束的第一级神经元

①薄束（Goll 束）：由来自腰、骶部（下肢）的脊神经及下 6 对胸神经的纤维组成。

②楔束（Burdach 束）：由颈部（上肢）和上 6 对胸神经的纤维组成。

③薄束、楔束的每根纤维都发出长、短两条分支。

● 长支，借道同侧后索上行，止于同侧延髓的薄束核或楔束核。

● 短支，与同侧Ⅳ、Ⅵ层的背核形成突触。

（2）次级感觉神经元

①从薄束核、楔束核发出的神经纤维大多交叉参与形成对侧内侧丘系，止于丘脑腹后外侧核。

②少数神经纤维自楔束核发出并经同侧小脑下脚进入小脑皮质，形成楔小脑束。

（3）第三级感觉神经元

其神经纤维经内囊后肢与放射冠到达大脑皮层中央后回。

> 感觉性共济失调由后索病变引起，如多发性硬化、脱髓鞘性病变。
>
> 直立和行走时患者必须扩大两脚间距并看着脚部。每走一步都必须足跟着地。

第三节 非意识性躯体感觉通路

脊髓小脑束传导非意识性本体感觉（肌肉、关节、骨膜）到小脑皮质。此通路与位置–运动觉关系密切，并与运动协调相关（图 20.4）。

1. 脊髓小脑前束

与上肢相关。

（1）初级感觉神经元

其胞体位于脊神经节内。其神经纤维在背核和颈胸脊髓节段后角Ⅴ～Ⅶ层内换元。

（2）次级感觉神经元

其神经纤维经白质连合越过中线。

在对侧外侧索，它折行向上沿脊髓丘脑侧束的外侧走行。在脑桥，它突然折向后方沿三叉神经运动核的上缘走行。它经过小脑上脚，止于小脑蚓部旁皮质的颗粒层。

2. 脊髓小脑后束

与躯干、下肢相关。

（1）初级感觉神经元

其胞体位于脊神经节内。其神经纤维在背核（胸核）和 C_7～L_4 脊髓节段后角Ⅴ～Ⅶ层形成突触。

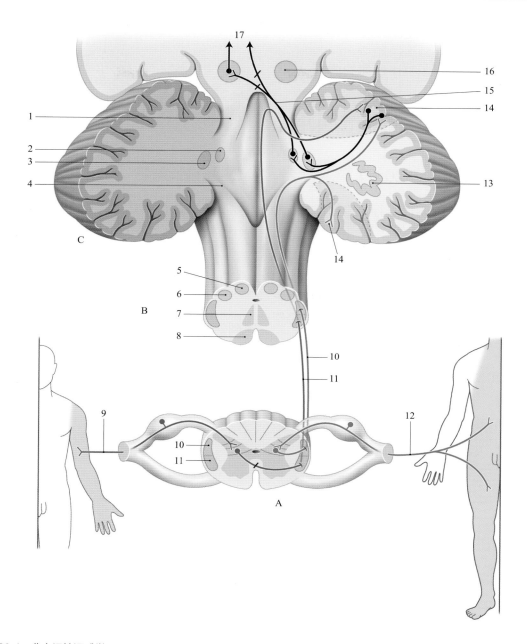

图 20.4 非意识性深感觉

A. 脊髓
B. 延髓
C. 小脑

1. 小脑上脚
2. 栓状核
3. 球状核
4. 小脑下脚
5. 薄束核
6. 楔束核
7. 内侧丘系
8. 锥体束
9. 脊髓丘脑前束的第一级神经元
10. 脊髓丘脑后束
11. 脊髓丘脑前束
12. 脊髓丘脑后束的第一级神经元
13. 齿状核
14. 古小脑皮质（黄色）
15. 小脑红核束和小脑丘脑束
16. 红核
17. 传向丘脑

（2）次级感觉神经元

其神经纤维走行于同侧外侧索，然后上行折向脑干。它经小脑下脚进入小脑。终止于小脑蚓部旁皮质的颗粒层。

第四节　其他感觉通路

1. 前外侧束（图 20.5）

此束在外侧索内走行，传导部分躯体及内脏的痛、温觉。

它包含上行及下行的神经纤维，从初级感觉神经元发出，到达上、下相邻节段的脊髓后角。

2. 脊髓颈束

在人类中较小，与部分躯体感觉相关（痛觉、温觉、毛发运动）。它在脊髓小脑后束的外侧经过。

3. 脊髓顶盖束

传导伤害感受，参与眼 – 头运动反射中头转向疼痛来源处的动作。

初级神经元纤维主要在脊髓 I、V 板层中形成突触。

次级神经元经白质连合交叉到对侧；到达对侧前索，折向上与脊髓丘脑前束同行。

它止于上丘和下丘，经过脑干，收集躯体感觉信息及脑神经感觉信息。

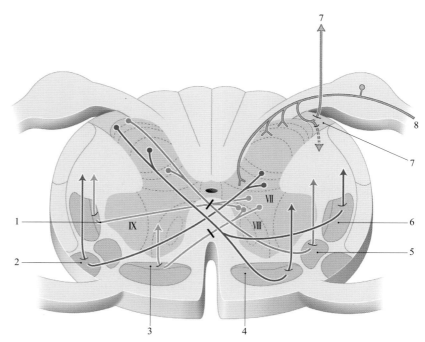

图 20.5　脊髓的主要上行传导通路

1. 脊髓网状侧束
2. 脊髓橄榄束
3. 脊髓网状前束
4. 脊髓丘脑前束
5. 脊髓顶盖束
6. 脊髓丘脑侧束
7. 后外侧束
8. 痛温觉的第一级神经元

图中的罗马数字为脊髓的板层

4. 脊髓橄榄束

传递皮肤感觉，并可能将肌腱感觉传导至小脑。

其神经纤维在脊髓全程从Ⅴ、Ⅵ板层发出。大部分交叉至对侧，沿对侧前索上行，止于内、外侧副橄榄核。

5. 脊髓网状束

参与脑干的躯体和内脏反射。

（1）初级感觉神经元

其神经纤维在脊髓Ⅶ、Ⅷ板层内形成突触。

（2）次级感觉神经元

其神经纤维与脊髓丘脑前束、侧束混合，形成脊髓网状前束和脊髓网状侧束。

其神经纤维多数不交叉。

6. 内脏感觉通路（图 20.6）

传导内脏的伤害感受器（痛觉）、压力感受器、机械感受器（拉伸、扭转）、化学感受器等信号。

（1）初级感觉神经元

其胞体位于脊神经节内。

其神经纤维进入脊髓后发出 2 支，分别上行、下行形成后外侧束。神经纤维及其分支在中间内侧柱或次级内脏中枢中形成突触。

节段间连接神经元将这些中枢连接到中间外侧柱、中间腹侧柱及中间内侧中央物质。这些中间神经元连接相邻的上下核团。

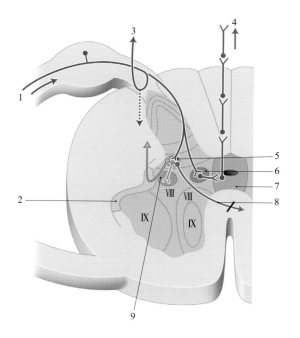

图 20.6　内脏感觉传导通路

1. 脊髓内脏神经元
2. 次级内脏上行传导束
3. 后外侧束
4. 脊髓 - 导水管周围灰质的纤维
5. 内脏神经的低级中枢
6. 中间内侧柱
7. 灰质前连合
8. 脊髓丘脑束
9. 侧角的中间内侧核

（2）次级感觉神经元

借道多条通路，包括如下。

①脊髓丘脑束：第三级神经元的丘脑皮质束到达皮质中央回，传递内脏警告的神经冲动。

②中间内侧中央物质：由脊髓 – 导水管周围纤维组成，到达间脑。

③脊髓网状束。

④次级内脏上行传导束。

成对、左右对称的下行传导通路是大脑传导神经冲动的媒介，且与随意和非随意（或自主）运动功能相关。

第一节　大体结构

大体结构见图 21.1。

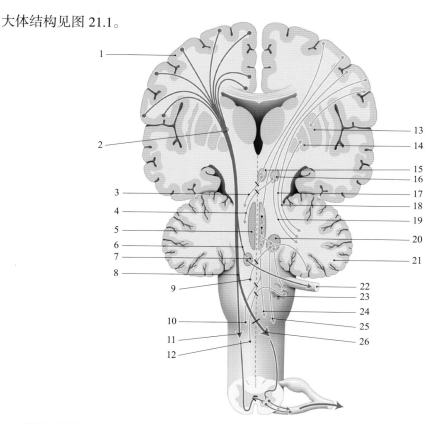

图 21.1　运动传导通路

红色：直接运动传导通路
橙色：间接运动传导通路

1. 大脑皮质
2. 内囊
3. 顶盖脊髓束
4. 红核脊髓束
5. 网状结构
6. 皮质核束
7. 脑神经的运动核
8. 锥体束
9. 前庭脊髓内侧束
10. 网状脊髓束交叉
11. 皮质脊髓前束
12. 橄榄束交叉
13. 壳
14. 苍白球
15. 上丘
16. 红核
17. 皮质小脑纤维
18. 纹状体小脑纤维
19. 红核小脑纤维
20. 前庭核
21. 小脑
22. 脑神经
23. 橄榄
24. 网状脊髓直束
25. 前庭脊髓侧束
26. 皮质脊髓侧束

可以把运动传导通路分为直接运动传导通路和间接运动传导通路。

1. 直接运动传导通路

直接运动传导通路传导随意运动的神经冲动，由两种神经元构成，即中枢神经元和周围神经元。

（1）一级运动神经元

一级运动神经元是中枢神经元，其轴突穿过内囊在脊髓前角（皮质脊髓束纤维）或某些脑神经的神经核（皮质核纤维）形成突触。

（2）二级运动神经元

二级运动神经元是周围神经，对于脊神经来说是指脊髓到肌肉的周围神经，而对于脑神经来说是指脑神经核至肌肉的周围神经。

2. 间接运动传导通路

间接运动传导通路是指传导非随意运动或半随意运动的神经冲动，同时也参与肌张力的调节。

此通路是脑在到达脊髓之前的连接，被称为间接运动传导通路。该传导通路是由几种中枢神经元和一种周围神经元构成的。

（1）一级中枢神经元

一级中枢神经元有的在脑基底核形成突触，有的在脑干核团形成突触，还有的在脑运动神经核形成突触。因而一级中枢神经元的神经纤维是皮质纹状体束、皮质网状束、皮质红核束、皮质脑桥束或皮质黑质束。

（2）二级中枢神经元（二级、三级中枢神经元链有时也被称为锥体外传导通路）

二级中枢神经元从脑基底核团开始，有的连接到小脑，有的连接到脑干核团。

（3）三级中枢神经元

三级中枢神经元把脑干核团或小脑核团连接至脊髓。

它们的神经纤维可以是红核脊髓束、网状脊髓束、前庭脊髓束、顶盖脊髓束或橄榄脊髓束。

（4）四级神经元

四级神经元是脊髓－肌肉间的周围神经元。

第二节　直接运动传导通路

直接运动传导通路见图 21.2 和 21.3。

1. 锥体束

锥体束是由皮质脊髓束和延髓的皮质核束的神经纤维构成的。这些神经纤维在同侧汇聚成神经束。

锥体束传导躯体的随意运动。

锥体束的所有纤维都来自大脑皮质，然后在穿行过程中集中成束，就像一个倒金字塔（锥体形），据此命名为锥体束。

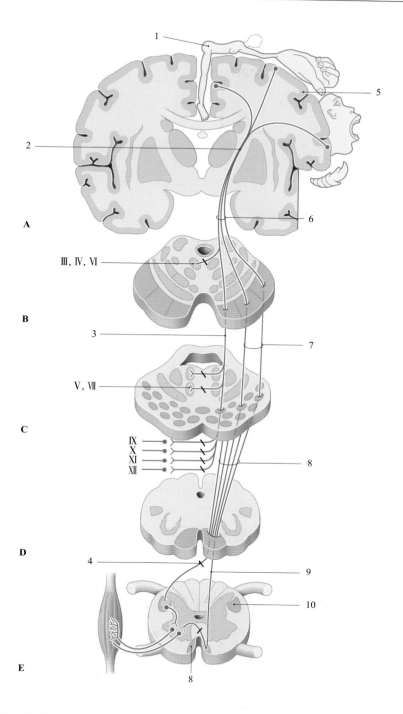

图 21.2　直接运动传导通路（示意图）

A. 大脑
B. 大脑脚
C. 脑桥
D. 延髓
E. 脊髓

1. 人体投影
2. 内囊
3. 皮质核束的纤维
4. 锥体交叉和皮质脊髓侧束
5. 大脑运动皮质

6. 锥体束
7. 皮质脊髓束纤维
8. 皮质脊髓束
9. 皮质脊髓前束
10. 皮质脊髓侧束

213

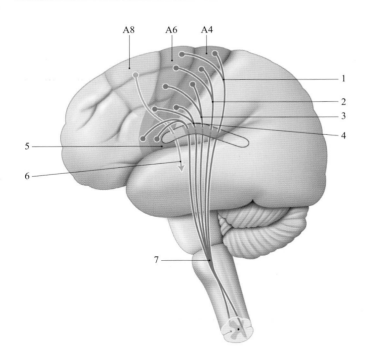

图 21.3　运动传导通路的皮质中枢

1. 股部
2. 躯干
3. 臂
4. 手
5. 面
6. 额桥束
7. 锥体束

（1）构成

　　每个锥体束都由超过 100 万的神经纤维构成，其中 70 万是有髓鞘的；90% 有髓鞘的纤维直径为 1 ~ 4 μm；3 万 ~ 4 万是直径 10 ~ 22 μm 的粗大纤维，剩余的直径为 5 ~ 10 μm。

（2）起源

　　锥体束的神经纤维从大脑皮质的大锥体细胞发出，主要（60% ~ 80%）位于中央前回的第一躯体运动区（4 区）和在中央前回前方的第二躯体运动区（6 区和 8 区）。

　　此外，还有其他的运动区，如额前区、视区、运动性语言区（Broca 区）等。

（3）走行

　　锥体束的神经纤维，在起点以扇形展开，在下行至内囊内侧的过程中逐渐汇合，形成放射冠。

①内囊内：结构如下。

● 内囊的膝部对应头部和颈部的神经纤维。

● 内囊的前肢对应四肢和躯体的神经纤维。

②大脑脚底部：结构如下。

● 延髓的皮质核束在内侧。

● 终止于腰骶区和下肢的皮质脊髓束在外侧。

● 终止于躯干和上肢的皮质脊髓束在中间。

③脑桥部：锥体束纤维在脑桥汇聚并参与构成脑桥基底部。在这个层面锥体束被脑桥小脑纤维分隔。

④延髓部：结构如下。

- 在延髓的上部，皮质脊髓的神经纤维对应于锥体束新分开的两束纤维中较厚的那部分。
- 在延髓的下部，皮质脊髓的神经纤维分成皮质脊髓前束和皮质脊髓侧束两部分。

2. 皮质脊髓前束

此灵长类的固有束位于脊髓前索，靠近正中裂。

皮质脊髓前束很薄，它占皮质脊髓束的 1/5。

（1）走行

在脊髓部分，皮质脊髓前束位于前索。它的厚度随着下行而变薄。经白质前连合中线交叉后止于对侧前角。

（2）躯体特定区

止于下肢的神经纤维位于外侧，止于上肢的神经纤维位于中间，止于躯干的神经纤维位于二者之间。

3. 皮质脊髓侧束

皮质脊髓侧束位于脊髓侧索，靠近后角。它占皮质脊髓束的 4/5。

（1）走行

在延髓，皮质脊髓侧束与皮质脊髓前束分开，下行方向从前至后外侧，在构成锥体交叉的中线交叉至对侧，其后在脊髓侧索下行。

皮质脊髓侧束下行过程中体积逐渐减小，因为它的神经纤维在与同侧前角形成突触后逐渐离开脊髓。

（2）躯体特定区

止于下肢的神经纤维位于外侧，终止于上肢的神经纤维位于内侧，止于躯干的神经纤维位于二者之间。

4. 皮质核束

皮质核束止于第 V、VII、IX、X、XI 和 XII 对脑神经的随意运动神经核。

汇集到动眼神经核（第 III 对脑神经）的纤维又被称为中脑的皮质核束纤维。

（1）一级运动神经元

一级运动神经元从运动皮质的大脑前回下部发出，经过内囊膝部，然后至大脑脚底内侧的 1/5。

一级运动神经元的神经纤维止于对侧脑神经运动神经核，少量止于同侧脑神经核团。

（2）二级运动神经元

二级运动神经元将不同的脑神经和颈髓连接起来，形成内侧纵束。内侧纵束从中脑一直延续到颈髓上部，位于前索内。

内侧纵束维持着眼与转头时的随意运动和非随意运动的协调，即由眼睛和颈部引发的活动。

第三节 间接运动传导通路

1. 前庭脊髓束

前庭核团位于菱形窝，接受来自前庭神经和小脑皮质的神经纤维。

（1）走行

此传导束从发出就分为两支：前庭脊髓外侧束和前庭脊髓内侧束。

①前庭脊髓外侧束：其纤维数量较多，由不交叉的神经纤维形成。

它从前庭外侧核发出；沿着同侧前索前方下行，一直到骶段；止于同侧前角。

②前庭脊髓内侧束：其纤维数量较少，体积较小，由交叉的神经纤维形成。

它从前庭内侧核发出；横穿内侧纵束，在前索中下行，靠近正中裂；止于对侧上胸段的前角。

（2）功能

前庭脊髓束通过帮助伸肌运动和抑制屈肌运动参与控制平衡。前庭脊髓外侧束侧重控制躯体的平衡，前庭脊髓内侧束则侧重通过控制上肢的运动来维持平衡。

2. 网状脊髓神经纤维（图21.4）

网状脊髓神经纤维从脑桥和延髓的网状结构发出，形成直行的和交叉的3束纤维。

（1）网状脑桥脊髓束

发自脑桥网状核，伴行内侧纵束在脑干内下行。它在脊髓中形成靠近前角的前柱。

（2）网状脊髓前束

主要发自脑桥和延髓的网状结构，交叉和不交叉的神经纤维在前索下行。它止于脊髓板层的Ⅶ和Ⅷ层，不交叉的神经纤维终止于同侧，交叉的神经纤维止于对侧。

（3）网状延髓脊髓束

发自延髓网状结构，途经脊髓的外侧索。

（4）功能

网状脊髓神经纤维将激动或抑制传导至前角的核团。

这条通路同样传导反射活动中的自主或半自主运动的神经冲动。

它还是下丘脑控制骶部交感神经和副交感神经的自主下行通路。

3. 橄榄脊髓束

传递半自主或自主运动的神经冲动。

该束发自下橄榄核团。橄榄脊髓束的神经纤维在脊髓上段的外侧索内下行，止于同侧的外侧角。

在人类身上此神经束的存在与否仍然存疑。

4. 顶盖脊髓束

在眼－旋头反射运动中起到重要作用。

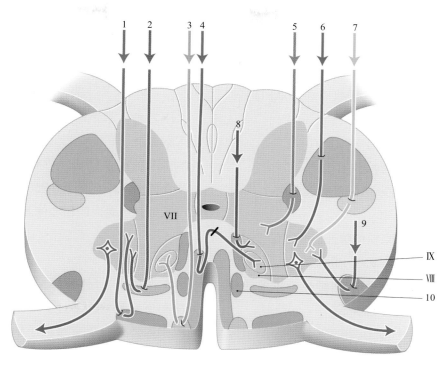

图 21.4　脊髓的主要下行传导通路

1. 前庭脊髓外侧束
2. 网状脊髓前束
3. 顶盖脊髓束
4. 皮质脊髓前束

5. 延髓网状脊髓束
6. 皮质脊髓侧束
7. 红核脊髓束

8. 脑桥网状脊髓束
9. 橄榄脊髓束
10. 前庭脊髓内侧束

顶盖脊髓束发自上丘。其神经纤维在被盖背侧交叉层面交叉后，在内侧纵束的前方与内侧丘系的后方之间下行，其后在脊髓前索内，沿着前正中裂下行。该束止于同侧外侧角。大部分神经纤维止于颈髓上段。

5. 红核脊髓束

（1）走行

神经元胞体位于红核。神经纤维迅速于中脑被盖交叉层面的中缝交叉至对侧。

红核脊髓束在脑干位于外侧，途经内侧丘系后方，橄榄后方。

它在脊髓途经侧索，止于前角。

（2）功能

红核脊髓束构成了运动时大脑皮质和小脑皮质控制的重要通路。

这条通路的作用是增强屈肌运动和抑制伸肌运动，以及抵抗重力。

6. 其他下行通路

（1）间质脊髓束

发自位于第三脑室上的大脑水管侧壁的间质核。它在脑干中部通过内侧纵束下行，

217

走行在脊髓前索。

间质脊髓束的大部分神经纤维是直接纤维，止于同侧脊髓前角。

该束是连接颈后部肌肉和四肢肌肉的运动神经元。

（2）孤束核脊髓束

孤束核脊髓束是位于脊髓颈部上段的较为狭窄的神经束。

该束发自孤束核的腹外侧部，在脊髓前索尤其是外侧索内下行；止于胸核（背核）。

该束由面神经、舌咽神经、迷走神经的传入感觉神经纤维构成。

该束在吸气肌活动的感觉神经冲动传导中有作用。

在脊髓上颈段的双侧的前外侧部行切断术会消除呼吸节律。

（3）蓝斑核脊髓束

这条肾上腺素能通路发自位于菱形窝的蓝斑，靠近界沟的最上端。

蓝斑核脊髓束的神经纤维于脊髓外侧索内下行，止于中间外侧柱。

（4）中缝核脊髓束

作为血清素系统的一部分，其纤维来自大脑基底部的中缝核。纤维在脑干分为外侧束和前束，分别伴行皮质脊髓侧束和皮质脊髓前束。它止于脊髓的前角。

该束促进肌肉的屈和伸。

（5）下丘脑脊髓束

在人类，下丘脑脊髓束的纤维来自室旁核和下丘脑核，下行于脑干和同侧脊髓外侧索内，并止于交感神经核和副交感神经核。

霍纳综合征（Horner 综合征）可能由下丘脑、脑干或脊髓外侧索损伤引起。

第二十二章 脊髓及相关传导通路

这些相关的通路由脊髓的联络神经元构成。

这些神经元在节段内或节段间相连接。

这些突触的连接构成了与网状结构有关的上行通路和下行通路（图 22.1）。

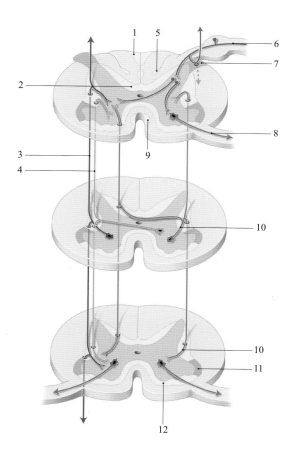

图 22.1　脊髓固有束的纤维

1. 隔边缘束
2. 固有后束
3. 同侧纤维
4. 对侧纤维
5. 束内束
6. 感觉神经纤维
7. 后外侧束
8. 运动神经纤维
9. 沟边缘束
10. 固有外侧束
11. 内脏神经的低级中枢
12. 固有前束

第一节 灰质的相关传导通路

许多短轴突分叉的联络神经元彼此相连，不会超出灰质区域界线。

前索的前内侧核的联络神经元介于运动神经元的轴突侧支和感觉传出神经末级突触之间。它们保证了运动神经纤维的反馈抑制。

第二节 白质的相关传导通路

联络神经元的胞体位于灰质内，其神经纤维形成束。

1. 后外侧束

后外侧束位于脊髓的外侧索内，由感觉神经纤维的侧支构成，它穿过脊髓后角。

这些上行和下行的分支包括有髓鞘或无髓鞘的神经纤维。在经过了1~2个脊髓节段后，进入脊髓的后角。

2. 脊髓固有束

这些神经束主要位于脊髓灰质的边缘。

它们由脊髓相关的纤维束构成。

它们包含了网状脊髓神经纤维和下行的自主神经纤维。

它们将灰质的不同部分连接在一起。

这些神经元的胞体总是位于灰质内。

神经纤维在白质内分开，通常分为上行和下行两支。但是行径较短，一般不超过4个或5个脊髓节段，这些纤维就会回到灰质进行换元，尤其是在Ⅶ和Ⅷ板层。

这些神经纤维可以留在脊髓的同侧（同侧纤维），或者至对侧（对侧纤维），或者同时存在于两侧（双侧纤维）。

（1）前固有束

前固有束位于前索，存在于脊髓全长。它与前角和中间灰质相邻。

（2）沟边缘束

沟边缘束与正中裂相邻，未达脊髓腰段。

（3）外侧固有束

外侧固有束存在于脊髓全长，位于前角和后角的外侧边缘。

（4）后固有束

后固有束位于后索内，后角和中间灰质之间；在脊髓腰段比较发达。

（5）隔边缘束

①脊髓胸段：位于后正中隔的中间。
②脊髓腰段和骶段：位于后内侧角周围的后索内。

（6）束内束（半月束）

束内束位于后索，特别是在脊髓颈段、胸段。

第三节 脊髓反射弧

反射是对刺激的非随意反应，取决于反应性神经回路，即反射弧。

反射弧包含效应器、传入神经元、传出神经元和感受器。反射弧可以是简单的、单突触的，抑或是复杂的、多突触的。

1. 单突触反射弧（伸展反射、腱反射、肌反射）（图22.2）

这种保持肌张力的反射弧是最简单的。

下面以膝反射为例进行阐述。膝反射指对髌韧带进行短促敲打，引起小腿伸展的反射。

- 效应器官是神经肌梭，被叩诊锤敲打激活而伸展。

- 感觉传入神经元，源于神经肌束，为具有较大直径的Ⅰa型神经纤维。它可以产生快速的反射。

膝反射的突触位于脊髓前角和运动α传出神经元之间。

- 传出神经元投射到兴奋肌肉的肌梭外的肌纤维，引起收缩。

与此同时，拮抗肌的活动受联络神经元的抑制性反馈控制。

γ小神经元调节肌梭内肌纤维的活动，即神经肌梭。

图 22.2 单突触反射弧

1. 神经肌梭
2. 梭外肌纤维
3. 感觉传入神经纤维（Ⅰa）
4. 传出神经纤维（γ）
5. 传出神经纤维（α）

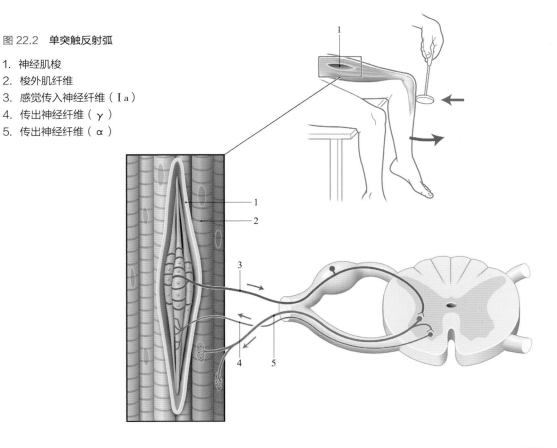

2. 多突触反射弧（图 22.3）

多突触反射弧较为复杂，涉及多个突触环路。

此反射弧维持对肌肉功能的调控。通过干预神经肌腱梭而调节肌张力。

- 传入感觉神经元 Ib，从神经肌腱梭发出，在脊髓发出分支，与多个联络神经元形成突触。这些分支负责扩散相邻脊柱节段的刺激。

- 联络神经元与上行通路或下行通路的运动传出感觉神经元形成突触。

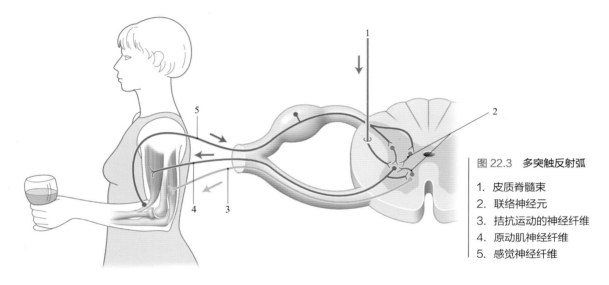

图 22.3　多突触反射弧

1. 皮质脊髓束
2. 联络神经元
3. 拮抗运动的神经纤维
4. 原动肌神经纤维
5. 感觉神经纤维

多个突触环路的存在更大程度上保障了对侧（交叉）的伸肌反射（图 22.4）。受刺激的右脚的感受器引发了右下肢屈肌运动神经元的激活。同时，联络神经元刺激对侧伸肌的运动神经元并抑制屈肌的运动神经元，从而维持了站立的稳定性。

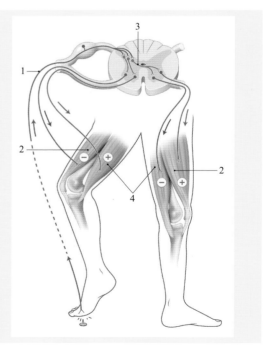

图 22.4　对侧（交叉）伸肌反射弧

－：拮抗肌	1. 感觉神经纤维
＋：原动肌	2. 伸肌群
	3. 联络神经元
	4. 屈肌群

第四节 上下行传导通路的中断

上下行传导通路的中断很常见，常由机动车交通事故导致的脊柱外伤引起。

1. 脊髓半切综合征（Brown Sequard 综合征）

脊髓半切综合征十分罕见。它表现为损伤侧的运动通路以及损伤对侧的感觉通路中断。

在患者脊休克后常可观察到如下现象。

- 损伤侧有痉挛性麻痹、反射亢进以及血管收缩障碍。
- 健侧表现为温觉和痛觉障碍。

2. 脊髓横断综合征（图 22.5）

这种传入和传出神经纤维解剖学上的断离，表现为四肢的运动障碍以及内脏的感觉障碍（取决于自主神经中枢的受累程度）。

（1）颈椎 C_3 段以上的横断

这种横断是致命的。它表现为由膈神经和肋间神经受累并引起的呼吸停止。

（2）颈椎 C_8 段层面的横断

这种横断会引起四肢（上肢和下肢）瘫痪和麻痹。

（3）腰椎 L_1 层面的横断

这种横断与腰膨大处动脉损伤相连，表现如下。

- 截瘫。
- 呼吸和肠道功能障碍（麻痹性肠梗阻）。
- 皮肤感觉障碍与脊髓受累层面相关。

（4）圆锥上区横断（脊髓 $L_4 \sim S_2$ 节段）

表现如下。

- 下肢麻痹和弛缓性瘫痪。
- 膀胱和左结肠的静态麻痹；膀胱不能排空。经过一定程度的代偿，膀胱通过脊髓反射弧自发排空（自主膀胱）。
- 阳痿或间歇性的阴茎勃起异常。

（5）脊髓圆锥横断

这种横断表现为骨盆副交感神经中枢（$S_2 \sim S_4$）受损，并导致如下表现。

- 膀胱和肛门失禁。
- 阳痿。
- 鞍区麻痹。
- 下肢运动消失（膝反射和跟腱反射存在）。

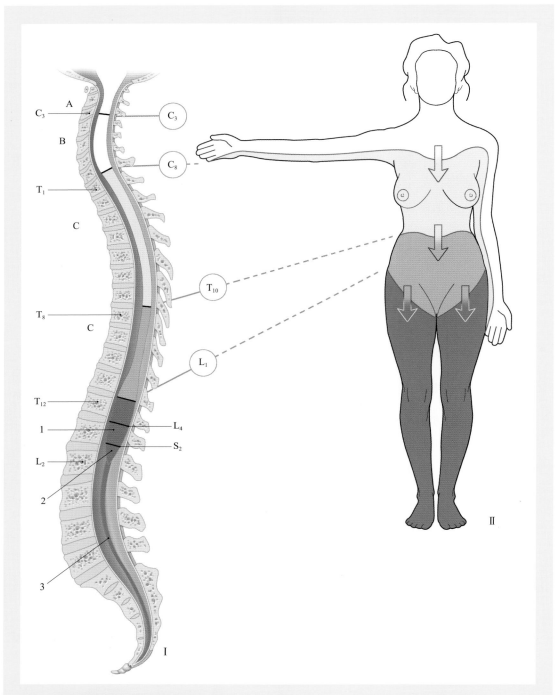

图 22.5　脊髓损伤平面和造成的主要后果

A. 造成致命瘫痪的区域　　I. 损伤水平　　　　　　　　　　　　　　1. 圆锥上区
B. 造成四肢瘫痪的区域　　II. 截瘫和四肢瘫痪时相应的体表感觉区域　2. 脊髓圆锥
C. 造成截瘫的区域　　　　　　　　　　　　　　　　　　　　　　　　3. 终丝

脑

第二十三章　脑的发生

脑的发生很早，且与胚胎的原条一致。

其形态学形成取决于 HOX 基因，即每个个体基因组中都存在的结构基因。所以每个个体都有一个同样的解剖脑。

脑的功能取决于每个脑区不同基因的控制。

而对个体很重要的出生后的脑发育取决于生活环境对个体的影响。

第一节　器官发生

脑来源于神经管颅端的 1/3。

1. 脑泡

胚胎神经管扩大，形成脑泡。

（1）初级脑泡（图 23.1）

在妊娠第 3 周末，神经管呈现 3 个初级脑泡：前脑、中脑和菱脑。

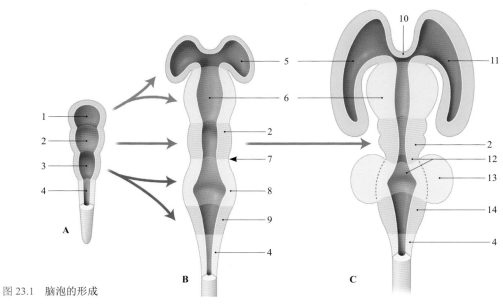

图 23.1　脑泡的形成

A. 妊娠第 3 周	3. 菱脑	8. 后脑	13. 小脑
B. 妊娠第 4 周	4. 脊髓	9. 末脑	14. 延髓
C. 妊娠第 6 周	5. 端脑	10. 终板	
1. 前脑	6. 间脑	11. 侧脑室	
2. 中脑	7. 大脑峡	12. 脑桥	

与此同时，神经管向腹侧弯曲，产生两个前凹的弯曲。

● 前脑和中脑之间的中脑曲。

● 菱脑和脊髓之间的小脑曲。

（2）次级脑泡（图23.2和23.3）

次级脑泡在妊娠第4周出现分化。前脑分为端脑和间脑，菱脑分为后脑和末脑。在后脑和末脑之间有一个后凹的弯曲，即脑桥曲。

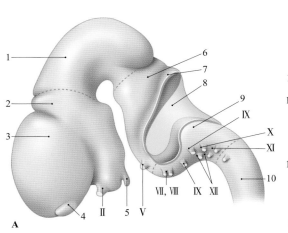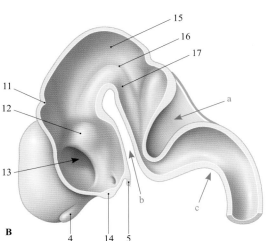

图23.2　大脑的发育：胚胎第5周

A. 外侧面观	1. 中脑	7. 小脑原基	13. 室间孔
B. 沿纵轴切面（内面观）	2. 间脑	8. 第四脑室	14. 视交叉
a. 脑桥曲	3. 端脑	9. 末脑	15. 背侧板
b. 中脑曲	4. 嗅球	10. 脊髓	16. 界沟
c. 小脑曲	5. 神经脑垂体的芽	11. 松果体原基	17. 腹侧板
	6. 后脑	12. 丘脑	

图中的罗马数字为脑神经

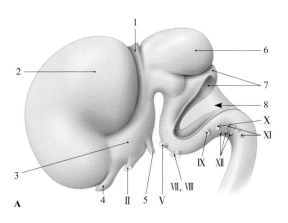
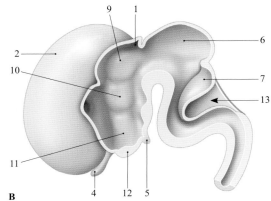

图 23.3　大脑的发育：胚胎第 7 周

A. 外侧面观
B. 沿纵轴切面（内面观）

1. 松果体原基

图中的罗马数字为脑神经

2. 端脑	6. 中脑	10. 丘脑
3. 间脑	7. 小脑原基	11. 下丘脑
4. 嗅球	8. 脑桥曲	12. 视交叉
5. 神经脑垂体的原基	9. 上丘脑	13. 第四脑室

2. 菱脑的发生

脑桥曲的褶皱在妊娠第 5 周出现，并将菱脑分为后脑和末脑。

菱脑的大部分向两侧展开，像打开的书一样。

（1）第四脑室

菱脑的神经管扩张形成第四脑室。

①第四脑室的前壁或底部：它很厚且对应于同一平面的腹侧和背侧板。腹侧板位于外侧，背侧板位于内侧。

②第四脑室的后壁或穹顶：结构如下。

● 在末脑水平，后壁较薄，由室管膜和软脑膜形成，它们构成了脉络组织顶。它在第四脑室内陷折叠。

● 在后脑水平，它受两侧较厚的菱脑唇限制。这也是小脑的发生处。

（2）末脑（图 23.4）

末脑演变成延髓。

①末脑的尾端有限地侧向展开，与脊髓类似。

● 每个背侧板形成 2 个团块，内侧的形成薄束核，外侧的形成楔束核。

● 每个腹侧板形成延髓的锥体。

②末脑的颅端进一步展开并在背侧打开。

腹侧板和背侧板参与脑干的脑神经核团的形成。

背侧板的其他细胞移行到外侧和腹侧形成橄榄核。

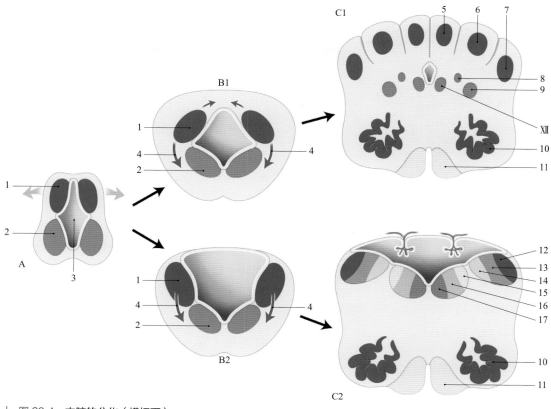

图 23.4 末脑的分化（横切面）

A. 神经管	1. 背侧板	7. 三叉神经脊束核	13. 特殊内脏感觉柱
B1 和 B2. 发展	2. 腹侧板	8. 迷走神经背核	14. 一般内脏感觉柱
C1. 成人的尾端	3. 中央管	9. 疑核	15. 一般内脏运动柱
C2. 成人的颅端	4. 细胞迁移方向	10. 下橄榄核	16. 特殊内脏运动柱
	5. 薄束核	11. 锥体（尾侧部分）	17. 躯体运动柱
	6. 楔束核	12. 躯体感觉柱	

（3）后脑（图 23.5）

后脑演变成脑桥和小脑。

①脑桥：源于后脑膨大并变厚的前部。它包含了神经管的腹侧板和背侧板，其中的神经元聚集成群、成团，形成了脑神经核。

②小脑：它源自第四脑室的菱脑唇。菱脑唇增厚突起形成了小脑原基。

● 妊娠第 6 周末，小脑原基的前部在背侧

交叉后在第四脑室上方融合形成原小脑的主体（小脑半球和蚓部）。

小脑原基的后部形成绒球小结叶，由后外侧裂分隔。

● 妊娠第 12 周，原小脑的主体由原裂分为两个部分，前叶和后叶。在此期间出现了次级裂，划分了每个半球的小叶。出生后小脑继续生长。

● 从系统进化发育的角度将小脑分为 3 个部

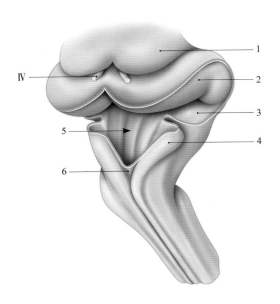

图 23.5　脑干：3 个月的胎儿（背外侧观）

1. 中脑的顶盖（＋上丘）
2. 小脑的原基
3. 第四脑室的外侧隐窝
4. 菱脑唇
5. 第四脑室的底
6. 栓

分，每个部分对应一个进化的阶段。

- 古小脑，主要存在于鱼类中，对应绒球小结叶。
- 旧小脑，主要存在于两栖动物、爬行动物和鸟类，主要由前叶形成。
- 新小脑，在哺乳动物中高度发达，主要由后叶形成。

（4）脑干的组织发生（图 23.6 和 23.7）

脑干由除小脑外的菱脑组成。

每个背侧板和腹侧板的成神经细胞移行后分别形成感觉功能柱和运动功能柱，它们构成了脑神经核团。

感觉柱位于运动柱的外侧。

①躯体感觉柱位于外侧，由三叉神经（Ⅴ）的核团构成。

②内脏感觉柱位于内侧，由迷走神经的核团构成。

③内脏感觉核包括如下。

- 位于外侧的前庭核和蜗神经核。
- 孤束核（Ⅶ、Ⅸ 和 Ⅹ），与味觉冲动有关。它位于内脏感觉柱和躯体感觉柱之间。

④内脏运动柱位于运动柱的外侧，由上泌涎核（Ⅶ）、下泌涎核（Ⅸ）以及迷走神经背核（Ⅹ）构成。

⑤躯体运动柱位于运动柱的内侧，由舌下神经核（Ⅻ）、副神经核（Ⅺ）和展神经核（Ⅵ）构成。

⑥特殊内脏运动柱居中，终止于鳃弓演化的肌肉。它由三叉神经运动核（Ⅴ）、面神经核（Ⅶ）和疑核（Ⅸ 和 Ⅹ）构成。

（5）小脑的组织发生（图 23.8）

菱脑唇含有背侧板的成神经细胞。

原小脑有一个盖膜层将其分为内生发层和外生发层。

①成神经细胞第一次迁移：在妊娠第 4 周，内生发层的成神经细胞开始分化。

有些分化为小脑核团的神经元。其他的则分化为放射状胶质细胞和梨状胶质细胞（浦肯野细胞），它们在盖膜层内向表面迁移形成梨状细胞层。

梨状细胞维持与小脑核团神经元的突触连接。

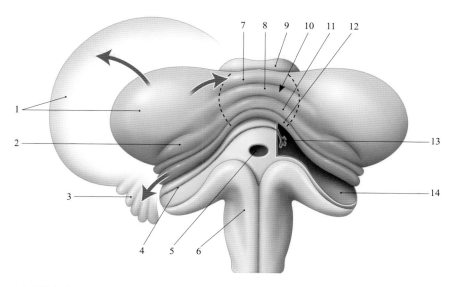

图 23.6 小脑的发育：4 个月的胎儿（第四脑室和小脑的背侧面观）

1. 小脑半球
2. 小脑扁桃体
3. 绒球小结叶
4. 第四脑室的顶和脉络膜裂

5. 正中孔
6. 薄束结节
7. 山顶
8. 锥体

9. 中脑
10. （小脑）蚓部
11. 小舌
12. 小结

13. 脉络膜丛
14. 第四脑室的外侧隐窝

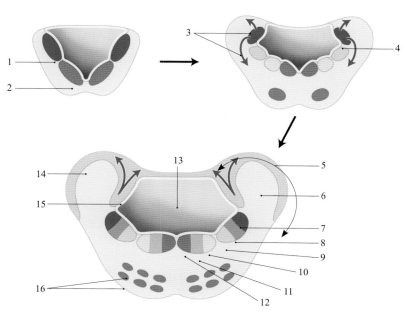

图 23.7 末脑的发育（横切面）

1. 背侧板
2. 腹侧板
3. 延髓 – 脑桥的延伸
4. 背侧板的后部

5. 菱脑唇
6. 盖膜层
7. 躯体感觉柱
8. 特殊内脏感觉柱

9. 一般内脏感觉柱
10. 一般内脏运动柱
11. 特殊内脏运动柱
12. 躯体运动柱

13. 第四脑室
14. 小脑皮质前体
15. 小脑核团
16. 脑桥核

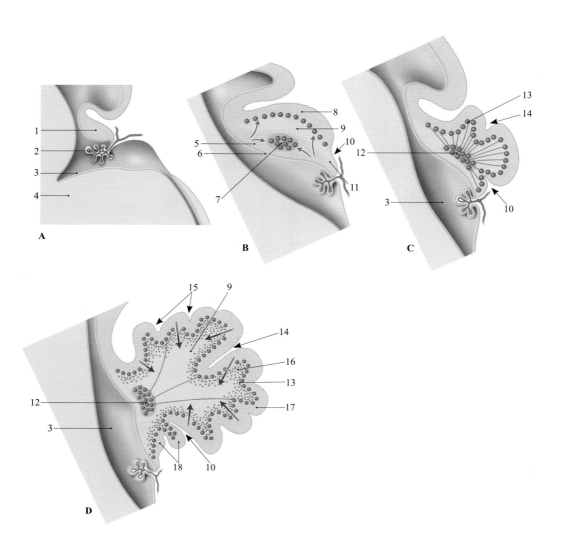

图 23.8　小脑的组织发生（沿纵轴切面）

A. 妊娠第 8 周　　　　　　　　　　　　1. 小脑原基　　　　7. 小脑核前体　　　13. 梨状细胞层

B. 妊娠第 12 周（细胞第一次迁移）　　　2. 脉络膜丛　　　　8. 外生发层　　　　14. 原裂

C. 妊娠第 13 周（细胞第一次迁移结束）　3. 第四脑室　　　　9. 白质　　　　　　15. 次裂

D. 妊娠第 15 周（细胞第二次迁移）（深层）　4. 菱脑　　　　　10. 后外侧束　　　16. 颗粒层

　　　　　　　　　　　　　　　　　　　5. 内生发层　　　　11. 绒球小结叶　　17. 分子层

　　　　　　　　　　　　　　　　　　　6. 室管膜层　　　　12. 小脑核团　　　18. 绒球小结叶

②成神经细胞第二次迁移：在妊娠第 6 个月，外生发层的成神经细胞分化成篮（细胞）神经元，大、小星形细胞，以及颗粒状神经元细胞，它们向深层迁移。

此次迁移通过梨状细胞层形成颗粒细胞层。

这种迁移可持续至出生后约一个半月。

剩余的外生发层与小星形神经元以及神经纤维一起形成分子层。

3. 中脑的发生（图 23.9）

中脑在外形上变化较少，管壁增厚使管管腔变窄，形成了中脑水管。

（1）背侧部分的演变

由背侧板构成，背侧板形成四部分成神经细胞团块，即两个上丘核（颅端）和两个下丘核（尾端）。

（2）腹侧部分的演变

由不同来源的细胞核团形成。

①腹侧板有脑神经的动眼神经核（Ⅲ）、滑车神经核（Ⅳ）和红核。

红核有两层不同的细胞，可能来自两个起源发生点。

②背侧板向腹侧移行形成黑质。

③增厚的边缘层形成大脑脚。

4. 前脑的发生

前脑首先分为端脑和间脑，然后端脑增生覆盖间脑和中脑。

端脑来自大脑半球。

间脑形成了视觉通路、下丘脑、垂体和松果体（图 23.10）。

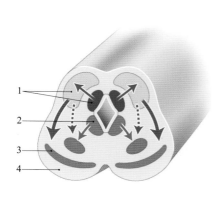

A

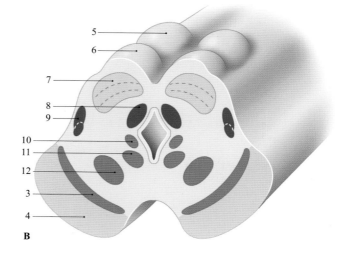

B

图 23.9　中脑的发育（横切面）

A. 妊娠 3 个月	1. 背侧板	5. 上丘
B. 妊娠 4 个月	2. 腹侧板	6. 下丘
	3. 黑质	7. 外侧膝状体
	4. 大脑脚	8. 三叉神经的中脑核

9. 内侧丘系和外侧丘系
10. 动眼神经副核
11. 动眼神经和滑车神经的运动核
12. 红核

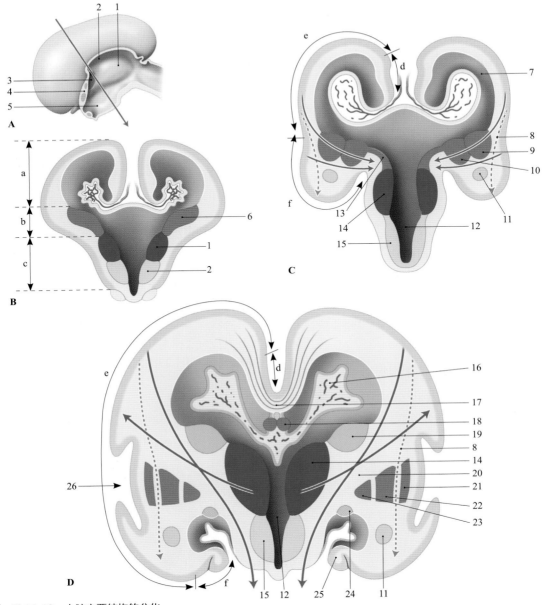

图 23.10　大脑主要结构的分化

A. 切面的水平（切面）
B. 第 8 周的胚胎
C. 第 9 周的胚胎
D. 第 11 周的胚胎

a. 纹状体上部
b. 纹状体部
c. 纹状体下部
d. 古皮质
e. 新皮质
f. 旧皮质

1. 丘脑
2. 上丘脑
3. 室间孔
4. 终板
5. 下丘脑
6. 纹状体前体
7. 侧脑室
8. 联络纤维
9. 外侧纹状体
10. 内侧纹状体
11. 杏仁体

12. 第三脑室
13. 上丘脑
14. 丘脑
15. 下丘脑
16. 脉络膜丛
17. 胼胝体
18. 穹隆
19. 尾状核
20. 内囊
21. 屏状核
22. 壳

23. 苍白球
24. 尾状核的尾
25. 海马
26. 外侧沟

（1）间脑的分化

间脑腔隙形成正中的矢状裂，即第三脑室。

间脑的壁来源于背侧板。根据某些理论，下丘脑可能也来源于背侧板。

①间脑的外侧壁：结构如下。

● 在妊娠第 5 周，它的外侧壁变厚形成 3 个隆起，分别对应上丘脑、背侧丘脑和下丘脑。

上丘脑沟分隔背侧丘脑和上丘脑，下丘脑沟分隔背侧丘脑和下丘脑。

● 在妊娠第 7 周，背侧丘脑呈现急速增长，在间脑腔内隆起，并由灰质板连接在一起，形成丘脑内黏合。

● 下丘脑分化为许多核团及乳头体。

②间脑的背侧壁：结构如下。

● 上丘脑的后极内陷形成内侧憩室，即松果体芽。

● 松果体的缰和缰连合源自上丘脑的外侧。

● 背侧壁的中间部分变薄，由间充质外部覆盖的室管膜层形成，即以后的脑膜。它是脉络丛的起源。

③间脑的腹侧壁：每侧都形成两个横向的外侧突起，即视神经囊泡。

中间部分形成一个漏斗样的憩室，其底部构成了神经垂体芽。

腺垂体来源于口道憩室，即腺垂体芽。

这两个芽的交界处形成垂体（或称脑垂体腺）（图 23.11）。

在低等脊椎动物中，上丘脑有一个体积较大的松果腺，它是腺体也是神经感觉器官。大多数爬行动物都有松果体眼。

（2）端脑的分化

①在妊娠第 5 周，端脑膨大形成两个向外侧的隆起，即脑泡，两侧脑泡由中间部分相连，即脑终板。脑终板形成了第三脑室的顶。

脑泡向所有方向快速生长，发展成大脑半球。每个半球的拱顶由灰质组成，这就是以后的大脑皮质。

大脑半球扁平的内侧面被有着间充质组织组成的大脑间裂分隔，形成大脑镰。该内侧面的大脑皮质对应古皮层。

上外侧面的大脑皮质对应于新皮层，下面的大脑皮质对应于旧皮层。

②在妊娠第 6 周，脑泡的每个腔都形成一个侧脑室并通过室间孔与第三脑室相通。两侧大脑半球的壁增厚。

● 侧壁分为两个部分，底部为纹状体部，顶部为纹状体上部。

　- 大脑半球的纹状体部增厚。形成一个体积巨大的核团，由纹状体前体和旧皮质构成。

　- 纹状体上部对应新皮质。

● 由古皮质形成的中间壁形成原始海马体。

③妊娠第 9 周，皮质整体呈 "C" 形。新皮质的延伸从中间抑制了古皮质和旧皮质，并逐渐覆盖了间脑（图 23.12）。

● 侧脑室的形状遵循半球的形态变化，因此形成了侧角、前角和后角。

同时，纹状体前体和脉络膜裂也演变成了弓形。

在新皮质弯曲的时候，曾经位于终板上的脉络膜裂移行到了大脑半球内侧壁上。

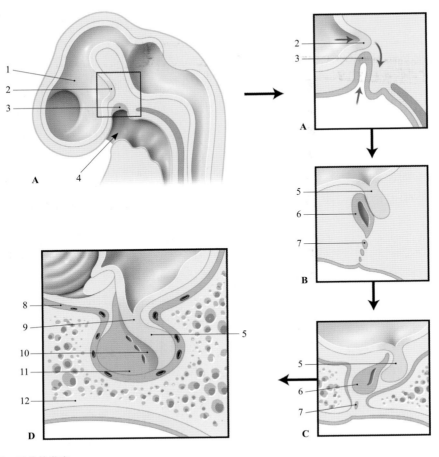

图 23.11　**垂体的发育**

A. 胚胎第 4 周的颅端（矢状切面）
B、C 和 D. 连续的进化阶段

1. 间脑	5. 神经垂体	9. 结节部
2. 神经垂体的芽	6. 腺垂体	10. 中间部
3. 腺垂体的芽	7. 腺垂体的剩件	11. 远侧部
4. 口道	8. 硬脑膜	12. 蝶骨

- 在大脑皮质分化期间，研究发现如下。
  - 皮质的传入、传出神经纤维将纹状体前体分为了尾状核和豆状核。
  - 由神经纤维构成的大脑连合连接两个半球。前连合和海马连合连接古皮质，胼胝体连接新皮质。
- 在妊娠第 4 个月，可以看到与外侧沟对应的新皮质发生侧向内陷。在妊娠第 6

个月，中央沟明显；至第 7 个月，大脑的外侧窝基本上是打开的。

④大脑皮质的组织发生：见图 23.13。

- 在妊娠第 2 个月之前，类似于神经管，端脑的套层包括软脑膜、生发层，脑室区和脑室管膜覆盖了侧脑室前体。
- 在妊娠第 3 个月和第 6 个月之间，成神经细胞向表面成功的迁移构成了大脑皮层的

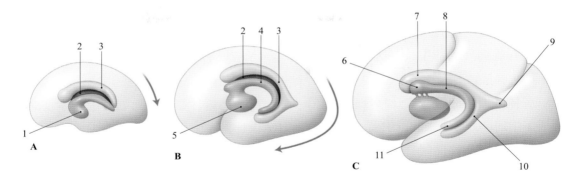

图 23.12　纹状体的发育（外侧面观）

A.　妊娠第 3 个月　　　1.　纹状体前体　　　5.　豆状核　　　　　9.　侧脑室的后角
B.　妊娠第 5 个月　　　2.　脉络膜裂　　　　6.　尾状核的头　　　10.　侧脑室的外侧角
C.　妊娠第 8 个月　　　3.　侧脑室　　　　　7.　侧脑室的前角　　11.　尾状核的尾
　　　　　　　　　　　　4.　尾状核　　　　　8.　尾状核的体

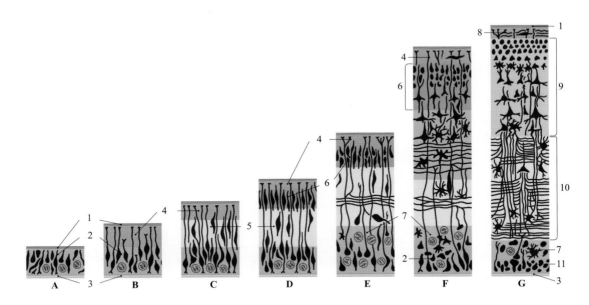

图 23.13　大脑皮质细胞的分化

A.　侧脑室　　　　　　1.　软脑膜　　　　　5.　中间区　　　　　9.　新皮质
B 和 C.　古皮质　　　　2.　脑室区　　　　　6.　皮质板　　　　　10.　白质
D 和 E.　旧皮质　　　　3.　室管膜　　　　　7.　脑室下区　　　　11.　室管膜层
F 和 G.　新皮质　　　　4.　边缘区　　　　　8.　分子层

连续层。层数因区域而异。

起初，脑室区的初级成神经细胞呈现出神经纤维向外周的生长，这形成了软脑膜下的边缘区。

成神经细胞的第一次迁移在边缘区下形成了中间区，即未来的白质。

在第二次迁移期间，脑室区的成神经细胞和中间区在边缘区下形成了皮质板。

在这个阶段，上覆区，即脑室下区，将变成新的神经发生区。而原来的脑室区停止了活动。从脑室下区迁移出的成神经细胞在皮质板下形成了皮质下板。皮质层的层数为 3 层（古皮质和旧皮质）到 6 层（新皮质）不等。

（3）前脑的系统发生（图 23.14）

相对于小脑而言，脊椎动物的前脑发育更复杂。

人类脑性指数（大脑质量和体重的比率）比类人猿高 3.5 倍。

①鱼类：唯一的端脑有且只有一个腔。嗅球是独立的且发育良好。

②两栖动物：出现了大脑半球，且每个半球各有一个侧脑室。

③爬行动物：间脑的发育可引起感觉分化，即松果体眼。

④哺乳动物：端脑增加并逐渐包裹间脑；嗅球退化。最初光滑的大脑表面出现皱褶形成脑回，人类脑回的数量达到了最大。

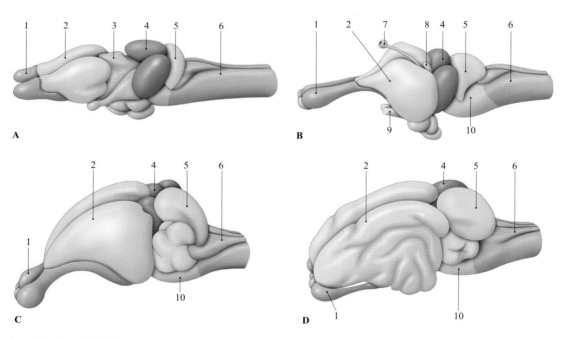

图 23.14 大脑的进化

A. 两栖动物
B. 爬行动物
C. 大脑没有脑回的哺乳动物（兔）
D. 大脑有脑回的哺乳动物（猫）

1. 嗅球
2. 大脑半球
3. 中脑
4. 后脑
5. 小脑
6. 延髓
7. 松果体眼
8. 松果体腺
9. 视束
10. 脑桥

⑤大脑的可塑性：人类大脑的形成因其具有显著的可塑性而引人关注，并且它保持永久的可塑性。

与其他灵长类动物不同，神经元在人类出生后继续增殖。

出生以后，神经元中心以每分钟 250000 单位的速度增加（Purves 和 Lichtman）。然而，正如 T. Wiesel 所示，存在着一个关键的时期可以修改甚至消除神经元的连接。

因此，如果先天性白内障儿童手术延迟（3~5 年）则不能恢复视力，而成人（白内障患者）则可以恢复视力。

5. 出生后发育（图 23.15）

足月新生儿的大脑质量为（350 ± 50）g，质量与颅体积成正比。

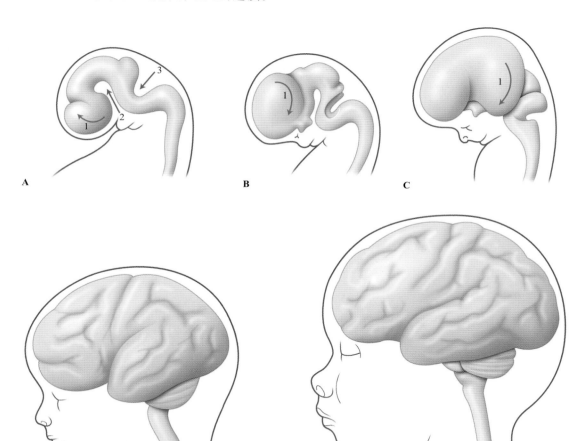

图 23.15　大脑的发育：形态表现

A. 妊娠第 40 天　　　D. 妊娠第 35 周
B. 妊娠第 8 周　　　　E. 新生儿
C. 妊娠第 13 周

1. 端脑的发育
2. 中脑曲
3. 脑桥曲

①出生时，头部长度占婴儿身长的 1/4，其内容物（脑）占体重的 10%（成人为 2%）。

②出生 6 个月后，脑的体积较出生时质量翻倍。在儿童 5 岁时，大脑达到成人的 90%；10 岁时达到 95%。

在妊娠第 4 个月时就出现了脑沟和脑回。

③随后，脑沟和脑回按一定的规律排列，但岛叶此时还没有被完全覆盖。

新生儿与成人相比，中央沟位于更前方，外侧沟更为倾斜。脑桥相对较小，脑干更为倾斜。枕骨大孔的脑–脊髓连接处具有更明显的曲度。

第二节　脑畸形

脑畸形的发生率为 0.5‰，占死产率的 3%（图 23.16）。

脑畸形的产前诊断可以通过检测血液或羊水的生化标志物来完成，如甲胎蛋白的量或超声检查。

1. 无脑畸形

这种致命的畸形是由于在妊娠第 4 周前神经孔错误闭合导致的。它伴随着颅盖的缺失（或无颅）。有的胎儿为死产，也可以活着出生，但新生儿会在出生几天后由于神经组织暴露在空气中感染而死亡。

2. 小头畸形

小头畸形罕见，表现为小颅骨和正常的面部。

小头畸形伴随着严重的精神发育迟滞。

小头畸形也可能因为暴露于强辐射或感染因素（疱疹病毒、巨细胞病毒、弓形虫等）而发生。

3. 脑积水

脑积水可能是由于脑脊液过量产生或吸收不良或循环障碍导致的。

脑积水的特点是脑脊液积聚于脑室或蛛网膜下隙。如果不进行治疗，脑脊液对大脑的进行性压迫会导致大脑皮质萎缩。

闭塞性（内部）脑积水的原因如下。
● 中脑水管狭窄导致侧脑室扩张。
● 第四脑室正中孔阻塞导致脑室扩张。

4. 积水性无脑畸形

特征是大脑半球缺失，而大脑基底核团仍然存在。

5. 胼胝体发育不全

胼胝体全部或部分缺失罕见；临床症状（智力低下、无法交流等）取决于畸形部分功能的重要性。

6. 阿诺德－加综合征（小脑扁桃体下疝畸形）

这种罕见的脑畸形在不同程度上与脑干畸形、小脑畸形、脊柱裂、脊髓脊膜膨出相关。

该综合征通常伴脑积水，这可能引起邻近枕骨大孔的部分延髓和部分小脑扁桃体疝入枕骨大孔。

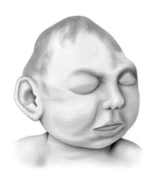
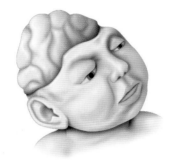
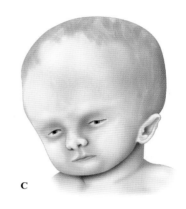

A

B

C

图 23.16 **大脑畸形**

A. 小头畸形
B. 无脑畸形
C. 脑积水

第二十四章 脑干

脑干在脑的前下部，将脊髓与脑连接在一起。

它位于小脑前面，由延髓、脑桥和中脑三部分组成。

脑干上有很多重要的生命中枢，除了嗅神经和网状结构，余下所有的脑神经核团都在脑干上。

它是主要运动和感觉传导通路的通道（图 24.1）。

图 24.1 MRI 的大脑的正中矢状切面（由 Th. Diesce 博士提供）

1. 扣带回
2. 胼胝体
3. 乳头体
4. 视交叉
5. 脑桥
6. 延髓
7. 脊髓
8. 丘脑
9. 中脑顶盖
10. 小脑

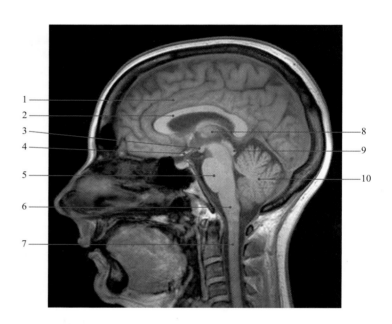

第一节 脑干外形与毗邻结构

1. 延髓（图 24.2）

延髓连接脊髓和脑桥。

其上界非常明显，是延髓脑桥沟；下界对应枕寰关节间隙的平面。

延髓稍稍向前弯曲。这是一个上方有着较大的基底，前后扁平的圆锥体，大约高 30mm、宽 20mm、厚 12mm。延髓有 4 个面，即前面、后面和两个侧面。

（1）前面

它位于斜坡的下半部分。对应枕骨大孔和椎动脉，两侧的椎动脉向前中间裂的末端汇合形成基底动脉。

①延髓前正中裂：是脊髓前正中侧裂的延伸，止于盲孔的上部。

延髓前正中裂的下部由于锥体的交叉而中断。它将两个长方形凸起分开，即将延髓锥体分开。

②延髓锥体：两侧以前外测沟为界，此处有舌下神经根浅出。

展神经从每个锥体上方的延髓－脑桥沟中发出。

（2）侧面

每个侧面都对着颞骨岩部的后面和枕骨大孔。椎动脉和小脑下动脉从此面经过。

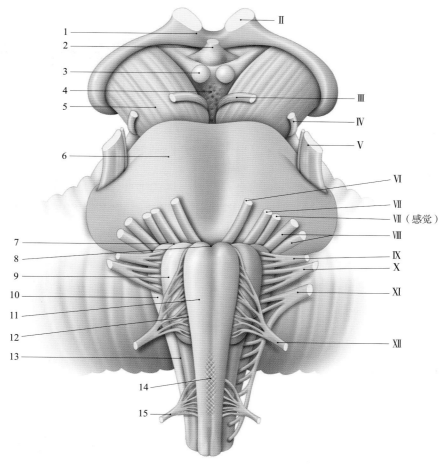

图 24.2　脑干

1. 视交叉
2. 垂体的漏斗
3. 乳突体
4. 脚间窝（后穿质）
5. 大脑脚
6. 脑桥
7. 延髓－脑桥沟
8. 盲孔
9. 延髓的橄榄
10. 橄榄后区
11. 锥体
12. 前外侧沟
13. 橄榄后沟
14. 锥体交叉
15. 第1颈神经

此面与脊髓外侧索相邻，与脊髓有相同位置的前外侧沟和后外侧沟。

①锥体的外后方有一个卵圆形的凸起，即延髓的橄榄，它的前方分界为前外侧沟，后方分界为橄榄后沟，并稍向下延伸。

- 由橄榄上方的延髓–脑桥沟发出面神经和前庭蜗神经。
- 橄榄后沟从上到下分别发出舌咽神经、迷走神经和副神经（延髓根）。

②后外侧沟是脊髓后外侧沟的延伸，连接橄榄后沟和第四脑室的外侧隐窝。

③三叉结节（又称灰结节）位于延髓的橄榄后沟和后外侧沟之间，其中有三叉神经脊束经过。

（3）后面（图24.3）

它对应于小脑。

①下1/3有一条分隔后索的后正中沟。在每条后索的上端都有两个隆起，即薄束结节和楔束结节。

②上2/3由小脑下脚和菱形窝的下部组成。它被两条沟分隔，内侧的边界为正中沟，外侧边界为界沟，中间为一连串凸起的结构。从上到下包括如下。

- 第四脑室的髓纹，是自正中沟发出的3条或4条横向弓形的神经索，向第四脑室外侧隐窝汇聚。
- 舌下神经三角，这个小的三角形隆起被第四脑室髓纹同面丘分开。
- 迷走神经三角，它由迷走神经背核形成。
- 分隔索，这个透明的室管膜条索将迷走神经三角与最后区分开。
- 最后区，这个三角区血管很多，且富含胶质组织。
- 栓，菱形窝的下端，由灰质形成。
- （第四脑室的）下半部分，它是将迷走神经三角与前庭区分开的凹陷。
- 前庭区，由界线以外的菱形窝的外侧部分和第四脑室的下半部分组成。其外侧端构成了第四脑室的外侧隐窝。

2. 脑桥

位于延髓和中脑之间、小脑之前，像桥一样连接着两个大脑半球。

脑桥是一个四边形的白色隆起，厚约为27mm，宽约为38mm，长约为25mm。

脑桥由前方的基底部和后方的脑桥被盖构成。

（1）前面

呈凸起状，位于斜坡的上部。

前面通过延髓脑桥沟与延髓分开，通过中脑脑桥沟与中脑分开。

正中线上有基底沟，基底动脉由此经过。

正中线的两边都有横向平行的隆起，对应面神经和脑桥的核团。在更外侧有三叉神经浅出。

（2）后面

后面被小脑遮盖，形成了菱形窝的上部，外界是小脑上脚。后面被正中沟分为两部分，其边界如下。

- 在上方，为内侧隆起，长而凸起。
- 在下方，为面（神经）丘，展神经核被面神经膝部包绕，进而形成凸起。

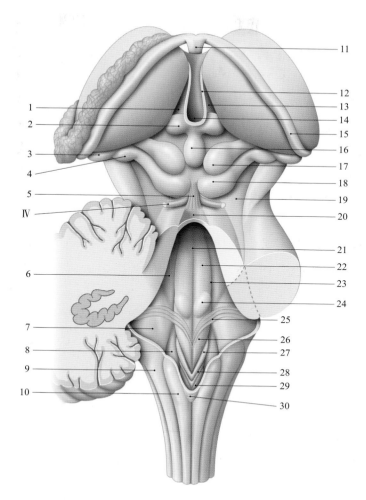

图 24.3 脑干（后面观，去掉右侧小脑半球）

1. 缰三角
2. 缰核
3. 外侧膝状体
4. 内侧膝状体
5. 髓上系带
6. 第四脑室窝的上半部分
7. 前庭区
8. 第四脑室窝的下半部分
9. 楔束结节
10. 薄束结节
11. 穹隆体
12. 丘脑的髓纹
13. 缰沟
14. 第三脑室
15. 穹隆柱
16. 松果体腺
17. 上丘
18. 下丘
19. 丘系的三角区
20. 上髓帆
21. 正中沟
22. 正中隆起
23. 界沟
24. 面丘
25. 第四脑室的髓纹
26. 舌下神经三角
27. 迷走神经三角
28. 分隔索
29. 最后区
30. 栓

菱形窝的上部，通过界沟分隔了面（神经）丘和内侧隆起。

（3）外侧面

外侧面与小脑中脚融合。

3. 中脑（图 24.4 和 24.5）

中脑是脑内较狭窄的一部分，它位于脑桥和大脑之间。中脑位于小脑幕切迹水平，小脑幕鞍状跨在大脑和小脑窝之间。

中脑由前部（基底部）、中间部（中脑被盖）和后部（中脑顶盖）组成。

（1）前面

位于蝶骨鞍部的背面，由被脚间窝分开的大脑脚组成。

前界为乳头体结节，后界为后穿质。动眼神经发自它的侧缘，或称动眼神经沟。

（2）后面

由丘肢形成的上、下丘组成，与内侧膝状体与外侧膝状体相邻。

后面对应松果体和胼胝体压部。

（3）侧面

每个侧面都由三角丘系和小脑上脚的上端构成，被滑车神经包绕。

滑车神经邻近小脑幕切迹。

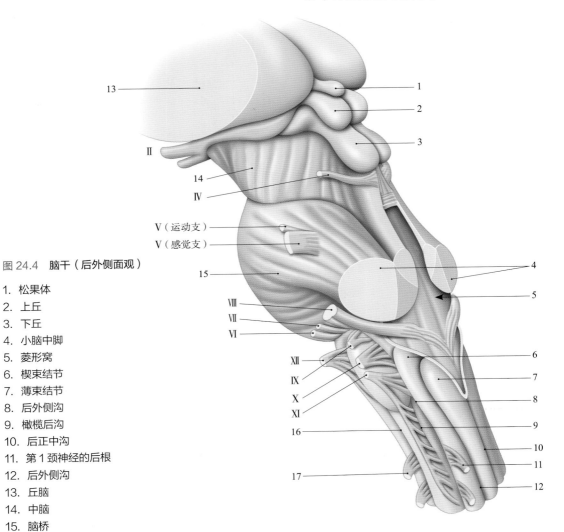

图 24.4　脑干（后外侧面观）

1. 松果体
2. 上丘
3. 下丘
4. 小脑中脚
5. 菱形窝
6. 楔束结节
7. 薄束结节
8. 后外侧沟
9. 橄榄后沟
10. 后正中沟
11. 第 1 颈神经的后根
12. 后外侧沟
13. 丘脑
14. 中脑
15. 脑桥
16. 前外侧沟
17. 第 1 颈神经的前根

图 24.5 脑干的分区

A. 中脑
B. 脑桥
C. 延髓
D. 脊髓

1. 间脑
2. 乳头体
3. 基底部
4. 中脑被盖
5. 中脑水管
6. 中脑顶盖
7. 脑桥被盖
8. 小脑
9. 第四脑室

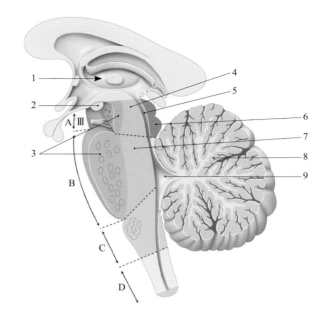

第二节　内部结构

　　脑干的内部结构是连续的，没有明显的界线。主要的区域特征可以在几个横切面上观察到。

1. 延髓横切面（图 24.6）

（1）延髓–脊髓过渡区横切面

　　延髓–脊髓过渡区横切面在皮质脊髓侧束纤维形成的锥体交叉的水平。

①脊髓前角：通过锥体交叉，大部分进入对侧，因此被分隔成两个运动柱。

　　每个运动柱都包含来自副神经脊束核和来自分布于颈部中轴肌肉的腹内侧核的纤维。

②后角的胶状质：延续于三叉神经的脊束核。

③薄束核和楔束核出现在同名神经束前方。

④中央灰质和中央管被移向后方。

⑤白质几乎没有改变。

（2）橄榄下部的横切面（图 24.7）

　　橄榄下部的横切面位于丘系交叉水平，此处的后角被削弱。每侧的内侧丘系都源自薄束核和楔束核，位于锥体的后方。

①内侧丘系的外侧区：从前到后包括如下。

● 主橄榄核和正中副橄榄核。

● 网状结构和疑核。

● 脊髓小脑束、前庭脊髓束和红核脊髓束，都位于周围。

● 三叉神经脊束和脊束核，位于中间。

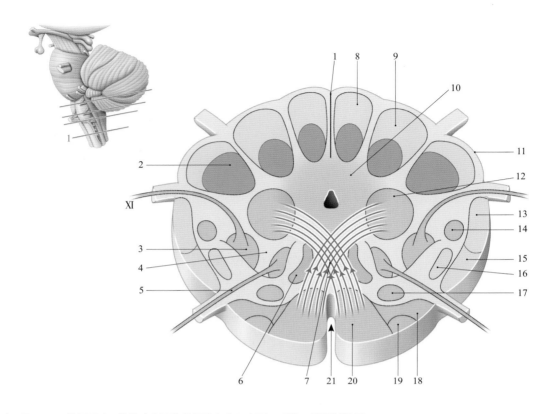

图 24.6　横切面 1：锥体（主要传导通路）交叉水平，延髓－脊髓过渡区

1. 后正中沟
2. 三叉神经节的脊束核
3. 副神经核
4. 前角
5. 第 1 颈神经的前根
6. 内侧纵束

7. 锥体交叉
8. 薄束核和薄束
9. 楔束核和楔束
10. 中央灰质
11. 三叉神经节
12. 皮质脊髓侧束

13. 脊髓小脑后束
14. 红核脊髓束
15. 脊髓小脑前束
16. 脊髓丘脑束和网状脊髓束
17. 顶盖脊髓束
18. 前庭脊髓束

19. 橄榄脊髓束
20. 皮质脊髓前束
21. 前正中裂

②内侧丘系内侧区包括孤束核、迷走神经背核和舌下神经核。

（3）延髓橄榄水平横切面（图 24.8）

此切面经过橄榄上部水平。

①锥体占据了前正中裂两侧的前部。

②正中线两侧，内侧丘系在锥体后面。在每个内侧丘系的后面是顶盖脊髓束和内侧纵束。

③下橄榄复合体（或下橄榄核）位于橄榄内，在内侧丘系的外侧。由数个核团组成。

● 主橄榄核，这个巨大的核团外形如一个被毛毡纤维包绕的折叠的囊袋，即橄榄核套。

由 3 个板层组成，即前板层、后板层和侧板层。

后内侧开口组成了下橄榄核门。它是

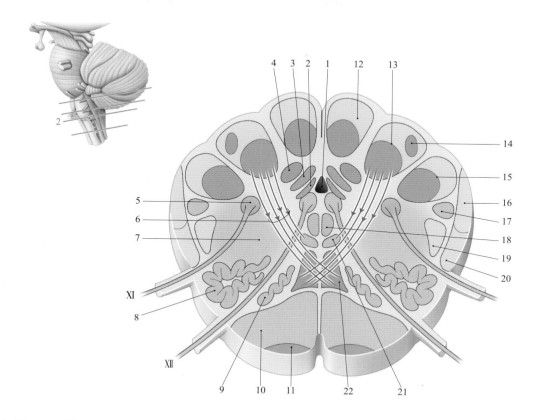

图 24.7 横切面 2：感觉交叉水平（栓）（橄榄下部）

1. 中央管
2. 插核
3. 迷走神经背核
4. 孤束核
5. 疑核
6. 内弓状纤维

7. 网状结构
8. 下橄榄
9. 内侧橄榄
10. 锥体
11. 弓状核
12. 薄束核和薄束

13. 楔束核和楔束
14. 楔束副核
15. 三叉神经脊束和脊束核
16. 脊髓小脑后束
17. 红核脊髓束
18. 内侧纵束

19. 脊髓丘脑侧束
20. 脊髓小脑前束
21. 顶盖脊髓束
22. 内侧丘系

脊髓橄榄束纤维和橄榄小脑束纤维的进出口，后者越过正中线，穿入小脑下脚，一直连接到新小脑。

- 副橄榄内侧核位于主橄榄核和内侧丘系之间。

- 副橄榄后核小且扁平，位于主橄榄核的后方。

- 橄榄副核在系统发生上较古老。它们的

纤维投射到蚓部。

④网状结构位于橄榄复合体后方，内含疑核。

⑤中央灰质汇合于第四脑室底，包括许多结构：舌下神经核、迷走神经背核和孤束核；更外侧有前庭内侧核、前庭下核和蜗神经后核。

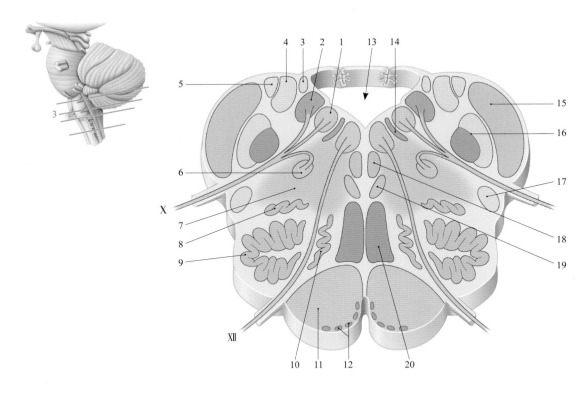

图 24.8 横切面 3：延髓橄榄水平

1. 迷走神经背核	6. 疑核	11. 锥体	16. 三叉神经脊束
2. 孤束核	7. 网状结构	12. 弓状核	17. 脊髓丘脑束和网状脊髓束
3. 前庭内侧核	8. 副橄榄后核	13. 第四脑室	18. 内侧纵束
4. 前庭下核	9. 主橄榄核	14. 插核	19. 顶盖脊髓束
5. 蜗神经后核	10. 副橄榄内侧核	15. 小脑下脚	20. 内侧丘系

（4）延髓上部横切面（图 24.9）

此切面经过前庭 – 蜗神经核的水平。

①前面是锥体，后面是下橄榄复合体和内侧丘系。

②正中线被中缝苍白核和中缝暗核占据。

③在第四脑室底部下方，更为平展，由内向外有以下结构。

● 位于顶盖脊髓束上方的内侧纵束。

● 迷走神经背核。

● 下泌涎核。

● 内、外侧前庭核。

④小脑下脚内侧有以下结构。

● 三叉神经脊束及脊束核。

● 孤束核和疑核。

⑤小脑下脚外侧有蜗神经前核和后核。

⑥网状结构占据了中线两边，内侧的核团与外侧的被盖中央束、脊髓丘脑束和脊髓网状束之间的区域。

2. 脑桥横切面

脑桥由两个不同结构组成，前部为基

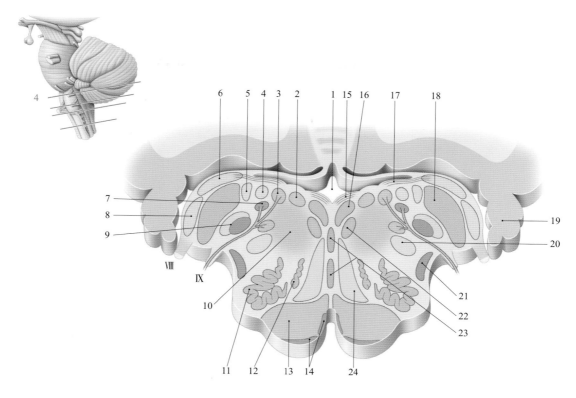

图 24.9　横切面 4：橄榄核上部水平（经过前庭 – 蜗核）

1. 第四脑室	7. 孤束核	13. 锥体	19. 绒球
2. 迷走神经核	8. 蜗神经腹核	14. 弓状核	20. 被盖中央束
3. 下泌涎核	9. 三叉神经脊束核和三叉神经脊束	15. 第四脑室的髓纹	21. 脊髓丘脑束和脊髓网状束
4. 内侧前庭核	10. 网状结构	16. 内侧纵束	22. 顶盖脊髓束
5. 外侧前庭核	11. 下橄榄核	17. 听纹	23. 中缝核（苍白核和暗核）
6. 蜗神经背核	12. 副橄榄内侧核	18. 小脑下脚	24. 内侧丘系

底部，后部为脑桥被盖。

（1）脑桥下部横切面（图 24.10）

经过面神经膝形成的面丘。

脑桥的基底部与被盖部被横行的斜方体分隔开。

①斜方体：由斜方体核和蜗神经核发出的横行及上行神经纤维组成，蜗神经核发出的神经纤维在此平面交叉。

②基底部：包括如下结构。

● 散在的脑桥核在此接受皮质 – 脑桥纤维。

● 横向神经纤维，来自脑桥核的周围部。它们将皮质脊髓束和皮质核束分隔为小的神经束。横向神经纤维加入小脑中脚。

③脑桥被盖：是脊髓的延伸，有相似的神经束和神经核团。

● 内侧和外侧丘系位于被盖的前部和内侧，在斜方体的后方。

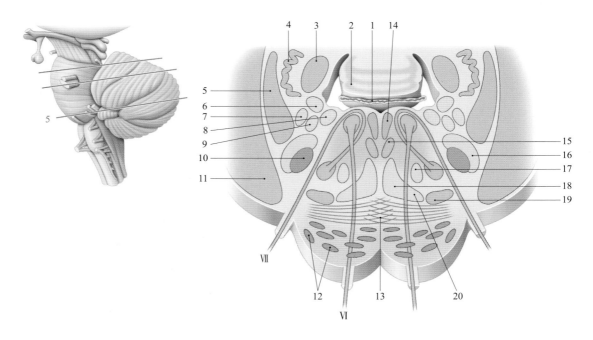

图 24.10　横切面 5：脑桥下部水平（面神经膝平面）

1. 脉络膜丛	7. 前庭外侧核	13. 斜方体	19. 网状脊髓束
2. 小脑小结	8. 前庭内侧核	14. 内侧纵束	20. 外侧丘系
3. 小脑上脚	9. 前庭下核	15. 顶盖脊髓束	
4. 齿状核	10. 三叉神经运动核	16. 三叉神经脊束核	
5. 小脑下脚	11. 小脑中脚	17. 被盖中央束	
6. 前庭上核	12. 脑桥核	18. 内侧丘系	

- 面神经核在内侧丘系的后方。

- 在第四脑室底，由内向外分别分布着：
  - 内侧纵束，紧邻正中线；
  - 展神经核；
  - 前庭核。

- 三叉神经脊束及其核团在小脑下脚的外侧及下方。

（2）脑桥上部横切面（图 24.11）

此切面经过三叉神经的脑桥核、运动核和中脑核的水平。

①基底部：它和脑桥下部横切面相似。

②脑桥被盖：有以下结构。

- 前方包括：
  - 脑桥中缝两侧的内侧丘系；
  - 外侧是脊髓丘脑束和脊髓网状束。

- 在第四脑室底有内侧纵束和蓝斑核。

- 顶盖脊髓束位于内侧纵束和脑桥中缝核之间。

- 外侧，在小脑中脚旁有以下结构：
  - 三叉神经核群，由三叉神经脑桥核、中脑核和运动核组成；
  - 被盖中央束。

- 中间区域由网状组织填满。

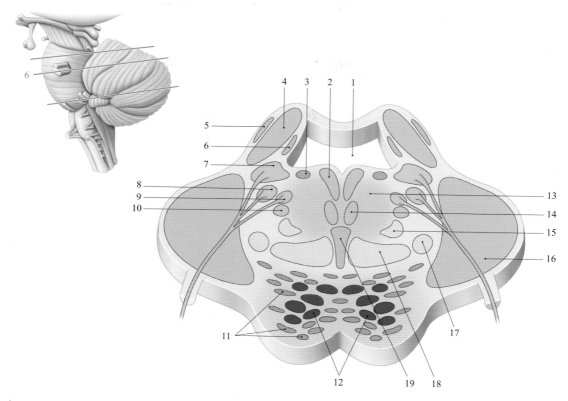

图24.11 横切面6：经脑桥上部和经三叉神经水平

1. 第四脑室
2. 内侧纵束
3. 蓝斑核
4. 小脑上脚
5. 臂旁外侧核
6. 臂旁内侧核
7. 三叉神经中脑核
8. 三叉神经脊束核
9. 三叉神经运动核
10. 红核脊髓束
11. 脑桥核
12. 皮质脊髓束
13. 网状结构
14. 顶盖脊髓束
15. 被盖中央束
16. 小脑中脚
17. 脊髓丘脑束和脊髓网状束
18. 内侧丘系
19. 脑桥的中缝核

3. 脑桥－中脑连接处横切面（图24.12）

位于滑车神经浅出的水平。

（1）基底部

它的每一边都由皮质核束占内侧的1/5，皮质脊髓束占中间的3/5，皮质脑桥束占外侧的1/5。

（2）中脑被盖

①前方包括如下。

• 正中线上被盖的交叉。

• 皮质被盖纤维。

• 内侧、外侧丘系。

②正中线的每一侧从前到后包括：中缝线核、顶盖脊髓束、内侧纵束、中缝后核和大脑水管周围灰质。

③外侧，小脑上脚对应如下。

• 内侧部分，三叉神经中脑核、蓝斑核和中央被盖束。

• 外侧部分，外侧丘系、脊髓丘脑束、脊髓网状束。

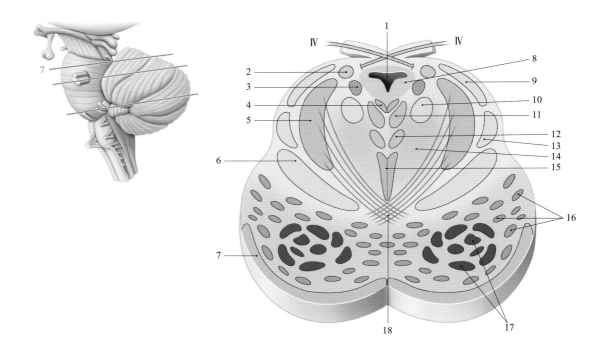

图 24.12　横切面 7：脑桥 – 中脑连接处水平和滑车神经交叉水平

1. 大脑水管	6. 内侧丘系	11. 内侧纵束	16. 脑桥核
2. 三叉神经中脑核	7. 小脑中脚	12. 顶盖脊髓束	17. 皮质脊髓束
3. 蓝斑核	8. 水管周围灰质	13. 脊髓丘脑束和脊髓网状束	18. 被盖交叉
4. 中缝后核	9. 外侧丘系	14. 网状结构	
5. 小脑上脚	10. 被盖中央束	15. 中缝的线性核	

4. 中脑横切面（图 24.13）

中脑由 3 个部分组成，前部为大脑脚，中间部分为中脑被盖，后部为中脑顶盖（又称为顶盖层或四叠体层）。

大脑水管被水管周围灰质包绕，组成了顶盖的后部。

（1）大脑脚

每个大脑脚都由前部的大脑脚底和后部的黑质组成。

①大脑脚底：由以下部分组成。

● 中间 3/5 为皮质脊髓和皮质核束神经纤维。

● 内侧 1/5 为额桥束神经纤维。

● 外侧 1/5 为颞桥束神经纤维。

②黑质：巨大的黑质核团将中脑被盖和大脑脚底分开。它由富含黑色素颗粒的巨大多极细胞构成。

这种色素沉着随着年龄的增长而增多。这在男性中尤其显著，甚至在白化病患者中也是如此。

● 在横切面上，黑质为一个向后方凹陷的半

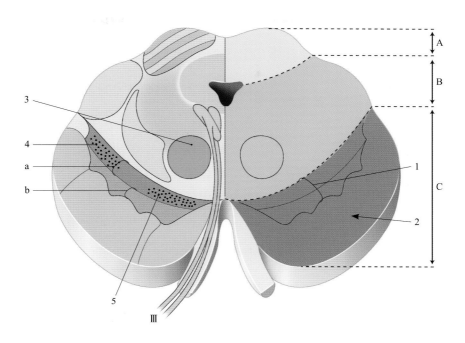

图 24.13　中脑部分

A. 中脑顶盖
B. 中脑被盖
C. 大脑脚

a. 黑质的致密部
b. 黑质的网状部

1. 黑质
2. 大脑脚底
3. 红核

4. 黑质的外侧部
5. 黑质的红核后部

月形。它的内侧有动眼神经纤维通过。

黑质分为两个部分。

- 后面的紧密部，富含中等大小的细胞，汇集在外侧部和红核后部。这些神经元含有多巴胺。

- 前面的网状部，细胞不多，延伸到底丘脑的区域。

● 传入纤维来自中央前回和中央后回的大脑皮质，主要终止于网状部。

在紧密部终止的神经纤维来自尾状核和壳核。

● 传出纤维止于纹状体、丘脑和网状结构。

● 黑质参与调控与随意运动相关的非随意运动。

　　帕金森病是一种黑质及其与壳核的连接变性的疾病。伴有多巴胺减少，并导致：

　●身体前倾僵硬；

　●脸部缺乏表情；

　●随意运动缓慢（运动迟缓），步调缓慢单一；

　●震颤导致肢体远端出现"搓丸样"症状。

（2）下丘横切面（图 24.14）

①中脑被盖：结构如下。

- 前面是小脑上脚和它们的神经纤维的
  交叉。

  脚间核在此交叉的前方，被盖中央束
  位于小脑上脚的后方。

- 外侧有内侧丘系和网状结构。

- 滑车神经核紧邻中线，位于中脑水管周
  围。此核团的前方是内侧纵束。

- 三叉神经中脑束和顶盖脊髓束位于中脑
  水管周围灰质的外侧。

②中脑顶盖：下丘是参与中枢听觉传导通
路的大核团。它接受来自外侧丘系的传入
神经纤维，其传出神经纤维经过下丘臂传
导到内侧膝状体。

（3）上丘横切面（图 24.15）

①中脑被盖：结构如下。

- 红核是一个卵圆形直径约为 7mm 的巨大
  核团，位于黑质的后面。它从上丘的下
  界延伸到底丘脑区域。

  这大片的灰质团块呈红色，原因是血
  管丰富及色素沉着。

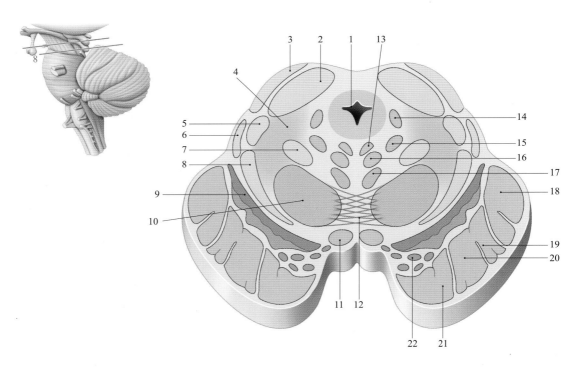

图 24.14　横切面 8：下丘和小脑上脚交叉水平

1. 大脑水管	7. 被盖中央束	13. 滑车上核	19. 皮质脊髓束
2. 下丘核	8. 内侧丘系	14. 三叉神经的中脑束	20. 皮质核束
3. 下丘臂	9. 黑质（致密部）	15. 顶盖脊髓束	21. 额桥束
4. 网状结构	10. 小脑上脚	16. 滑车神经核	22. 脑桥核
5. 外侧丘系	11. 脚间核	17. 内侧纵束	
6. 脊髓丘脑束和脊髓网状束	12. 小脑上脚交叉	18. 颞桥束	

- 越过内侧面的缰核脚间束将红核分为两个部分。后上部的小细胞部分和前下部的大细胞部分，后者细胞较少，且从系统发生的角度看更为古老。
- 传入神经纤维来自对侧小脑皮质、豆状核、下丘脑、底丘脑、黑质和脊髓。
- 传出神经纤维是红核脊髓束和红核网状束。它还向丘脑的前外侧核投射纤维。
- 红核，是位于非随意运动和半随意运动通路上的中继站，在协调躯体运动、迷路反射和姿势中起到了重要的作用。

- 网状结构位于红核的后面。

在红核综合征中，病变侵犯了红核和小脑上脚相邻的神经纤维（内侧丘系、脊髓丘脑束、动眼神经等）。红核综合征的特征是对侧运动亢奋、震颤和共济失调。根据相邻的神经纤维的受累程度，患者可表现为精细觉丧失或动眼神经麻痹。

● 内侧丘系在红核外侧。

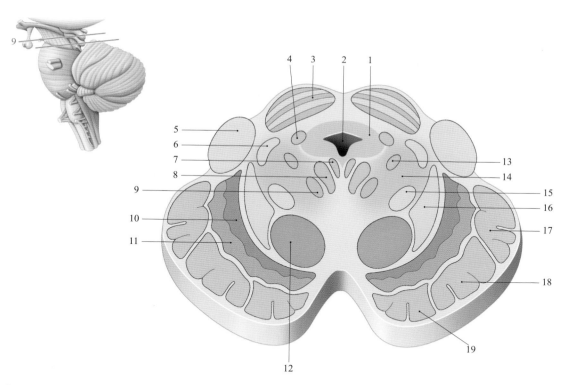

图24.15 横切面9：上丘和红核水平

1. 水管周围的灰质
2. 中脑水管
3. 上丘
4. 三叉神经的中脑核
5. 内侧膝状体
6. 脊髓丘脑束和脊髓网状束
7. 动眼神经副核
8. 动眼神经核
9. 内侧纵束
10. 黑质的致密部
11. 黑质的网状部
12. 红核
13. 顶盖脊髓束
14. 网状结构
15. 被盖中央束
16. 内侧丘系
17. 顶颞桥束
18. 皮质脊髓束和皮质核束
19. 额桥束

- 动眼神经核位于正中线两侧的中央灰质的下方。

内侧纵束在动眼神经核的前外侧。

第三节　网状结构

网状结构是由灰质和白质混合组成的神经组织。它是神经系统散在的调节器。它是由神经元以及包绕神经元的纵、横向的轴突组成的网络结构。

网状结构与以下神经递质相关，即去甲肾上腺素（NA）、5-羟色胺（5-HT）、多巴胺（DA）或乙酰胆碱（Ach）。

从系统发生的角度来看，这是一种古老的结构。

1. 位置

网状结构是脊髓颈段Ⅶ板层在脑干的延伸部分。它一直延伸到间脑（丘脑网状核）（图 24.16）。

其边界不明确，占据了核团与脑干不同上行、下行传导路之间的空间。

2. 局部分布

网状结构的神经元组成的核团形成了 3 个神经柱：正中网状核（中缝核）、内侧网状核和外侧网状核。

（1）中缝核（图 24.17）

占据了脑干的正中线，包含大多数含有 5-羟色胺的神经元。包括如下。

①在延髓，中缝的苍白核和暗核。它们的神经元投射到脊髓。

②中脑顶盖：上丘由参与视觉通路的一个巨大的核团构成。它通过上丘臂与外侧膝状体相连。

②在脑桥，脑桥中缝核和中缝内侧核。

③在中脑，中缝后核和上、下、中间线核。

（2）内侧网状核

位于中缝核的两侧，具体如下。

①在延髓，巨大细胞核团由巨大神经元形成。这个区域产生 5-羟色胺。

②在脑桥，脑桥尾侧网状核、脑桥被盖网状核和脑桥喙侧网状核。

③在中脑，中脑楔束核和中脑楔形下核。

（3）外侧网状核

①在延髓，这些核团产生去甲肾上腺素和肾上腺素。

- 巨大细胞外侧核在巨大细胞核外侧，且位于面丘水平。
- 巨大细胞后核位于疑核水平。
- 由小神经元构成的小细胞网状核位于巨大细胞核的外侧。
- 延髓中央网状核。

②在脑桥，这些核团产生去甲肾上腺素。

丘系旁核位于脑桥与中脑之间，靠近其外侧边界。

③在中脑有以下结构。

- 脚旁核在下丘旁。
- 被盖－脚－脑桥核在中脑楔形下核的外侧。

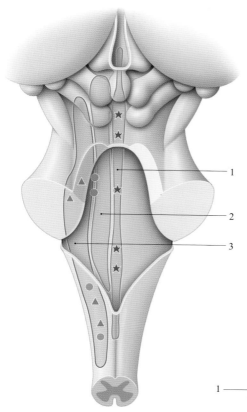

图 24.16 网状核团柱

神经递质

5- 羟色胺（★）

去甲肾上腺素（▲）

肾上腺素（●）

乙酰胆碱（●）

1. 中缝核
2. 内侧网状核
3. 外侧网状核

图 24.17 网状结构的主要核团

1. 上、下、中间线核
2. 中缝的后核
3. 中缝的内侧核
4. 脑桥的中缝核
5. 蓝斑
6. 中缝大核
7. 面丘
8. 疑核
9. 中缝的苍白核和暗核
10. 中脑的楔形核和楔形下核
11. 被盖 - 脚 - 脑桥核
12. 脚旁核
13. 脑桥的上网状核
14. 丘系旁核
15. 脑桥的网状被盖核
16. 脑桥的下网状核
17. 小细胞网状核
18. 巨大细胞前核
19. 巨大细胞外侧核
20. 巨大细胞后核

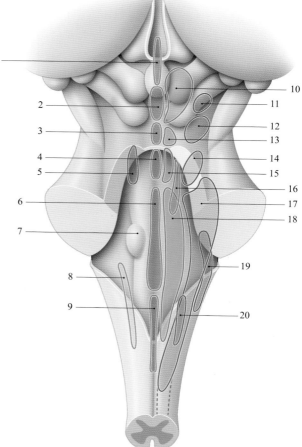

3. 系统化

(1) 传入纤维（图 24.18）

来自以下结构。

①脊髓：脊髓网状束和同侧的脊髓丘脑束。

②脑干：脑神经的感觉神经纤维，孤束核和发自上、下丘的顶盖网状束。

③小脑：主要是小脑顶核。

④边缘系统：包括如下结构。

- 乳头体，来自乳头被盖束。

- 缰核，来自缰核脚间束。

- 下丘脑，来自下丘脑网状纤维。

- 大脑皮质，来自皮质网状通路。

(2) 传出纤维（图 24.19）

①脑桥和中脑核：与蓝斑相同，向以下区域投射。

● 大脑皮质。

● 边缘系统。

● 丘脑，通过网状丘脑束。

● 小脑。

②延髓核团：向以下结构投射。

● 脊髓（通过网状脊髓束）。

● 脑神经核，通过网状延髓束。

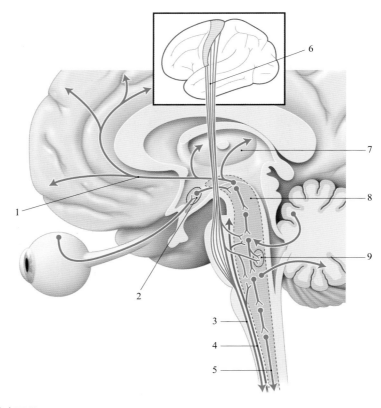

图 24.18　网状结构的全面观

1. 边缘系传入	4. 脊髓网状束（上行）	7. 丘脑
2. 视上核	5. 网状脊髓束（下行）	8. 网状结构
3. 皮质脊髓束	6. 锥体束	9. 脑神经核团

4. 功能

由于网状结构与脊髓、小脑及大脑都有连接，故具有多种功能。网状结构保证了对人体众多重要功能的协调和控制。

（1）精神和情绪活动的控制

网状结构在大脑皮质上施加刺激，使其保持警觉和清醒的状态。它在基底核上控制抑制或激活信号，导致睡眠状态。

（2）骨骼肌的控制

网状结构调节肌张力和反射活动，也维持拮抗肌的肌张力。

网状结构通过控制表情肌，确保了情绪的表达。

网状结构还参与了呼吸肌的控制。

（3）内脏和躯体感觉的控制

网状结构通过所有感觉通路与上、下行通路的连接维持对内脏和躯体感觉的控制。

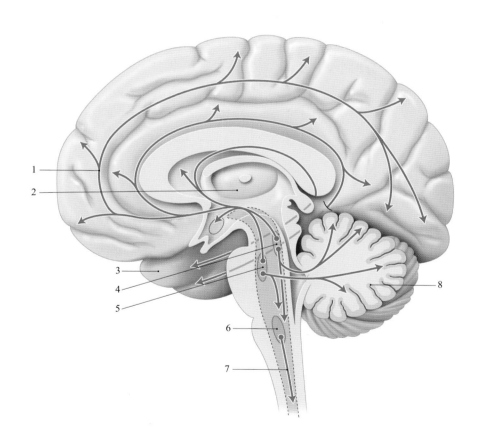

图 24.19　中缝核团的全面观

1. 传向大脑皮质	3. 颞叶	5. 脑桥的网状核	7. 网状脊髓束
2. 丘脑	4. 中脑的网状核	6. 延髓的网状核	8. 小脑

（4）自主神经系统和内分泌系统的控制

网状结构确保了许多自主神经功能的协调，如呼吸、吞咽、血压、体温调节等。

（5）睡眠觉醒周期的控制

见相关章节内容。

第四节　蓝斑

脑桥 – 中脑被盖核有时被认为是内侧网状核团之一。

在新鲜切片上，蓝斑的外观呈蓝色，位于水管旁灰质的前外侧部分（图 24.20）。

在人类，蓝斑密集聚合了大约 12000 个神经元。这些神经元富含黑色素。每个神经元可以有多达 250000 个突触。因此，蓝斑在中枢神经系统中的分布非常广泛。

1. 系统化

（1）传入神经纤维

来源于以下结构。

- 大脑和小脑皮质。
- 下丘脑。
- 网状结构，尤其是中缝背核。

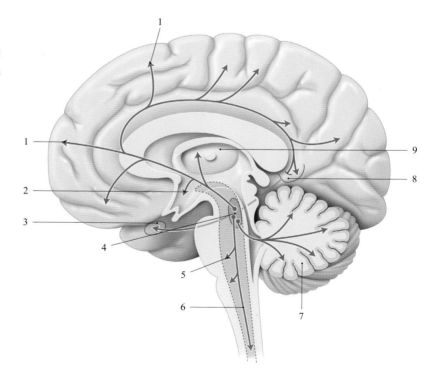

图 24.20　蓝斑的全面观（肾上腺素能神经元的投射）

1. 传向大脑皮质
2. 下丘脑
3. 杏仁体
4. 蓝斑
5. 脑干
6. 脊髓
7. 小脑
8. 海马结构
9. 丘脑

（2）传出神经纤维

- 部分与上下行神经纤维相连。
- 部分神经纤维上行至下丘脑，参与形成端脑内侧束。它们保证中脑被盖与边缘系统的联系。
- 部分神经纤维分散并广泛分布到间脑或大脑皮层。
- 部分神经纤维投射到小脑、脑干和脊髓。

2. 功能

蓝斑神经元的神经递质是去甲肾上腺素，与交感神经元节后纤维的递质相同。去甲肾上腺素能神经元与中缝核血清素能神经元的分布相似，这有利于它们的功能互补。

位于特殊信息通路起源处的蓝斑，在对注意力和觉醒的调节中起作用。蓝斑也参与学习、记忆、焦虑、疼痛和大脑的新陈代谢。因此，它在大脑功能中有着至关重要的地位，可以增加个体对环境刺激的敏感性。蓝斑加速了大脑对于运动、感觉与感官信息的处理。

第二十五章　小脑

小脑是后脑中体积最大的部分。它位于颅后窝内，脑干后方及大脑下方。小脑保障肌紧张和运动中的平衡协调（图 25.1）。

病理学上，小脑病变的种类多、形态各异，可表现为小脑综合征。病变可以是肿瘤起源的（如肿瘤转移、髓母细胞瘤、听神经瘤），感染性的（如脓肿），中毒性的（如酒精中毒），退行性的（如皮质萎缩），血管性的（如血栓形成）。

图 25.1　头部的横断面：加强 CT 扫描
（由 Th. Diesce 博士提供）

1. 鼻咽
2. 椎动脉
3. 延髓
4. 小脑扁桃体
5. 小脑半球
6. 小脑延髓池

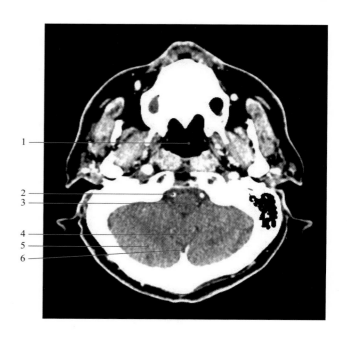

第一节　外部形态

小脑横径为 8~10cm，前后径为 5~6cm，垂直径为 5cm。小脑的质量在 140g 左右。

小脑投射于颧弓和枕外隆突连接线的下方。

小脑的表面有突起和凹陷，分别为小脑回和小脑沟。

1. 小脑的各个面（图 25.2）

小脑有 3 个面，即上表面、下表面和前表面。

上、下表面被水平裂分隔，并被脑膜覆盖。

（1）上表面

小脑的上表面对应被小脑幕分隔的端脑。

（2）下表面

小脑下表面的前内侧有一个分隔半球的深凹陷，其中包裹着脑干，此结构被称为小脑谷。下表面的外侧部和后部对应枕骨。

（3）前表面

小脑前表面正对着脑干，形成第四脑室的穹顶。前表面外侧部发出小脑上、中、下脚。

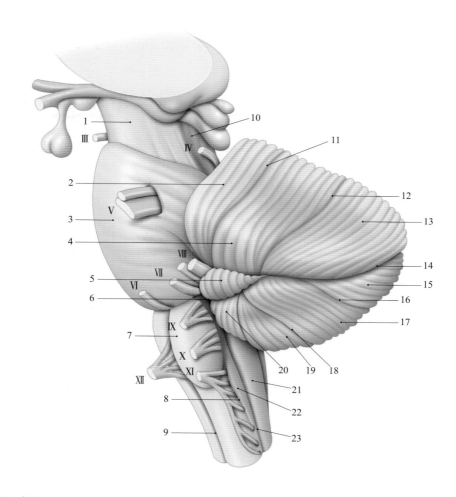

图 25.2　脑干（外侧面观）

1. 大脑脚	7. 橄榄	13. 上半月小叶	19. 二腹叶
2. 方形小叶前部	8. 橄榄后沟	14. 水平裂	20. 小脑扁桃体
3. 脑桥	9. 前外侧沟	15. 下半月小叶	21. 薄束结节
4. 方形小叶后部	10. 丘系三角	16. 月 – 柔裂	22. 三叉结节
5. 绒球	11. 原裂	17. 柔叶	23. 后外侧沟
6. 脑桥小脑三角	12. 上后裂	18. 二腹前裂	

2. 解剖分区

小脑由表面具有沟、裂的脑组织，即小脑体和连接脑干的小脑脚组成。

（1）小脑体

小脑体由狭窄的中间部分（小脑蚓部）和两个体积较大的外侧部分（小脑半球）组成。

蚓部通过旁正中沟与小脑半球分开。小脑整体（蚓部和小脑半球）分为3叶，即前叶、后叶和绒球小结叶。

原裂（前斜裂）分隔前叶和后叶。后外侧裂分隔后叶和绒球小结叶。

根据 Larsell 学说，每个小脑叶分为更为具体的小叶（Ⅰ~Ⅹ）。这种细分方法只是形态学上的。

①蚓状叶：见图 25.3 和 25.4。

● 小脑前叶上有如下结构。

 - 小脑小舌（Ⅰ）。
 - 中间小叶分为两部分，即腹侧叶（Ⅱ）和背侧叶（Ⅲ）。
 - 山顶分为两部分，即腹侧叶（Ⅳ）和背侧叶（Ⅴ）。

● 小脑后叶上有如下结构。

 - 山坡（Ⅵ）。
 - 蚓叶（ⅦA）。
 - 蚓结节（ⅦB）。
 - 蚓锥体（Ⅷ）。
 - 蚓垂（Ⅸ）。

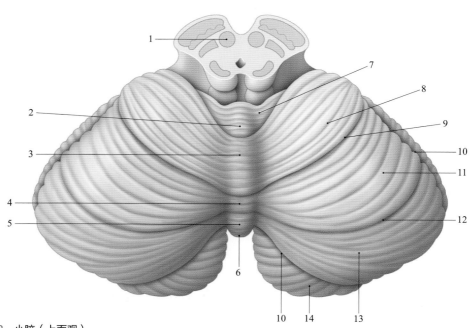

图 25.3　小脑（上面观）

1. 中脑	5. 蚓叶	9. 原裂	13. 上半月小叶
2. 中央小叶	6. 蚓结节	10. 水平裂	14. 下半月小叶
3. 山顶	7. 中央小叶翼	11. 方形小叶后部	
4. 山坡	8. 方形小叶前部	12. 上后裂	

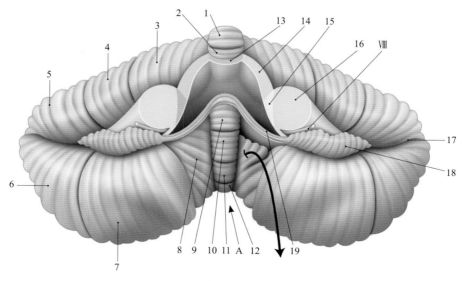

图 25.4　小脑（下面观：第四脑室的顶）

A. 小脑谷

1. 中央小叶
2. 小舌
3. 方形小叶前部
4. 方形小叶后部
5. 上半月小叶
6. 下半月小叶
7. 二腹小叶
8. 小脑扁桃体
9. 小结
10. 蚓垂
11. 蚓锥体
12. 蚓结节
13. 上髓帆
14. 小脑上脚
15. 小脑下脚
16. 小脑中脚
17. 水平裂
18. 绒球
19. 下髓帆

- 小结位于绒球小结上。

② 小脑半球上的小叶：见图 25.5。

- 小脑前叶上包括如下结构。

　- 小脑小舌。

　- 中央小叶翼，是中央叶的延伸。由两部分组成，即前部（HⅡ）和后部（HⅢ）。

　- 方形小叶前部，是山顶的延伸。由两部分组成，即前部（HⅣ）和后部（HⅤ）。

- 小脑后叶上包括如下结构。

　- 方形小叶后部（HⅥ），是山坡的延伸，共同组成单叶。

　- 上半月小叶（上祥状小叶）（HⅦA），是蚓叶的延伸。

　- 下半月小叶（下祥状小叶）（HⅦA），是蚓结节的延伸。

　- 柔叶（HⅦB）。

　- 二腹小叶（HⅧ），有外侧（HⅧA）和内侧（HⅧB）两部分组成。它是蚓锥体的延伸。

　- 小脑扁桃体（HⅨ），是蚓垂的延伸。

- 在小脑绒球小结叶上有绒球（HⅩ），是小结的延伸。

（2）小脑脚（图 25.6）

　　是将小脑与脑干后面连接在一起的成对的结构。其外侧的边界为第四脑室穹顶的上斜面。

① 小脑上脚：与中脑后外侧部分相连，其外侧止于第四脑室穹顶的上斜面。其内侧缘在上髓帆的更高处汇集在一起。

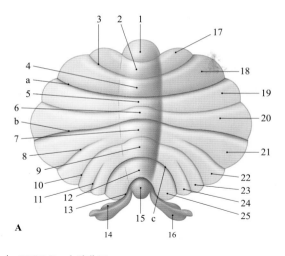

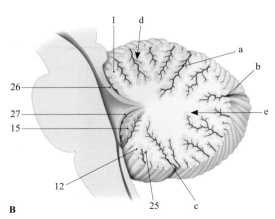

图 25.5　小脑分区

A.　小脑铺开展示（上面观）
B.　小脑叶（矢状切面）

a.　原裂
b.　水平裂
c.　次裂
d.　前叶
e.　后叶

1.　小舌
2.　中央小叶
3.　前中央裂
4.　山顶
5.　山坡
6.　蚓叶
7.　蚓结节
8.　月－柔裂
9.　锥体

10.　二腹前裂
11.　二腹间裂
12.　蚓垂
13.　后外侧裂
14.　旁绒球
15.　小结
16.　绒球
17.　中央小叶区
18.　方形小叶前部

19.　方形小叶后部
20.　上半月小叶
21.　下半月小叶
22.　柔叶
23.　二腹外侧小叶
24.　二腹内侧小叶
25.　小脑扁桃体
26.　上髓帆
27.　下髓帆

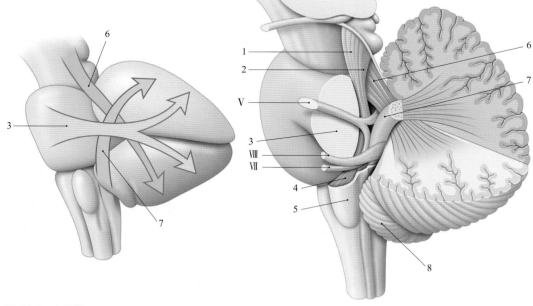

图 25.6　小脑脚

1.　内侧丘系
2.　外侧丘系

3.　小脑中脚
4.　被盖的中央束

5.　橄榄
6.　小脑上脚

7.　小脑下脚（绳状体）
8.　小脑扁桃体

②小脑中脚（脑桥脚）是体积最为庞大的一对脚。其延续于脑桥的背外侧部分，卷成一个向后凸起的形状，然后分开止于小脑半球。

③小脑下脚短且薄，延续于延髓的后外侧部分。

每个小脑下脚的边缘与第四脑室形成外侧隐窝。在此水平，其后方被髓纹交叉，对应绒球小结叶和第四脑室下髓帆的顶。

随后它向外侧延伸，弯曲形成一个上凸，经过小脑上脚和小脑中脚之间，连接相对应的小脑半球。这个中间部分构成了绳状体。

第二节 结构

小脑由灰质和白质组成。灰质即小脑皮质和小脑核团，白质即小脑髓质。

1. 小脑皮质

小脑皮质组成了小脑的外周部分：85% 的小脑皮质的表面位于小脑裂隙周围。

小脑皮质由 3 层组成，由浅至深分别是分子层、梨状神经元层和颗粒层。这些层都有相应的神经元的纤维穿过。

（1）分子层（图 25.7）

分子层包含很少的细胞体和较多的轴突与树突。

①神经元为多级神经元，包括小星形神经元和篮（细胞）神经元两种。

● 小星形神经元有 2~5 个树突和 1 个小轴突。它们更多地分布在表层；是抑制性神经元，神经递质是牛磺酸。

● 篮（细胞）神经元位于深层，树突短而且分叉。篮（细胞）神经元的轴突平行于小脑表面分布并产生侧支，侧支终止于围绕着梨状神经元体和颗粒（细胞）神经元树突周围的细分支。这些神经元的递质是 γ- 氨基丁酸（GABA），具有抑制性作用。

②分子层的树突发自篮（细胞）、星形细胞和梨状神经元。

（2）梨状神经元层（或浦肯野细胞层）（图 25.8）

梨状神经元层包含梨状神经元的细胞体。每个细胞体被分子层的篮（细胞）神经元的树枝状突起包绕。梨状神经元的轴突是小脑皮质唯一的传出神经纤维。它们在齿状核形成突触。

梨状神经元的递质为 GABA，具有抑制作用。

（3）颗粒层

主要由颗粒（细胞）神经元（每立方毫米 300 万 ~700 万个）和大星形（细胞）神经元构成。

①颗粒（细胞）神经元：是有 4~5 个短树突的小的圆形或椭圆形的细胞。它们以钳形的凸起终止于苔藓纤维的末端。

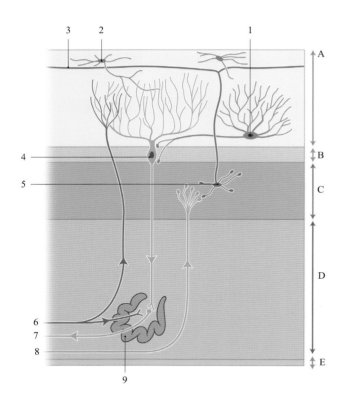

图 25.7　小脑的基本结构

A. 分子层
B. 梨状神经元层
C. 颗粒层
D. 白质
E. 室管膜

1. 篮（细胞）神经元
2. 星形（细胞）神经元
3. 平行纤维
4. 梨形（浦肯野）神经元
5. 颗粒（细胞）神经元
6. 攀缘纤维
7. 传出纤维
8. 苔藓纤维
9. 齿状核

图 25.8　小脑结构

A. 分子层 ⎫
B. 梨状神经元层 ⎬ 皮质
C. 颗粒层 ⎭
D. 小脑髓质

1. 平行纤维
2. 星形神经元（抑制性神经元）
3. 篮（细胞）神经元（抑制性神经元）
4. 攀缘纤维（兴奋性）
5. 梨状神经元（抑制性神经元）
6. 篮细胞的轴突
7. 梨状神经元的轴突
8. 苔藓纤维
9. 颗粒（细胞）神经元
10. 小脑小球
11. 大星形神经元（高尔基Ⅱ型细胞）

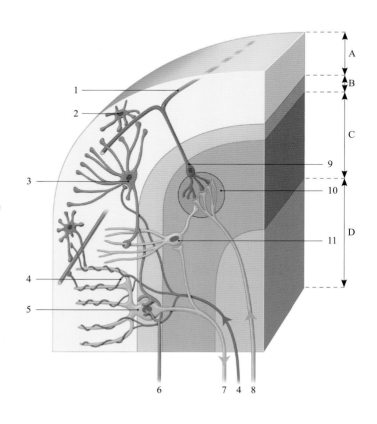

颗粒（细胞）神经元的轴突向分子层移行，在分子层分为"T"形的两个分支，即平行纤维。这些纤维平行于层轴分布在小脑表面。

这些神经元的神经递质为谷氨酸，具有兴奋作用。

②大星形（细胞）神经元：大星形（细胞）神经元的数量较少。它们的多极树突向分子层移行；轴突较短，与苔藓纤维的末端形成突触。

这些神经元的神经递质为GABA，具有抑制作用。

（4）苔藓神经纤维

这些传入神经纤维较厚实，其末端被与颗粒（细胞）神经元、大星形（细胞）神经元及星形胶质细胞形成的突触覆盖，形似苔藓。

这些突触复合体构成小脑小球（图25.9）。

其传入神经纤维来源于脊髓-小脑束、脑桥-小脑束和前庭-小脑束。在到达皮质之前，它们向小脑核团发出侧支。

它们通过平行纤维、星形神经元至篮（细胞）神经元，从而兴奋颗粒（细胞）神经元。

（5）攀缘神经纤维

这些传入神经纤维来源于对侧的下橄榄核，通过梨状（细胞）神经元树突终止于小脑蚓旁皮质。它们向同侧的小脑核团和篮（细胞）神经元发出分支。

下橄榄副核的神经纤维投射至小脑蚓皮质。

由于攀缘神经纤维的神经递质是天冬氨酸，所以具有兴奋作用。

2. 小脑核团

小脑核团是小脑白质内分布的灰质团块（图25.10）。

（1）齿状核

齿状核是位于小脑髓质的一个巨大核团。齿状核的形状像一个有褶皱的钱包，开

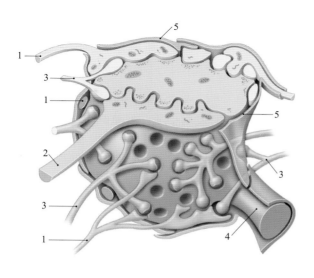

图 25.9　小脑小球

1. 大颗粒细胞的树突
2. 大星形神经元（高尔基）的轴突
3. 小颗粒细胞的树突
4. 苔藓纤维
5. 星形胶质细胞

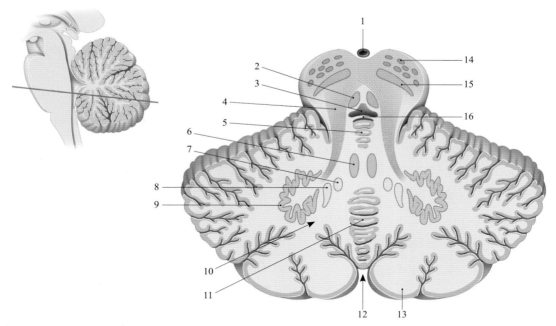

图 25.10　小脑核团（横切面）

1. 基底动脉	5. 小舌	9. 齿状核	13. 小脑扁桃体
2. 内侧纵束	6. 顶核	10. 小脑髓质	14. 脑桥核
3. 第四脑室	7. 栓状核	11. 小脑蚓部	15. 内侧丘系
4. 小脑上脚	8. 球状核	12. 小脑会厌谷	16. 上髓帆

口向前内侧，此处为齿状核的门。齿状核基本是由大多极细胞和小星形细胞组成的。

齿状核接受同侧小脑蚓皮质的神经纤维，发出小脑 – 红核纤维和小脑 – 丘脑纤维。

（2）顶核（小脑内侧核）

顶核接受小脑蚓皮质的神经纤维，发出小脑 – 前庭纤维。

（3）中间（插入）核

中间核位于齿状核（小脑外侧核）和顶核（小脑内侧核）之间，由此得名。
①栓状核（或前中间插入核）：位于齿状核

门附近，经常被误认。

栓状核接受来自小脑蚓旁皮质的神经纤维，发出小脑 – 红核纤维。
②球状核（或后中间插入核）：由一个或多个具有小圆核的神经元组成，位于栓状核和顶核之间。球状核接受小脑蚓旁皮质的神经纤维，发出小脑 – 红核纤维。

3. 小脑髓质

对应的是小脑的白质。

小脑髓质延伸至小脑脚，在小脑皮质下形成白质的树枝状突起，故而被称为小脑生命树。

4. 小脑脚

小脑脚是成对的，是将小脑和脑干后表面相连的结构。

（1）小脑上脚

由传出神经纤维（小脑－红核纤维和小脑－丘脑纤维）和传入神经（脊髓小脑前束）组成。

> 如果病变位于交叉之前，小脑上脚的损伤会导致同侧的非意向性震颤。如果病变位于交叉后，则对侧出现症状。

（2）小脑中脚

小脑中脚完全由脑桥－小脑传入神经纤维构成，在脑桥基底部交叉，到达对侧所有的小脑新皮质。

> 小脑中脚的病变主要表现为运动障碍，尤其是随意运动的不协调。

（3）小脑下脚

小脑下脚由许多传入、传出神经纤维构成。

- 传入神经纤维是橄榄－小脑束、前庭－小脑束、脊髓－小脑后束、楔－小脑束、三叉－小脑束和网状－小脑束。

  前庭－小脑神经纤维位于内侧且与绳状体分开，组成副绳状体。

- 传出神经纤维是小脑－橄榄束、小脑－前庭束、小脑－网状束和小脑核束。

> 小脑下脚的病变导致身体姿势障碍，以及三叉神经（第 V 对脑神经）麻痹、腭帆麻痹、半身瘫痪和同侧的 Horner 综合征。

第三节　系统解剖

1. 小脑的系统发生发育

可根据发生发育时间上的顺序将小脑分为 3 个部分（图 25.11）。

（1）古小脑

古小脑在低等脊椎动物（鱼类）中固有存在，对应人类的绒球小结叶。

（2）旧小脑

旧小脑存在于爬行动物和鸟类中。它由舌叶、中央叶及其侧翼、山顶、方形小叶前部、蚓垂、蚓锥体和（小脑）扁桃体组成。

（3）新小脑

新小脑是哺乳动物固有的，是构成后叶的主要部分。

2. 小脑的功能分区（图 25.12）

功能分区基于小脑核团对神经功能的影响，与系统发生发育的分区有重叠。

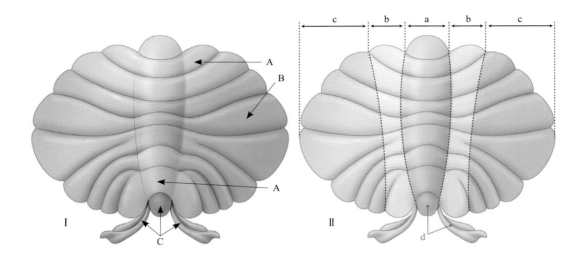

图 25.11　小脑分区（上面观）

I. 系统发生发育	B. 新小脑	b. 蚓部旁皮质
II. 功能分区	C. 古小脑	c. 半球外侧皮质
A. 旧小脑	a. 小脑蚓部	d. 绒球小结叶

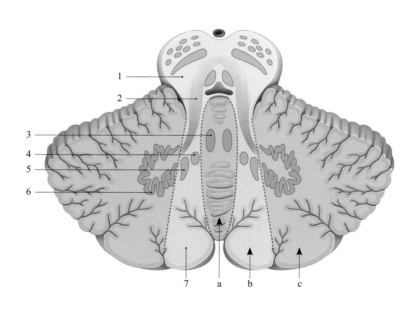

图 25.12　小脑的功能分区（横切面）

a. 小脑蚓部	1. 脑桥	5. 球状核
b. 蚓部旁皮质	2. 小脑中脚	6. 齿状核
c. 外侧半球皮质	3. 顶核	7. 扁桃体
	4. 栓状核	

功能分区分为3个部分，即蚓皮质、蚓部旁皮质和外侧半球皮质。

（1）蚓皮质（图25.13）

由小脑蚓部和绒球小结叶组成。

与前庭器官相关，发出纤维投射至小脑顶核。

是方向的控制中枢，也是控制平衡的中枢。

①传入神经：来自同侧的前庭－小脑纤维，然后加入小脑下脚后的纤维；还有一部分直接来自前庭神经，或者在前庭神经核换元后加入。

②传出神经：具体如下。

● 从蚓部皮质发出与顶核形成突触的通路，从顶核发出小脑－丘脑束、小脑－网状束和顶核脊髓束，它们经过同侧绳状体和小脑钩束，然后交叉止于对侧的前庭内侧核。

● 从前庭核发出如下结构。

- 内侧纵束，它连接动眼神经核（第Ⅲ对脑神经）、滑车神经核（第Ⅳ对脑神经）以及间质前核。

- 前庭－脊髓外侧束和前庭－脊髓内侧束。

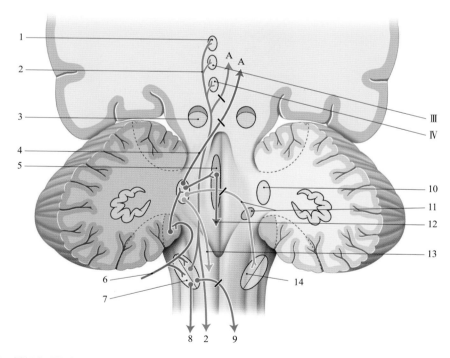

图25.13　蚓部皮质的全面观

A. 传向丘脑	3. 红核	7. 前庭外侧核	11. 绳状体和钩束
	4. 小脑丘脑束	8. 前庭脊髓外侧束	12. 网状脊髓束
1. 间质前核	5. 网状结构	9. 前庭脊髓内侧束	13. 顶核脊髓束
2. 内侧纵束	6. 前庭神经	10. 顶核	14. 前庭内侧核

蚓部综合征的特征为肌张力减退，特别是轴性的肌张力。

它会导致行走时下肢和躯干的辨距不良、轻微的构音障碍和眼球震颤。

（2）蚓部旁皮质（图25.14）

对应于附着蚓部的两个条索状的皮质，并包绕着小脑扁桃体。

蚓部旁皮质与脊髓、延髓相关。它发出的纤维投射至球状核和栓状核。

蚓部旁皮质是调节对抗重力影响的肌肉姿势和肌张力的中枢。

①传入神经纤维：具体如下。

- 脊髓小脑后束（下肢和躯干下部），通过同侧的小脑下脚到达蚓部旁皮质的后部。
- 脊髓小脑前束（上肢和躯干上部），通过小脑上脚到达蚓部旁皮质的前部。
- 同样通过小脑下脚的结构包括如下。
  - 发自楔束核的楔小脑束。
  - 发自三叉神经核、网状结构和下橄榄核（橄榄 – 小脑束）的神经纤维。

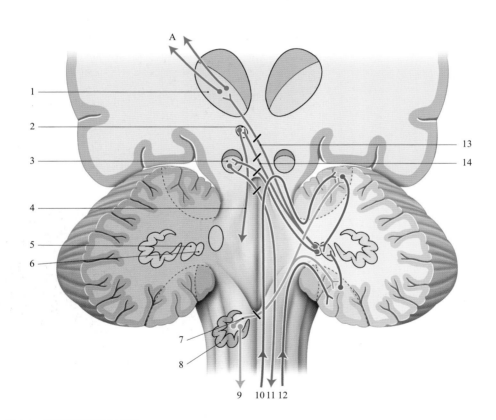

图 25.14　蚓部旁皮质的全面观

A. 传向大脑皮质	3. 红核（大细胞部分）	7. 橄榄 – 小脑束	11. 红核脊髓束
	4. 内侧纵束	8. 下橄榄复合体	12. 脊髓丘脑后束
1. 丘脑的腹外侧核	5. 栓状核	9. 橄榄脊髓束	13. 小脑丘脑束
2. 间质前核	6. 球状核	10. 脊髓丘脑前束	14. 小脑中脑束

②传出神经纤维：传出神经纤维通过小脑上脚，然后交叉。

- 小脑－红核束连接至对侧红核的大细胞部分。
- 小脑－丘脑束连接至丘脑腹外侧核和丘脑的板内核。
- 小脑－中脑束连接至间质前核。

蚓部旁综合征的特征为患者难以保持直立姿势，步态蹒跚。

（3）外侧半球皮质（图 25.15）

外侧半球皮质对应于小脑半球外侧部的皮质。它连接脑桥，发出纤维投射至齿状核。其功能为控制随意运动。

①传入神经纤维：脑桥小脑纤维发自对侧的脑桥核，在那里它们与皮质脑桥的神经纤维形成突触。脑桥小脑纤维走行于小脑中脚。

②传出神经纤维：发自外侧半球的皮质，在齿状核形成突触。从此发出神经纤

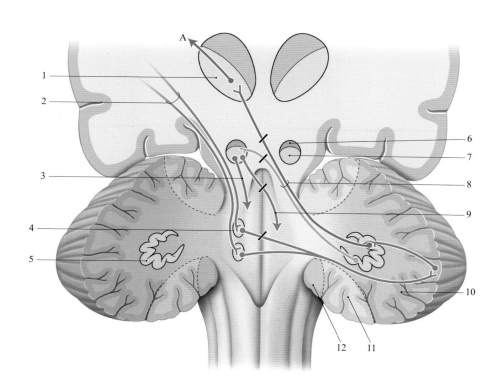

图 25.15　**外侧半球皮质的全面观**

A. 传向大脑皮质（6 区和 4 区）

1. 腹外侧核
2. 皮质核束
3. 被盖中央束
4. 脑桥核
5. 齿状核
6. 红核的大细胞部
7. 红核的细小细胞部
8. 小脑－红核－丘脑束
9. 红核脊髓束
10. 新小脑
11. 旧小脑
12. 古小脑

维汇入小脑上脚。然后交叉至对侧的丘脑，以及红核的细小细胞部。

丘脑的神经纤维投射至主要运动中枢的皮质（4区和6区）。

从红核发出红核脊髓束和被盖中央束。

③单侧小脑半球综合征：特征为对侧的辨距不良和肌张力减低。

它较少涉及静止震颤。由于上肢不协调，姿势不能持久保持。

④双侧小脑半球综合征：表现为运动执行障碍时的震颤。

站立时，患者双腿分开站立，步态犹疑蹒跚。

慢性酒精中毒时，前叶受累更为明显。

3. 小脑的躯体定位（图25.16）

对动物和人类使用正电子发射断层扫描（PET-CT）的实验研究，已经确定了与

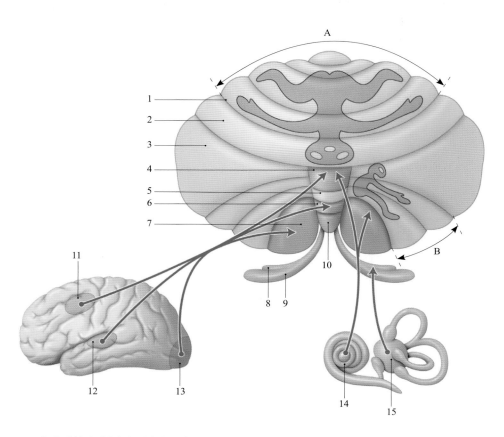

图25.16　躯体（特殊感觉）部分在小脑皮质的投影

A. 前叶
B. 旁正中叶

1. 原裂
2. 方形小叶的后部

3. 上、下半月小叶
4. 蚓叶和蚓结节
5. 蚓锥体
6. 小舌
7. 扁桃体

8. 旁绒球
9. 绒球
10. 小结
11. 动眼运动区
12. 听觉中枢

13. 视觉中枢
14. 蜗器
15. 前庭器

躯体各部位相对应的小脑皮质功能区域。这些认识有助于帮助神经外科展开工作。

蚓皮质参与躯干的运动。

与蚓部相邻的小脑半球皮质控制四肢的运动。

小脑半球其余的皮质调节和协调随意运动。

第四节 功能

小脑位于主要神经通路的分叉口，负责前庭、感觉和运动通路的调节。

小脑的损伤不涉及皮质－脊髓和脊髓－皮质的重要通路，所以不会伴有瘫痪或感知障碍。

小脑的损伤会导致共济失调，即随意运动和非随意运动的协调障碍。

1. 运动功能的调节

通过调节肌张力，小脑可以调节肌肉的动作。它确保维持站立姿势。

小脑的运动功能：协调了随意运动在时间和空间上的一致性。

小脑也调节肌肉的激动与拮抗，这维持了运动的协调性及精确性。这种对肌肉的协同作用能控制行走和完成快速轮替运动。

在随意运动执行期间，小脑控制了肌肉收缩的连续性。

小脑还控制眼肌和口唇肌功能的协同作用。因此，在小脑病变时会出现语言障碍和眼球活动障碍。

2. 小脑功能障碍

位于静态和动态运动通路上的小脑病变会导致小脑综合征。

（1）辨距不良

这是由于肌肉不协调导致对距离的测量异常，动作易超过目标。

在随意运动期间，位移修正通常是过度的。这导致运动过快，运动速度和振幅都过大。

（2）构音障碍

包括语言障碍和言语表达障碍两种。

（3）眼球震颤

指眼肌不协调，导致眼球运动不稳定。

（4）肌张力减低

肌张力减低导致关节活动过度。患者呈现出醉酒状态。它导致步态偏差和有向患侧跌倒的倾向。

间脑是连接中脑和大脑半球的部分。

它的质量不到大脑质量的 2%。

它有一个凹陷的室腔，即第三脑室，此脑室腔将间脑分为两个对称的部分。

间脑由背侧和腹侧两部分组成。背侧区域包括背侧丘脑和上丘脑，腹侧区域由底丘脑、后丘脑和下丘脑组成（图 26.1，图 26.2）。

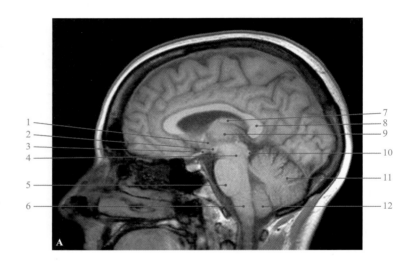

图 26.1　头部横切面（由 Th.
Diesce 博士提供）

A. 旁正中矢状切面的 MRI

B. 增强 CT 的冠状切面

1. 第三脑室
2. 乳头体
3. 视交叉
4. 中脑
5. 脑桥
6. 延髓
7. 穹隆
8. 胼胝体的压部
9. 丘脑
10. 中脑的顶盖
11. 小脑半球
12. 小脑扁桃体
13. 大脑镰
14. 侧脑室
15. 小脑幕

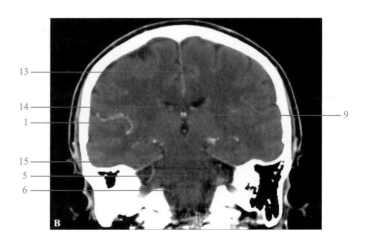

第一节　背侧丘脑

背侧丘脑是构成第三脑室大部分侧壁的间脑的体积较大的成对核团。

背侧丘脑既是连接的中心，也是投射至大脑皮质和大脑基底核的感觉、感知冲动的兴奋中心。通过联络，它还参与自主运动的调节。

背侧丘脑由细分为许多核团的灰质构成。

1. 外部构造

背侧丘脑为卵圆形，后端较大。它呈灰白色，长约4cm，宽约2cm，高约2.5cm。

（1）上表面（图26.3）

背侧丘脑的上表面凸起，对应第三脑室的中央部分。丘脑带斜行插入第三脑室脉络膜丛，将其分为两部分。

- 内侧部分，被第三脑室的脉络膜丛覆盖，对应于穹隆体。
- 外侧部分，被室管膜覆盖，形成侧脑室的底部。

①上表面的内侧缘为丘脑的髓纹，条索状延伸至松果体缰部的前方。髓纹在丘脑带下方延伸。其中包括来自前隔区、胼胝体下区和视前核的神经纤维。

图 26.2　间脑（正中矢状切面：内面观）

绿色：上丘脑
红色：下丘脑
淡蓝色：背侧丘脑

1. 丘脑间黏合
2. 脉络膜丛
3. 室间孔
4. 穹隆下器
5. 视隐窝
6. 视交叉
7. 下丘脑隐窝
8. 垂体
9. 下丘脑沟
10. 丘脑的髓纹
11. 缰
12. 缰连合
13. 松果体隐窝
14. 松果体上隐窝
15. 松果体腺
16. 丘脑上后连合
17. 连合下器
18. 乳头体

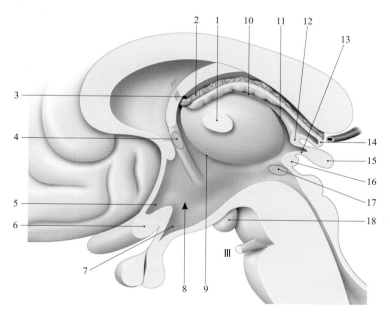

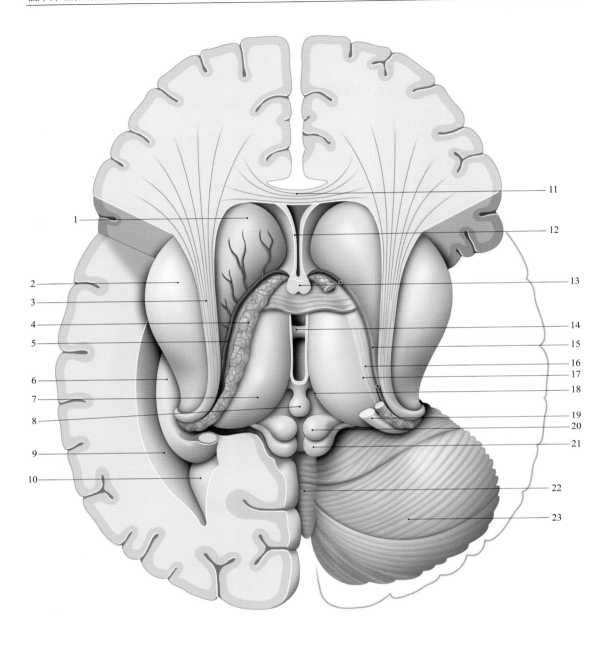

图 26.3　大脑的内部结构（横切面：上面观）

1. 尾状核的头
2. 壳
3. 内囊
4. 脉络膜丛
5. 丘脑髓纹上静脉（终末静脉）
6. 海马

7. 丘脑（游离部）
8. 松果体腺
9. 侧脑室
10. 禽距
11. 胼胝体
12. 透明隔

13. 穹隆柱
14. 第三脑室
15. 终纹
16. 固定板
17. 脉络膜带
18. 缰沟

19. 穹隆伞
20. 上丘
21. 下丘
22. 小脑蚓部
23. 右小脑半球

②上表面的外侧缘对应尾状核，被终纹覆盖的丘脑－纹状体沟所分隔，其间包括丘脑－纹状体静脉。终纹是发自杏仁体的有髓神经纤维条索。

（2）内表面

上界为丘脑髓纹，下界为下丘脑沟。

内表面的前 3/4 是游离的，形成第三脑室的外侧壁。内表面被室管膜覆盖，并由丘脑间黏合与对侧的同名部分相连。

游离的后 1/4 对应松果体、大脑大静脉及后丘脑。

（3）底面

底面的前部对应下丘脑，后部对应底丘脑。

（4）侧面

侧面被白质围绕，对应以下结构。
- 前方，内囊的后壁，将其与豆状核分开。
- 后方，视辐射。

（5）前端

有一个向背侧的小突出，即丘脑前结节。前端构成室间孔的后缘。

（6）后端

较为突出的内侧部分形成丘脑枕，毗邻中脑，丘脑枕由内、外侧膝状体及它们的臂组成。

2. 背侧丘脑系统的核团（图26.4 和 26.5）

（1）组成

背侧丘脑基本上是由细胞体形成的灰质和由有髓神经纤维形成的白质组成。

①背侧丘脑的白质形成两个髓板，即外髓板和内髓板。
- 外髓板将背侧丘脑的网状核从丘脑外侧面分隔开。
- 内髓板位于背侧丘脑的内部。它在背侧丘脑的前上部分垂直并分叉。内髓板包含有板内核团。

②背侧丘脑的灰质由大的核复合体（背侧丘脑）和周围的孤立核团（背侧丘脑副核）组成。
- 背侧丘脑被内髓板分为 3 个部分。
  - 前部，由前核群组成。
  - 外侧部，由腹侧核群和背侧核群组成。
  - 内侧部，由内侧核群和中间核群组成。
- 背侧丘脑各核团功能不同。
- 有的有特殊感觉或感知功能。
- 有的是运动通路和非感觉通路到皮质的中继核团。
- 有的功能与广泛发散到皮质或大脑基底核团的神经元相关。
- 有的具有调节背侧丘脑核团之间联系的功能。

（2）背侧丘脑前核群

①包括前背侧核团、前内侧核团和前腹侧核团。

图 26.4　丘脑的组成（右侧外上方观）

1. 前核群（黄色）
2. 内侧核群（蓝色）
3. 丘脑间黏合
4. 内髓板
5. 背侧核群（绿色）
6. 中间核群（紫色）
7. 内侧膝状体
8. 外侧膝状体
9. 腹侧核群（红色）

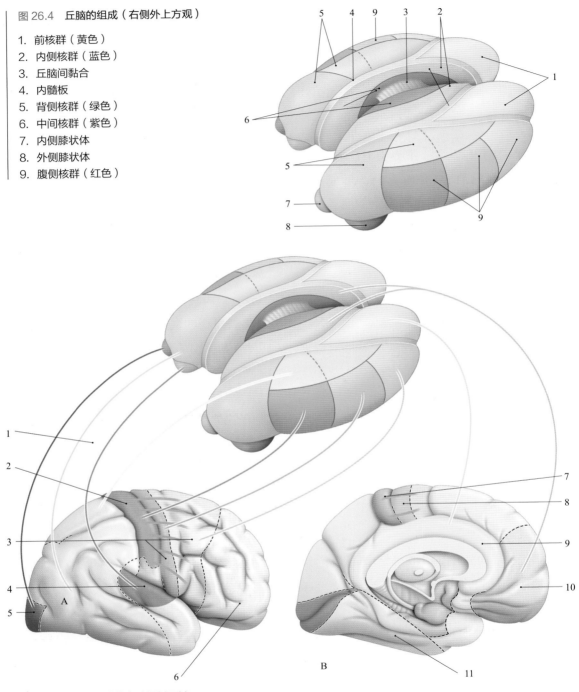

图 26.5　丘脑核群的大脑投射区域

A. 大脑的外侧面观
B. 大脑的内侧面观

1. 感觉区
2. 顶副区
3. 运动区
4. 听觉区
5. 视觉区
6. 额区
7. 感觉区
8. 运动区
9. 边缘叶
10. 额区
11. 颞副区

②背侧丘脑前核群主要负责将边缘系统的信息传递到大脑皮质。这似乎与记忆和注意力相关。

- 传入神经纤维来源于通过乳头丘脑束的同侧乳头核团和通过穹隆的皮质 - 丘脑纤维。
- 传出神经纤维投射至扣带回、海马旁回和内嗅回的皮质。

（3）背侧丘脑的腹侧核群（图 26.6）

它们可以细分为腹前侧核群、腹外侧核群和基底腹侧核群。

①腹前侧核群：由大细胞部分和主体部分组成。参与控制躯体内侧部分的半随意运动和随意运动。连接纹状体，接受来自黑质的苍白球纤维和来自脑干的网状结构的纤维。投射到前运动皮质（第 6 区）和脑岛回的皮质。

②腹外侧核群：包括腹前外侧核和腹后外侧核。它们与相邻的背侧丘脑核团连接，并接受来自以下核团的神经纤维。

- 小脑（对侧的齿状核、栓状核）和苍白球。
- 同侧的红核（红核 - 丘脑纤维）。

它们经过内囊，向初级运动皮层（第 4、第 6 区）发出纤维。

③基底腹侧核群：包括腹后外侧核和腹后内侧核。

- 腹后外侧核接受内侧丘系和脊髓丘脑束的神经纤维。
- 腹后内侧核接受发自头部、面部和口部的三叉 - 丘脑束的感觉神经纤维以及发自孤束核的味觉神经纤维。

- 基底腹侧核群向中央后回的皮质（第 1、2 和 3 区）发出神经纤维，途经内囊后肢。
- 基底核的躯体特定区如下。
  - 躯体的颈部区域对应其内侧部分。
  - 躯体的骶骨区域对应其外侧部分。
  - 胸部及腰部区域投射至其背侧部分，而肢体的远端对应其腹侧部分。

（4）背侧丘脑的背侧核群

①包括：背外侧核，后外侧核，前、下、外和内侧的丘脑枕核。

②系统化：背侧丘脑与其他丘脑核团、内侧和外侧膝状体核团相连。

- 背外侧核投射至颞叶、下顶叶和扣带回。
- 后外侧核投射至中央后回后方的下顶叶。
- 丘脑枕核接受发自上丘的神经纤维。它们的神经纤维投射至枕叶视觉区、顶叶和颞叶。

（5）背侧丘脑的内侧核群

①包括如下。

- 腹内侧核。
- 背内侧核，它可以细分成 3 个部分：外侧小细胞部、内侧大细胞部和板旁部。

②系统化（图 26.7 和 26.8）：背侧丘脑的内侧核群参与整合大量的嗅觉、内脏感觉和躯体感觉的冲动。

- 传入神经发自杏仁体和额叶皮质（第 4、6、9 和 32 区），途经纹状体。
- 传出神经投射至下丘脑核团和其他的背侧丘脑核团。

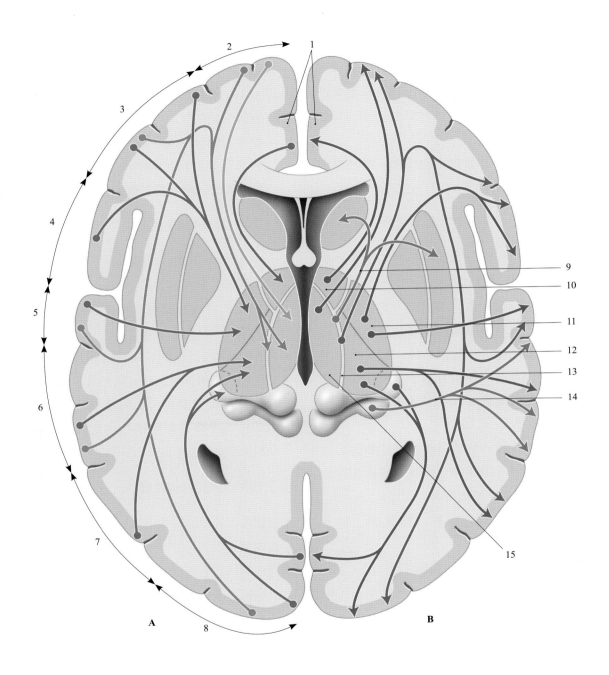

图 26.6　背侧丘脑与大脑联系的示意图（根据 Nieuwenhuys 的图绘制）

A. 传入纤维
B. 传出纤维

1. 扣带回
2. 眶回
3. 额回
4. 中央前回
5. 中央后回
6. 颞回
7. 顶回
8. 枕回
9. 丘脑纹束
10. 前核群
11. 腹侧核群
12. 背侧核群
13. 丘脑板内核
14. 听觉传导通路
15. 内侧核群

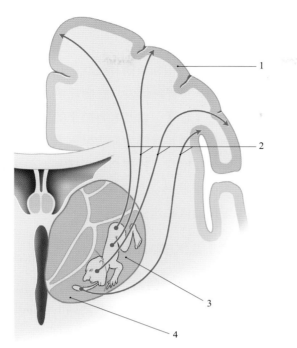

图 26.7　背侧丘脑腹侧核群的皮质投射：躯体感觉

1. 大脑皮质
2. 丘脑皮质束
3. 腹后外侧核
4. 腹后内侧核

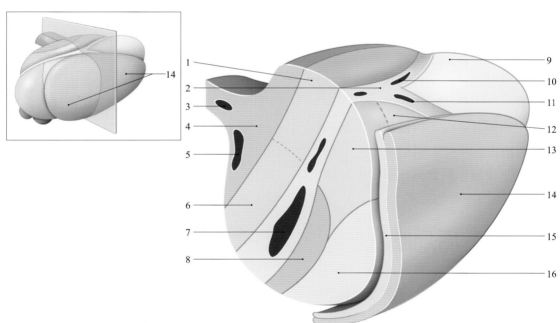

图 26.8　背侧丘脑的板内核和附属核（横切面的前部：后外侧观）

1. 背内侧核	5. 室旁核	9. 前核群	13. 背后外侧核
2. 内髓板	6. 腹内侧核	10. 中央内侧核	14. 网状核
3. 联合核	7. 中央正中核	11. 中央外侧核	15. 外髓板
4. 内侧核	8. 腹后内侧核	12. 背外侧核	16. 腹后外侧核

（6）背侧丘脑的中央核群

①包括如下。

- 带旁核，正对背侧丘脑的髓纹。
- 前室旁核和后室旁核，位于第三脑室壁上。
- 联合核，位于丘脑间黏合。
- 菱脑连接核，正对第三脑室，在内侧中央核下方。

②系统化

- 传入神经纤维发自脑干网状结构和下丘脑的网状结构。
- 传出神经纤维投射到大脑皮质。

（7）背侧丘脑的板内核群

位于背侧丘脑的内侧髓板内。它们在投射至相关脑分区时具有兴奋大脑皮质的作用。

①中央外侧核：位于内髓板的外侧部分。它投射至顶叶皮质和颞叶皮质。

②中央内侧核：位于内髓板的内侧部分。它投射至眶额区和额前区。

③中央正中核：是背侧丘脑板内核群中体积最大的，在人类高度发达。位于背侧丘脑的中间 1/3。

它与相邻核团和纹状体相关联。

- 传入神经纤维发自脊髓丘系、内侧丘系、三叉丘系，以及来自脑干的网状结构。
- 传出神经纤维发向大脑基底神经节。

④旁正中核：投射至枕额区和额前区。

⑤旁束状核：位于反射束旁。其纤维投射至运动区和运动前区。

（8）背侧丘脑的副核

①背侧丘脑的网状核：形成一个位于背侧丘脑外髓板与内囊后肢之间的体细胞层。

所有皮质 – 丘脑纤维和丘脑 – 皮质纤维都通过背侧丘脑网状核和内囊。

网状核纤维投射至背侧丘脑的后部。

如同网状结构一样，它参与觉醒和注意力的调节。

②背侧丘脑的后核群：位于丘脑枕后的这个复合性的细胞团块包含界核和膝上核。

它们接受脊髓丘脑束和上、下丘的神经纤维。

第二节　后丘脑

后丘脑是间脑位于每侧背侧丘脑后下部的结构，主要由对称的外侧膝状体和内侧膝状体组成。

1. 后丘脑的界线（图 26.9）

后丘脑均位于大脑脚的外侧面。

- 界线如下。
- 上，以丘脑枕为界。
- 前，以视束根为界。
- 后，以上、下丘以及上、下丘臂为界。
- 后丘脑向下延伸至丘系三角。

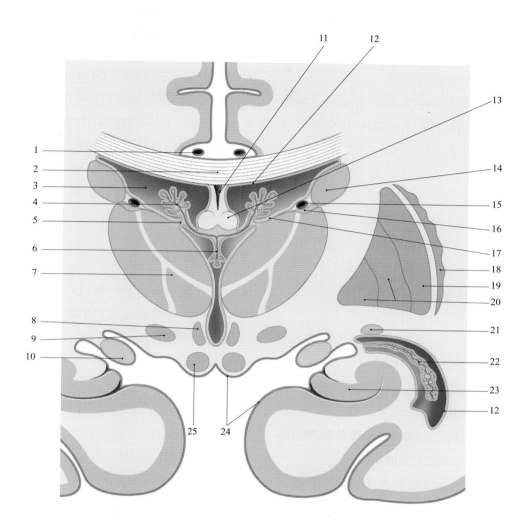

图 26.9　间脑（经过乳头体的冠状切面）

1. 胼胝体周围动脉
2. 胼胝体
3. 侧脑室体部
4. 侧脑室的脉络膜丛
5. 丘脑带
6. 第三脑室的脉络膜丛
7. 丘脑

8. 乳头丘脑束
9. 丘脑底核
10. 视束
11. 透明隔
12. 室管膜
13. 穹隆柱
14. 尾状核的体

15. 丘脑纹静脉
16. 终纹
17. 固定板
18. 外囊
19. 壳
20. 苍白球
21. 尾状核的尾

22. 侧脑室的颞角（下角）和脉络膜丛
23. 海马
24. 软脑膜
25. 乳头体

2. 外侧膝状体

位于丘脑枕的后下部。

其中含有外侧膝状体的背侧核，是光学神经冲动至枕区皮质（第 17 区）传导通路上的换元中心。

（1）形态学

在前后轴上呈鹅蛋形分布。

①下表面有一个缺口，即门。门止于上丘的神经纤维的进入点。

②前端接受视束的外侧根。

③后端通过上丘臂连接至同侧上丘。

（2）核群

外侧膝状体核群由 2 个核团组成，即背侧核和腹侧核（图 26.10）。

①外侧膝状体的背侧核：由被白质分隔的灰质板组成，形成板内区。

这些灰质板向背侧表面突起。猴的灰质板数量为 6 个；人类更多（7~8 个），形态也更为复杂。

从底面开始逐层区分如下。

- 浅表面的颗粒细胞层由大量的小细胞组成。
- 大细胞层对应灰质板的第 1 和第 2 层。它们与大面积的视网膜相关联。
- 小细胞层对应灰质板第 3~6 层（甚至第 8 层）。它们与黄斑中心凹附近聚集的一小块面积的视网膜相关联。

②外侧膝状体的腹侧核：或称膝状体前核，位于丘脑枕下核下方的最浅层。

3. 内侧膝状体

位于丘脑枕的后下部。

内侧膝状体对应着内侧膝状体核，是听觉传导通路至皮质的换元中心。

（1）形态学

内侧膝状体颜色为浅灰色，比外侧膝状体小。它位于上丘臂的下方。

①前端接受视束的内侧根。

②后端通过下丘臂连于同侧下丘。

③在胎儿，内侧膝状体通过不恒定的白色束带连接在一起，即膝状体间板。

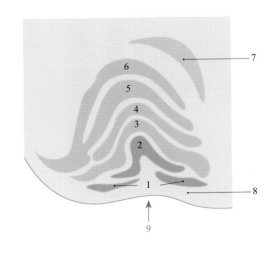

图 26.10　外侧膝状体核的板层（横切面）

1~6. 外侧膝状体的板层

7. 膝前核

8. 带层

9. 门

（2）核群

内侧膝状体由 3 个核团组成，即腹侧核、背侧核和内侧大细胞核。

①腹侧核投射至初级听觉皮质。

②背侧核：投射至位于初级听觉皮质上方的听觉区。

③内侧大细胞核：大部分投射至听觉区皮质、岛叶皮质和鳃盖周围皮质。

第三节　上丘脑

上丘脑是间脑最背侧的部分，包括 6 个结构：缰核、缰连合、后连合、顶盖前区、连合下器和松果体。

（1）缰核

缰核是小的圆形成对凸起。它位于缰三角的后外侧部。

缰三角是一个三角形的小凹陷。

● 外侧缘对应缰沟，分隔丘脑枕。

● 后缘为缰连合。

● 内侧缘为丘脑髓纹向后的延伸。延续至松果体脚。

在缰三角下是缰内核和缰外核，它们组成嗅觉通路至中脑的换元中心。

（2）缰连合

形成连接左右缰核的束带，从松果体凹陷上通过。缰核的髓纹纤维在此交叉后穿过缰连合。

缰连合还包含从顶盖前核、间质核和间质前核发出的神经纤维。

（3）后连合（或上丘脑连合）

这个神经纤维束带连接左、右上丘。

后连合位于中脑和间脑的交界处，交叉穿过松果体脚的下根。

它包含发自顶盖前核、间质核和间质前核的神经纤维。

（4）顶盖前区

构成间脑和中脑之间的过渡区域。

①界限如下。

● 前方及内侧，为后连合。

● 后方，为上丘。

● 上方，为背侧丘脑。

②顶盖前核包括如下。

● 视束核。

● 前顶盖前核。

● 后顶盖前核。

● 橄榄顶盖前核。

③系统化如下。

● 传入神经发自视束。

● 传出神经汇入动眼神经副核，顶盖前区组成瞳孔对光反射的中心。

（5）次级连合器

由圆柱形和纤毛状的室管膜细胞组成。位于中脑水管背侧面和后连合之间。涉及神经 - 内分泌和神经 - 分泌功能。

（6）松果体（大脑松果体）

松果体是参与调节垂体前叶和褪黑素合成的丘脑的腺体结构。

它位于上丘之间，丘脑枕和胼胝体压部的下方。含大脑大静脉的脉络丛顶将松果体与胼胝体分隔开。

①形状：松果体呈卵圆形，灰红色。平均

> 松果体瘤是松果体腺的肿瘤，导致 Parinaud 综合征（又称上丘脑综合征、中脑顶盖综合征、上仰视性麻痹综合征），压迫后连合和上丘（眼的垂直随意运动麻痹，趋同障碍）。中脑导水管受到压迫会导致脑积水（图 26.11）。

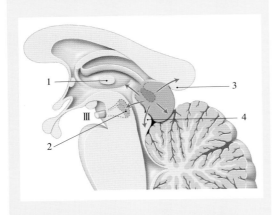

图 26.11　**松果体瘤（被压部的周围结构）**

1. 丘脑　　　　　3. 胼胝体的压部
2. 动眼神经核　　4. 下丘

长约 8mm，宽约 5mm，重约 0.2g。体积在 7 岁前一直增加，其后逐渐退化。

它可被分为上下两根的脑脚固定于第三脑室穹顶，被第三脑室松果体陷窝分隔；上根与缰连合连接，下根与上丘脑连合

连接。

②结构：由软膜的结缔组织囊包绕，被发自组织囊的结缔组织间隔分为小叶。血管穿过间隔。松果体的实质由被中央胶质细胞分隔的松果体内分泌细胞（或松果体细胞）束带和松果体内神经细胞构成。20 岁以后，松果体有时会包含钙和镁的沉积物，即砂体。

> 中老年人松果体的钙化可以解释褪黑素（嗜睡的激素）的减少，以及由此导致的失眠。

③系统化（图 26.12）：松果体间接地接受发自小脑幕内的直窦壁的神经纤维。这些节后神经纤维发自颈静脉上方的颈上神经节。它们形成连接神经，并通过缰松果体束汇入缰核群。

松果体同样接受来自嗅脑、下丘脑和海马（视交叉上核）的神经纤维。

松果体腺发出连接缰 – 脑脚间束的神经纤维。

有报道说，在胎儿，在此神经上面及背面有连接神经节；同样，松果体神经也加入后连合。

④功能：有些人认为松果体是爬行动物第三背眼的退化器官，通常认为松果体是一种内分泌调节腺体，涉及垂体、胰腺、甲状旁腺、肾上腺和性腺的功能。

松果体主要是通过分泌激素发挥其抑制作用。这个效果可以是直接的，也可以通过促垂体释放激素而间接完成。

松果体也分泌酶和以血清合成的褪黑素。夜间释放的褪黑素参与调解昼夜节律周期。它的活性在黑暗（夜间）时最高。

松果体是一个中介结构，一边是视觉通路和交感通路，另一边是顶核和脊髓胸段的中间外侧柱。

褪黑素的分泌周期同样与交感神经释放的儿茶酚胺相关。

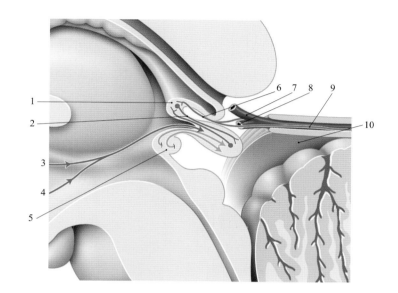

图 26.12　松果体的示意图

1. 缰体
2. 缰松果体束
3. 视上核发出的神经纤维
4. 脑垂体发出的神经纤维
5. 后连合
6. 连接神经
7. 大脑内静脉
8. 大脑大静脉
9. 直窦
10. 已切开的小脑幕

第四节　底丘脑

底丘脑是位于背侧丘脑腹侧与中脑被盖之间的间脑的过渡区，在下丘脑的外侧面和内囊的内侧面之间。

底丘脑由被许多神经纤维分隔的核团组成。这些核团包括背侧丘脑下核、未定带和区域周围核群。

（1）背侧丘脑下核

是位于底丘脑下部的椭圆形核团。对应的边界如下。

● 后方，黑质的上端和红核的上缘。

● 外侧，将其与纹状体的苍白球分开的内囊。

● 上方，将其与背侧丘脑分开的未定带。

● 内侧，下丘脑。

背侧丘脑下核有许多连接，其中最重要的是与苍白球的连接。

这是四肢和躯干扭转运动时平衡的控制中枢。

背侧丘脑下核对苍白球有抑制调节作用。

（2）未定带（图 26.13）

未定带对应于背侧丘脑下方的一个薄核。由丘脑束与背侧丘脑分隔。对应于背侧丘脑网状核的松散部分。接受中央前回皮质的神经纤维。

（3）区域周围核群（H）

这些核团被分为 3 组，即 H 区、H_1 区和 H_2 区，它们包括同名核群。

① H 区：位于未定带和下丘脑之间，包含豆状袢和豆状束的神经纤维。

② H_1 区：位于背侧丘脑和未定带之间，有豆状束、豆状袢、同侧的齿状 – 丘脑神经纤维和红核 – 丘脑神经纤维以及对侧的丘脑 – 纹状体神经纤维通过。

③ H_2 区：位于未定带和底丘脑核之间，包含豆状束。

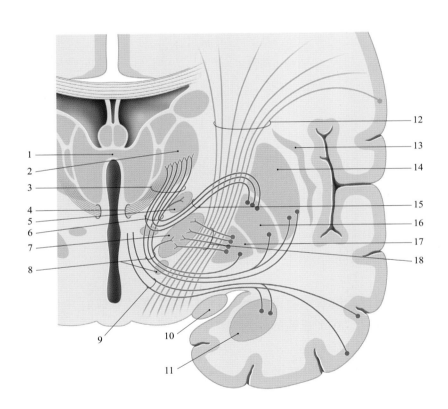

图 26.13　底丘脑的示意图（冠状切面）

1. 丘脑间黏合	6. H 区	11. 杏仁体核	16. 苍白球外侧部
2. 丘脑的外侧核群	7. 底丘脑核	12. 内囊	17. 苍白球内侧部
3. H_1 区和豆脑束	8. 豆状袢和它的核	13. 屏状核	18. 底丘脑束
4. 齿状丘脑束和红核丘脑束	9. 脚间袢和脚间束	14. 壳	
5. 未定带	10. 视束	15. H_2 区和豆状束	

第五节　下丘脑

下丘脑位于间脑前下部，组成第三脑室的底面和侧壁；通过神经垂体（垂体后叶）向下延伸（图 26.14）。

下丘脑的体积比较小，被描述为"一个拇指的指甲盖就可以覆盖它"（H. Cushing）。

下丘脑是一个核团复合体，在新陈代谢、内分泌和许多基础的功能调节中起到基础性的神经内分泌作用。

1. 边界及毗邻

下丘脑有两个游离面，其边界与背侧丘脑和底丘脑相延续。

（1）内面

形成第三脑室侧壁的前部。

（2）外面

对应第三脑室的底部。

①中央部是一个突出的部分，即灰结节。它向前延伸为神经垂体的漏斗部。由灰质组成。

②后部是两个圆形凸起，即乳头体。

③前部由视交叉形成。

（3）边界

①前界由终板和前连合组成的额状面构成。

②后界对应于乳头体通过的额状面，毗邻底丘脑。

③上界对应于分隔背侧丘脑和下丘脑的横断面。有下丘脑沟，其在中脑导水管入口处延伸为室间孔。

④下界对应漏斗隐窝。

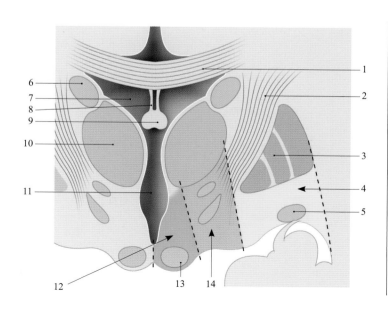

图 26.14　间脑的组成（冠状切面）

1. 胼胝体
2. 内囊
3. 豆状核
4. 内囊的豆下部
5. 尾状核的尾
6. 尾状核的头
7. 侧脑室
8. 透明隔和它的腔
9. 穹隆柱
10. 丘脑
11. 第三脑室
12. 下丘脑
13. 乳头体
14. 底丘脑

2. 分区和下丘脑核群

（1）下丘脑的形态分区

下丘脑被矢状面分为室旁区、内侧区和外侧区3个区。这种分区主要是形态学上的。事实上，每个区可以含有特定的核团，也可以含有不同的核群或核团的一小部分。因此，视前核可以出现于室旁区和内侧区。

（2）下丘脑的功能分区

下丘脑按照相似功能核团的组成来分区（图 26.15~26.19）。

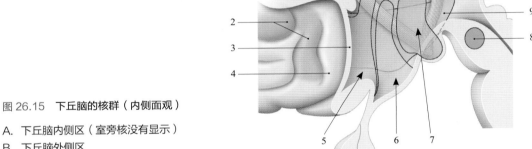

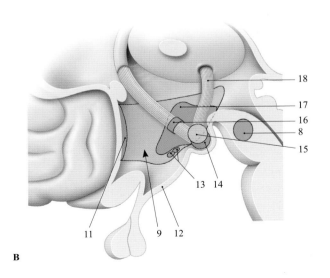

图 26.15 **下丘脑的核群（内侧面观）**

A. 下丘脑内侧区（室旁核没有显示）
B. 下丘脑外侧区

1. 穹隆
2. 胼胝下区
3. 终板
4. 旁终回
5. 下丘脑嘴区
6. 下丘脑中间区
7. 下丘脑后区
8. 红核
9. 下丘脑外侧区
10. 下丘脑背侧区
11. 视前区
12. 正中隆起
13. 结节外侧核
14. 乳头外侧核
15. 乳头内侧核
16. 穹隆外侧核
17. 结节乳头核
18. 乳头丘脑束

①下丘脑嘴区：位于视交叉上方，附着于终板，包括如下。

- 下丘脑前核。
- 腹侧室旁核。
- 下丘脑间质前核。
- 视前外侧核、视前内侧核、视前中间核和室旁核。
- 下丘脑室旁核。

- 交叉上核。
- 视上核由背外侧部、背内侧部和腹内侧部3部分组成。

②下丘脑背侧区：是下丘脑的最背侧部分，包括如下。

- 脚间核，附着于苍白球的内侧缘。
- 豆状袢的核，位于豆状袢。

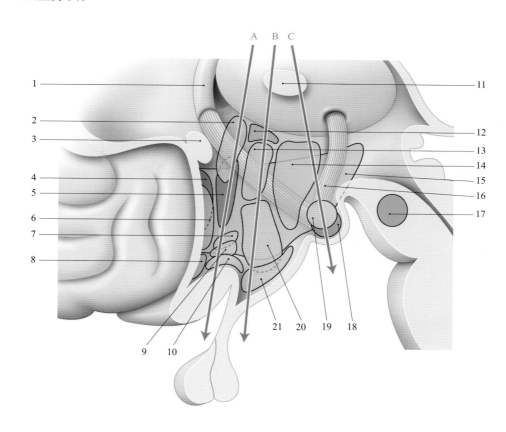

图 26.16　下丘脑核团（室旁核没有显示）（内侧面观）

A，B 和 C 分别对应图 26.17、26.18 和 26.19 的切面水平

1. 穹隆柱	7. 视上背外侧核	13. 背内侧核	19. 乳头内侧核
2. 室旁核	8. 交叉上核	14. 下丘脑后核	20. 腹内侧核
3. 前连合	9. 视上背内侧核	15. 下丘脑外侧区	21. 弓状核
4. 视前外侧核	10. 视上腹内侧核	16. 乳头丘脑束	
5. 下丘脑前核	11. 丘脑间黏合	17. 红核	
6. 视前内侧核	12. 下丘脑背侧区	18. 乳头外侧核	

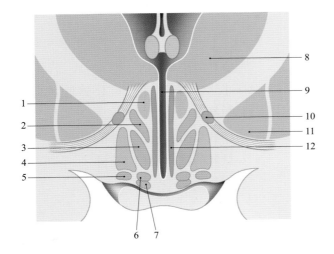

图 26.17　下丘脑前部的冠状切面

1. 穹隆柱
2. 室旁核
3. 下丘脑前核
4. 下丘脑外侧区
5. 视上背外侧核
6. 视上背内侧核
7. 视上腹内侧核
8. 丘脑
9. 第三脑室
10. 豆状袢的核
11. 苍白球
12. 室周核

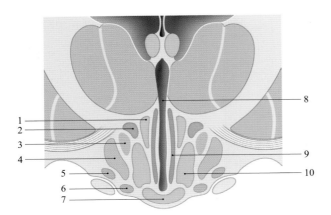

图 26.18　下丘脑中部的冠状切面

1. 背内侧核
2. 下丘脑背侧区
3. 穹隆柱
4. 下丘脑外侧区
5. 视上外侧核
6. 视上内侧核
7. 弓状核
8. 第三脑室
9. 室周核
10. 腹内侧核

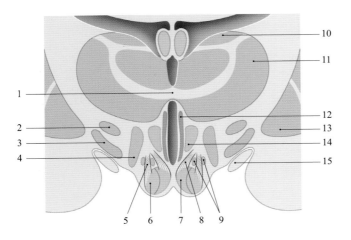

图 26.19　下丘脑后部的冠状切面

1. 丘脑间黏合
2. 下丘脑核
3. 大脑脚
4. 下丘脑外侧区
5. 穹隆柱
6. 乳头外侧核
7. 乳头内侧核
8. 乳头丘脑束
9. 穹隆周围核
10. 丘脑前核
11. 丘脑背侧核
12. 室周核
13. 苍白球
14. 下丘脑后核
15. 视束

③下丘脑中间区：位于前区、外侧区、后区之间，包括如下结构。

- 下丘脑背核。
- 背内侧核。
- 弓状核（也称半月核或漏斗核），位于漏斗下方，并延伸至正中隆起的下方。
- 室周后核。
- 腹内侧核，其位于视交叉的后方。

④下丘脑外侧区：位于穹隆和乳头丘脑束的外侧，包括如下结构。

- 视前区，位于终板旁。
- 结节外侧核群，位于视交叉后，在中间内侧区的外侧。
- 穹隆周围核。
- 结节-乳头核。

⑤下丘脑后区：是下丘脑最大的部分，包括如下结构。

- 乳头前背侧核和腹侧核。
- 乳头外侧核和内侧核。
- 乳头上核。
- 下丘脑后核。

3. 系统化

下丘脑被认为是"自主和内分泌的脑"，与中枢神经系统的许多结构有联系，通过自主神经系统与内脏相关联，与感觉器官也有联系。

这些连接是通过中间内侧束、已明确的神经束和未明确的神经束完成的。

这些常常有往复的神经通路，由传入和传出神经纤维组成（图 26.20）。

（1）端脑内侧束

此矢状和旁正中神经束由传入、传出神经纤维构成。

它将下丘脑嘴区与额区（6、8、10区）、眶区（13 区）及嗅区相连。

端脑内侧束由前连合的上部组成，它们是发自隔区的神经纤维。

端脑内侧束在旁正中矢状方向上接受发自背侧丘脑、底丘脑区、杏仁核和钩回皮质的神经纤维。

端脑内侧神经束包含长纤维和短纤维，它们终止于中脑被盖和中脑导水管周围的灰质，是控制内脏自主神经感觉的通路。

（2）终纹的纤维

这些有髓鞘的纤维将杏仁体与下丘脑及同侧、对侧的终板旁回联系起来。

它们从杏仁体发出，首先到侧脑室颞角的顶，然后屈曲延伸至尾状核尾部的内侧面，靠近其与背侧丘脑的连接处。最后，这些纤维向下移行到侧脑室中央部的底面，占据了分隔尾状核和背侧丘脑的脑沟。

它们向下接近室间孔，到达前连合，在此发散为神经束分布至以下区域。

- 杏仁体和对侧终纹。
- 视前区和下丘脑前区。
- 通过丘脑髓纹，分布至背侧丘脑和缰体。

（3）穹隆纤维

穹隆纤维连接海马与乳头体。

穿隆纤维自海马体发出，向背侧移行在第三脑室顶形成弓状连合。其后加入前连合，分为连合上束、连合束和连合下束3束。

部分连合上束和连合下束纤维穿过胼胝体下区，止于下丘脑的视前核、下丘脑前核、前穿质和终板旁回。

（4）视上连合

视上连合有两支，即腹侧视上连合和背侧视上连合。

①腹侧视上连合：连接内侧膝状体。越过视交叉和背侧视上连合的正中线。

②背侧视上连合：连接苍白球和对侧底丘脑核。越过视交叉上的正中线。

（5）乳头被盖束

乳头被盖束是狭窄的传出纤维束，从乳头体外侧核发出，向背侧移行，途中与乳头丘脑束伴行，然后屈曲向下移行，到达中脑顶盖背侧核、腹侧核以及网状结构。

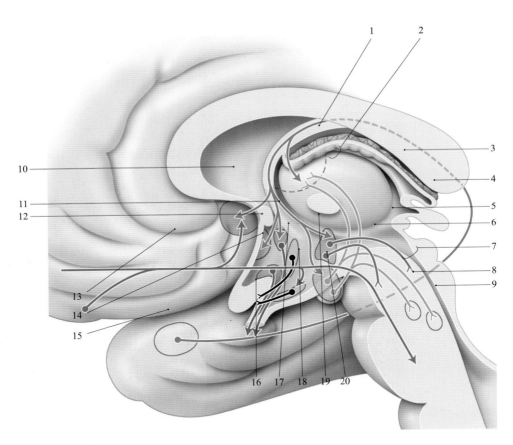

图 26.20　下丘脑全面观

1. 丘脑的前核群	6. 下丘脑网状纤维	11. 室旁核	16. 传向神经垂体
2. 乳头丘脑束	7. 乳头被盖束	12. 视前核	17. 下丘脑背内侧和腹内侧核群
3. 缰	8. 被盖腹侧束	13. 端脑内侧束	18. 弓状核
4. 松果体	9. 被盖背侧束	14. 视上核群	19. 下丘脑后核
5. 背侧终束	10. 胼胝下区	15. 杏仁体核	20. 乳头体核

（6）乳头丘脑束

乳头丘脑束是较厚的一束，连接乳头体内侧核至丘脑前核。它与投射至扣带回的神经元形成突触。

乳头丘脑束参与情绪和一般情感行为。它是 Papez 环（边缘环路）的一部分。

（7）下丘脑垂体束

下丘脑垂体束由无鞘神经纤维组成，连接下丘脑与垂体后叶。

这些神经纤维包含视上－垂体纤维束和室旁－垂体纤维束，数量约为 10 万个。

它们的胞体位于视上核和室旁核。

这些纤维携带储存于垂体后叶的下丘脑激素（催产素和血管加压素）。

（8）室周纤维

室周纤维连接下丘脑核群至背侧丘脑内侧核群及中脑。它们垂直或斜向移行，位于第三脑室壁室管膜的底面。其中脑部分构成背侧纵束。

（9）背侧（后侧）纵束

背侧纵束位于中脑导水管周围灰质，由传入、传出神经纤维组成。

背侧纵束连接下丘脑后核群、网状结构以及脑干上的不同核团。

- 动眼神经副核（瞳孔缩小）。
- 涎核（唾液分泌）。
- 泪腺核（泪液分泌）。
- 迷走神经背核。
- 三叉神经核（咀嚼）。

- 疑核（吞咽）
- 舌下神经核（舔）。
- 控制循环、呼吸和营养的脑干的生命中枢。

背侧纵束及乳头被盖束，同样向下丘脑传导自主神经系统携带的体表神经冲动（如性感带）。

4. 功能

（1）自主神经系统

①下丘脑嘴区对于副交感神经系统有兴奋作用。

②下丘脑后区和外侧区对交感神经系统有兴奋作用。

（2）下丘脑的调控

它通过两条通路进行调控。

①下丘脑－垂体束：轴突发自大细胞神经元，向下至神经垂体，分泌抗利尿激素（血管加压素）和催产素。这些激素储存在囊泡里，即神经内分泌累积，会导致神经垂体膨大。这些激素在垂体的毛细血管中释放。

②结节－漏斗束：轴突发自小细胞神经元、视上核、视前核、室旁核、腹内侧核和弓状核。它们调节腺垂体激素的合成和释放。

（3）水的调控

下丘脑通过合成血管加压素或抗利尿激素来调控水平衡，调节机制是双向的。

- 当机体缺水时，血容量减少，盐浓度升高。下丘脑对钠浓度很敏感，其后释放血管升压素作用于肾脏。这会减少尿量，形成水液潴留。

- 当血容量和血压降低时，肾脏会分泌名为肾素的酶，它能将肝脏产生的血管紧张素原转变为血管紧张素 I，之后转变为血管紧张素 II 被穹隆下器检测到，刺激下丘脑。

（4）食物摄入的调控

下丘脑的两个核群参与调控食欲。
①腹内侧核：抑制食欲，两侧受损伤会导致进食过多、肥胖和有攻击性行为。
②下丘脑外侧核：引导食欲，此区域的抑制会导致饥饿和恶病质。

通常认为，厌食症患者体内含有高水平的血清素，其为下丘脑外侧核的抑制剂。

（5）体温调控

①下丘脑前部：调控和维持体温。它可以刺激皮肤的血管扩张和排汗，以便降低躯体的温度。

②下丘脑后部：有助于产生和保持热量。它可以刺激血管收缩。

（6）觉醒、睡眠昼夜节律的调控

几乎所有生物都有昼夜节律性（或生物钟），其调控生理活动适应一天 24 小时的黑暗与光明的交替变化。

在人类，视上核通过与松果体的连接参与觉醒、睡眠周期的调节。下丘脑后区与觉醒相关。

因此，这些区域的破坏会导致嗜睡。

（7）性行为的调控

下丘脑分泌许多激素刺激垂体或储存于其中。

（8）情感和行为

外侧核和腹外侧核与边缘系统及额叶前皮质共同参与情绪的调节。

下丘脑通过其周围的连接，承载情感的自主神经传导（引起心率加快、出汗、皮肤充血、胃蠕动增强等）。

第二十七章 垂体

> 垂体是通过漏斗脚附于下丘脑漏斗部的内分泌腺。
>
> 它有两叶，在器官发生和生理学上有所不同：一个是腺垂体或称前叶，另一个是神经垂体或称后叶。垂体是下丘脑的延伸。

垂体被认为是激素分泌的"总指挥"，通常其涉及三类疾病：

• 分泌功能亢进综合征，如肢端肥大症、催乳素瘤（闭经泌乳综合征）；

• 分泌功能减退综合征，如垂体功能不全综合征（如席－汉综合征）；

• 非分泌性肿瘤（如嫌色性腺瘤）。

第一节 形态学

参考图 27.1 和 27.2。

1. 大小

垂体呈卵圆形，长约 15mm，高约 60mm，厚约 10mm。它重约 0.35g（腺垂体占 75%，神经垂体占 25%）。

图 27.1 大脑的正中矢状切面和颅前窝（内侧面观）

1. 前连合
2. 穹隆
3. 丘脑
4. 第三脑室的脉络膜顶
5. 后连合
6. 松果体
7. 下丘脑
8. 乳头体
9. 鞍膈
10. 垂体
11. 视交叉
12. 蝶窦

2. 毗邻关系

垂体被源自硬脑膜的纤维鞘包裹，位于蝶鞍的垂体窝。

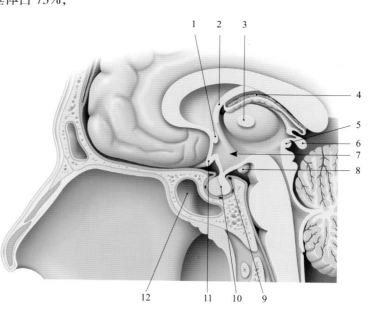

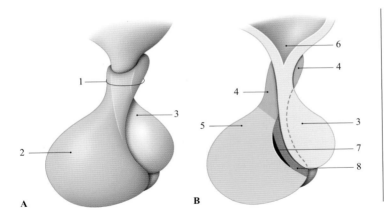

图 27.2　垂体的各部分

A. 外侧面观
B. 正中矢状切面

1. 垂体脚
2. 腺垂体
3. 神经垂体
4. 结节部
5. 远侧部
6. 下丘脑的漏斗
7. 垂体窗
8. 中间部

（1）前壁、下壁和后壁

　　垂体的前、后、下壁均与被硬脑膜覆盖的垂体窝的相对应的壁相邻，硬脑膜同时覆盖连接两侧海绵窦的海绵间窦。

（2）侧面

　　侧面毗邻海绵窦的内侧壁及其内容物（颈内动脉和颈动脉丛，第 III ~ VI 对脑神经）（图 27.3）。

（3）上面

　　上面被鞍膈覆盖，垂体脚穿过鞍膈。视交叉位于鞍膈之上，垂体脚前方。

　　垂体肿瘤，如颅咽管瘤的生长，会使蝶鞍变大压迫到视交叉，引起视野缺损（偏盲）和眼底问题（视神经萎缩）。

3. 血供

　　垂体的血供丰富，有垂体上动脉和垂体大动脉两支。

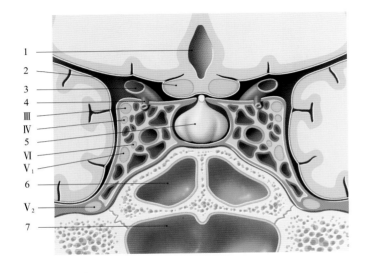

图 27.3　海绵窦的冠状切面（后面观）

1. 第三脑室
2. 视交叉
3. 颈内动脉
4. 后交通动脉
5. 垂体
6. 蝶窦
7. 鼻咽

（1）动脉

垂体每侧血供来自一支垂体下动脉和几支垂体上动脉。

①垂体下动脉（图 27.4）：发自颈内动脉的海绵窦部。分为内侧支和外侧支，二者在垂体脚后方吻合，形成围绕神经垂体的动脉环。

大脑动脉环及其分支与汇入神经垂体的毛细静脉血管网的小动脉分开。

②垂体上动脉：发自颈内动脉的蝶鞍上部，有时发自大脑前动脉。

- 垂体上动脉的上部供给正中隆起和附着于漏斗部的部分。它们的侧支与漏斗部的浅、深静脉丛相吻合。

- 垂体上动脉的下部发出终于垂体小梁的小梁动脉。它们下行：

- 有的穿过垂体脚，供给漏斗部脚和神经垂体。

- 有的到达表面，至垂体前叶。

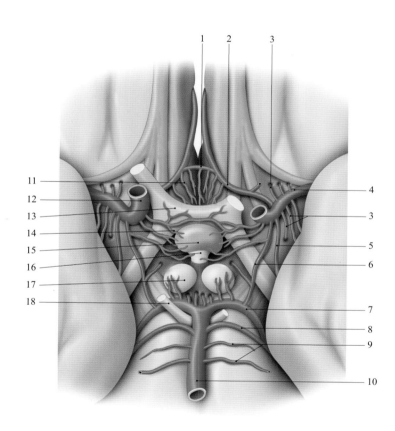

图 27.4 大脑动脉环（大脑底面观）

1. 前交通动脉
2. 大脑前动脉
3. 前外侧中央动脉
4. 大脑中动脉
5. 脉络膜前动脉
6. 后交通动脉
7. 大脑后动脉
8. 小脑上动脉
9. 中脑动脉
10. 基底动脉
11. 前内侧中央动脉
12. 颈内动脉
13. 视交叉
14. 垂体动脉
15. 腺垂体
16. 神经垂体
17. 乳头体
18. 动眼神经

（2）静脉（图 27.5 和 27.6）

①神经垂体的静脉：漏斗部的浅、深静脉丛的流向如下。

- 部分汇入门短静脉和门长静脉。
- 部分至神经垂体的毛细静脉血管网，然后汇入硬脑膜的静脉窦，尤其是蝶鞍的静脉窦。
- 部分进入到第三脑室的静脉网。

②腺垂体的静脉：构成了垂体的门脉系统，其将下丘脑的激素传输至腺垂体。

- 传入静脉包括发自漏斗部浅、深静脉丛的门长静脉和发自垂体脚的门短静脉。

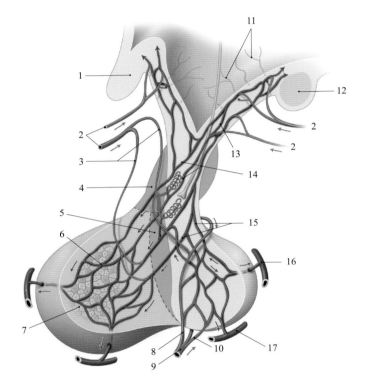

图 27.5　垂体的血供

1. 视交叉
2. 垂体上动脉
3. 小梁动脉
4. 结节部
5. 中间部
6. 窦状小管
7. 内分泌细胞
8. 内侧支
9. 垂体下动脉
10. 外侧支
11. 下丘脑深丛
12. 乳头体
13. 下丘脑浅丛
14. 门长静脉
15. 门短静脉
16. 海绵间后窦
17. 蝶鞍的（静脉）丛

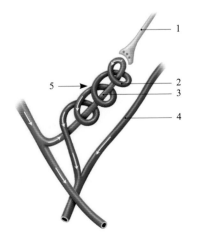

图 27.6　毛细血管的连接以及与神经纤维的关系

1. 神经纤维
2. 毛细静脉
3. 毛细动脉
4. 门长静脉
5. 毛细血管环

门长静脉和门短静脉发出至腺垂体的窦状毛细血管或环状毛细血管，它们包绕且与毛细动脉血管吻合。

- 传出静脉收集腺垂体的窦状毛细血管后汇入垂体下静脉，随后注入硬脑膜的静脉窦。

第二节　腺垂体

腺垂体位于垂体的前部，它调节许多内分泌腺。

1. 组成

由以下 3 个部分组成。

- 结节部，包绕着漏斗脚；结节部和漏斗脚组成了垂体脚。
- 中间内侧部，附着于垂体后叶。
- 远侧部，体积最大，位于上述结构的前方和结节部的下方。

（1）结节部

主要由嗜碱性内分泌细胞组成。它们组成包绕垂体门脉系统的毛细血管的细胞条带。

（2）中间内侧部

人类的中间内侧部不发达，它由嫌色内分泌细胞和嗜碱性内分泌细胞组成。它们分组包绕连接到垂体门脉系统的毛细血管。

有些神经垂体的神经纤维穿过中间内侧部。

中间内侧部泌促黑激素（MSH）。

（3）远侧部

是体积最大的部分，被一个结缔组织囊包绕。有时这里会出现一个虚拟的空隙，即垂体窗，将其与中间内侧部隔开。远侧部由以下部分组成。

- 各种内分泌细胞分组形成的细胞条带。
- 网状纤维网。
- 毛细血管网和窦状血管网。

①嫌色内分泌细胞：它们很难吸收染料，在腺体中均匀分布。在电镜下，它们分为少颗粒内分泌细胞和数量上更多的无颗粒内分泌细胞。

颗粒嫌色内分泌细胞延伸很长，形成了其他细胞的支持网络。

②嗜色内分泌细胞：它们吸收碱性或酸性染料。部分细胞只分泌一种激素，其余的可分泌几种激素。

- 嗜酸性内分泌细胞，在外侧区域较多，包含如下。
  - 生长激素分泌细胞，分泌生长激素（GH/STH），促进骨生长。
  - 催乳素分泌细胞，分泌促进乳汁分泌的催乳素。
- 嗜碱性内分泌细胞，在后－内侧区域较多，包括如下。
  - 促性腺激素分泌细胞，分泌卵泡刺激素（FSH）和黄体生成素（LH）。
  - 促甲状腺激素分泌细胞，刺激甲状腺激

素的合成和释放。

- 促肾上腺皮质激素分泌细胞，分泌促肾上腺皮质激素（ACTH）。

2. 腺垂体的调控

下丘脑的肽类激素，有释放激素和抑制激素，调控垂体内分泌细胞的活动（图 27.7）。

（1）结节 – 漏斗束

下丘脑背内侧核、下丘脑腹内侧核和弓状核的小细胞神经元合成的激素通过结节 – 漏斗束传递。它们在漏斗的初级毛细

管和结节部释放。

这些毛细管通过条带状的室管膜细胞和脑室膜细胞收集来自脑脊液的激素。

这些激素很快通过垂体门脉系统到达腺垂体，其分泌作用于靶器官的激素。

（2）下丘脑激素

①释放素（释放激素）：如下。

- 促甲状腺激素释放激素（TRH），促进甲状腺激素和催乳素的释放。
- 促性腺激素释放激素（GnRH），促进 FSH 和 LH 的释放。

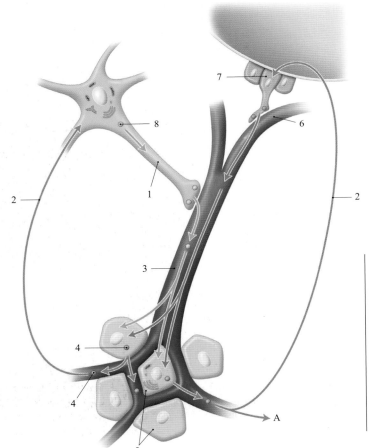

图 27.7　腺垂体的调控

A. 传向靶器官

1. 结节漏斗束神经元的轴突
2. 反馈
3. 垂体门静脉
4. 激素
5. 内分泌细胞
6. 毛细血管
7. 室管膜带状细胞
8. 释放素和他汀类

- 促生长激素释放激素（GRH），促进生长激素（GH/STH）的释放。
- 促皮质激素释放激素（CRH），促进促脂素和皮质激素的释放。

②他汀类激素（抑制激素）：如下。

- 生长激素抑制素（SIH），抑制 GH 和 TRH 的分泌。

- 多巴胺（PIH），由弓状核分泌，抑制催乳素的分泌。

（3）腺垂体和下丘脑的负反馈调节

由靶器官分泌并释放入全身血管系统的特定激素，对垂体前叶和下丘脑有抑制作用。

第三节　神经垂体

神经垂体位于垂体的后部，与下丘脑有形态学和功能上的联系（图 27.8）。

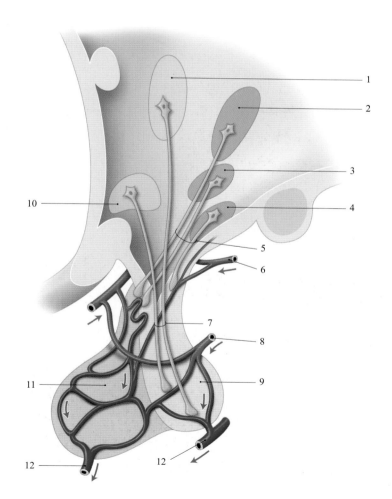

图 27.8　神经垂体：全面观

1. 室旁核
2. 背内侧核
3. 腹内侧核
4. 弓状核
5. 结节漏斗束
6. 垂体上动脉
7. 下丘脑垂体束
8. 垂体下动脉
9. 神经垂体
10. 视上核
11. 腺垂体
12. 蝶鞍的（静脉）丛

1. 组成

神经垂体比腺垂体的体积小，由漏斗部和神经叶组成。

● 漏斗部上部变宽汇入下丘脑。

● 神经叶，或称为神经部，位于腺垂体的后面。

2. 结构

神经垂体由被垂体中央胶质细胞包绕的下丘脑－垂体束的神经纤维组成。

（1）下丘脑－垂体束

由大约 10 万个连接下丘脑和神经垂体的大细胞神经元的无髓鞘的神经纤维组成。

这些神经元的胞体位于下丘脑的视上核群和室旁核群。

这些纤维通过直径 100～200nm 的神经内分泌小体，传输下丘脑激素（催产素和血管加压素）。

这些小体在毛细管周围的轴突的终球水平，形成神经分泌物的累积（图 27.9）。

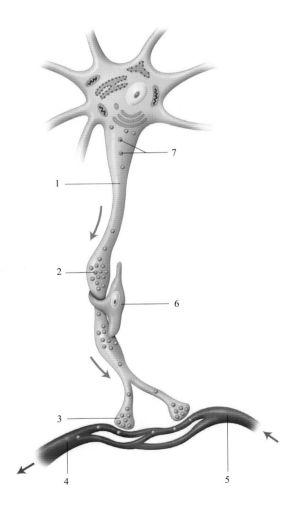

图 27.9　**神经垂体的分泌**

1. 下丘脑垂体束的神经元的轴突
2. 神经分泌物的累积
3. 轴突球
4. 毛细静脉
5. 毛细动脉
6. 胶质细胞
7. 催产素和血管加压素

由催产素和血管加压素形成的神经分泌物很快就会进入循环系统。

（2）垂体中央胶质细胞（垂体后叶细胞）

垂体中央胶质细胞包绕神经元，位于血管窦旁。其细胞质的突起形成微细纤维网。

第二十八章 大脑

大脑是脑最大的组成部分，位于小脑的上方，通过间脑与脑干相连。

作为一个功能极其复杂的器官，大脑是神经冲动接收、整合和发放的主要中心。

大脑代谢活跃，白天和夜晚的耗能大致相等，是耗能最多的器官。

在静息状态下，大脑的耗氧量约占机体总耗氧量的 20%。

脑死亡，也叫大脑死亡，是指采取所有对中枢神经系统功能的治疗性措施下，机体处于完全丧失意识的一种状态。脑死亡仍可以保留一些自主神经功能。

脑死亡的特征表现包括：无自主呼吸，反射消失，瞳孔散大，脑电活动永久性消失。

出现这种不可逆的状态即宣告个体的死亡，这对于器官移植时的任何器官摘取是绝对必要的。

第一节 概述

大脑通过脑膜与颅骨分隔，大脑占据了颅腔的绝大部分，位于颅前窝、颅中窝和小脑幕上方。

大脑由两个对称的部分构成，即左右大脑半球，两者通过胼胝体相连。

每个大脑半球包括（图 28.1 ~ 28.3）：

- 一个空腔，即侧脑室。
- 位于周边的一层灰质层，即大脑皮质。
- 中央的灰质团块，即基底核。
- 中央的白质区域，即半卵圆形的中心，它包绕基底及大脑的相关结构。

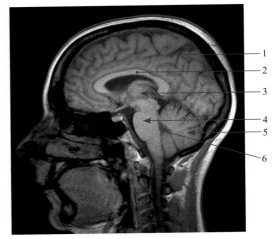

图 28.1　头部 MRI 的正中矢状切面（由 Th. Diesce 博士提供）

1. 大脑半球	3. 间脑	5. 小脑
2. 胼胝体	4. 脑干	6. 第四脑室

图 28.2　头部 MRI 的旁正中矢状切面
（图片由 Th. Diesce 博士提供）

1. 大脑半球
2. 眼
3. 侧脑室
4. 小脑

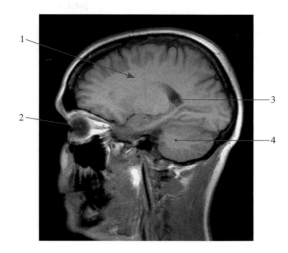

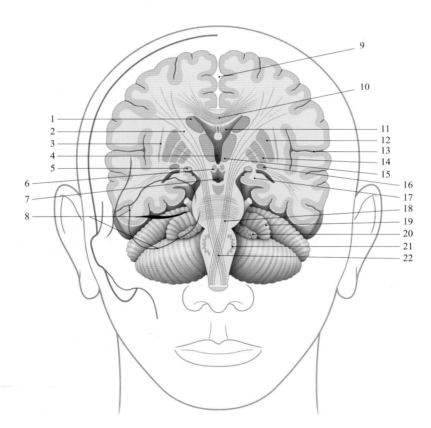

图 28.3　大脑主要结构的局部位置关系：冠状切面的前面观，以及大脑与脑干的斜切面

1. 尾状核的头	7. 脚间窝	13. 外侧沟	19. 绒球
2. 内囊	8. 眶和睑裂	14. 苍白球	20. 第四脑室的脉络膜丛
3. 屏状核	9. 大脑纵裂	15. 丘脑	21. 橄榄
4. 第三脑室	10. 胼胝体	16. 尾状核的尾	22. 锥体交叉
5. 视束	11. 侧脑室	17. 海马	
6. 乳头体	12. 壳	18. 皮质脊髓束	

大脑疾病的发生是频繁的，且具有多样性。可以是创伤性的（如脑震荡）、感染性的（如大脑炎、脑脓肿）、中毒性的（如成瘾）、血管性的（如脑血管栓塞、颅内高压）、肿瘤性的（如胶质瘤、星状细胞瘤、转移性肿瘤）和退行性的（如多发性硬化、阿尔茨海默病）。

1. 外观

大脑呈椭圆形，后端（枕极）的体积比前端（额极）的体积大。

大脑灰白色的外侧面具有褶皱，称为脑沟。蜿蜒的脑沟划分出脑回和脑叶。大脑裂是一个深度的脑沟，分隔大脑半球和脑叶。

2. 大小

（1）质量

大脑重约 1240g（1100~1685g），占体重的 2%。其密度约为 1.03。

（2）大脑大小

长约 16cm，宽约 14cm，高约 12cm。大脑的尺寸与颅腔的体积成正比。

酒精所致的疾病可使大脑的体积变小，并且伴有显著的神经元死亡。

（3）变异

由于个体生理病理状态、年龄、身高和疾病等不同，对大脑功能的测量值都存在差异。

大脑形态学的测量值和个体智力之间具有相关性的理论是无意义的，并且应该被摒弃。该理论由 P. Broca、S. G. Morton、F. Boas 和 C. Lombroso 等在 1861 年提出，是基于颅骨的标本和有争议的方法学。但应强调的是，在 Broca 的晚年，他似乎意识到了自己的错误，他写道："一个博学的人是不能以大脑的尺寸来评估智力高低的。"

值得一提的是，个体发育和群体发育中，在人体颅腔体积相似的情况下，大脑的功能取决于皮质脑回的发展，而不是颅骨。

就像 S. J. Gould 强调的那样："没有人会认为高大的人（包括男性和女性）会比其他人更聪明。"

另外，我们知道，人体大脑功能有差异，在于大脑在形态学和生理学上是相似而非相同的。

这一观点对于大脑来说是很正确的。随着时间和空间的变化，大脑在形态和功能上有着很大的可塑性。

值得一提的是，即使同卵双胞胎，皮质功能区的拓扑结构也有差异。

3. 大脑表面的解剖

颅骨的骨性标志可以用来定位一些大脑的结构。

大脑位于经过颧弓和耳屏的水平面以上。

额叶、顶叶、颞叶和枕叶的大部分区域由同名骨覆盖（图 28.4）。

额极与眉间相对，在鼻根点的上方。

枕极在枕外隆凸点的上方。

外侧沟的位置相当于鼻根点与人字点连

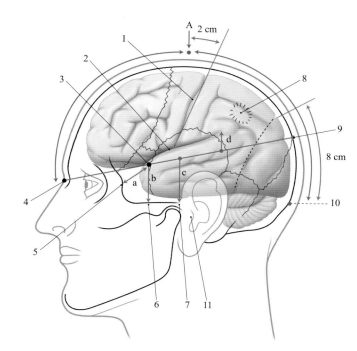

图 28.4　大脑表面的解剖（外侧面观）

A.　鼻根（点）至枕外隆凸弯曲的中点
a.　3cm；b.　4cm；c.　5cm；d.　2cm

1.　中央沟（根据 Poirier 的图片绘制）
2.　外侧沟（根据 Paturet 的图片绘制）
3.　外侧点
4.　鼻根点
5.　颧结节边缘
6.　颧中点
7.　耳前点
8.　顶突起
9.　人字点
10.　枕外隆凸点
11.　耳屏

线的中 1/3 处。其后侧分支的末端位于该连线上方约 2cm 处（Paturet）。

中央沟可以用 Poirier 线粗略地定位。

该线位于冠状面内，相对于 A 点（位于颅顶平分鼻根点 – 人字点弓状线的一点）向后偏 2cm，与鼻根点 – 人字点连线前 1/3 相交。

第二节　大脑半球

大脑正中一矢状位的缝隙，即大脑纵裂，将大脑分为左、右两个半球，大脑镰位于该纵裂中（图 28.5）。

1. 大脑的表面和边界

每侧大脑半球有三面和三边。

● 三面即上外侧面、内侧面和下面。
● 三边即上边界、下内侧边界和下外侧边界。

（1）上外侧面

大脑半球的上外侧面呈凸面，与颅骨相适应。

● 上方借中央沟分为额叶和顶叶。
● 下方有外侧沟的分支。

（2）内侧面

大脑半球内侧面的上缘呈半月形，然后整个平面垂直向下，与大脑镰相适应。

大脑半球内侧面的下部和中央部通过胼胝体与对侧的同名区域相连，胼胝体上方被胼胝体沟包绕。

大脑横裂位于胼胝体和穹隆下方，是大脑和间脑的分界。它是端脑发育中遗留的小褶皱。

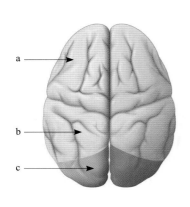
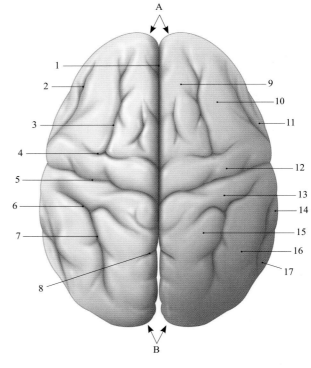

图 28.5　大脑（上面观）

A.　额极
B.　枕极
a.　额叶
b.　顶叶
c.　枕叶

1.　大脑纵裂
2.　额下沟
3.　额上沟
4.　中央前沟
5.　中央沟
6.　中央后沟

7.　顶内沟
8.　顶枕沟
9.　额上回
10.　额中回
11.　额下回
12.　中央前回

13.　中央后回
14.　缘上回
15.　顶上小叶
16.　顶下小叶
17.　角回

（3）下面

　　大脑半球的下面凹凸不平，在前 1/4 处被外侧沟分为额叶部和枕颞叶部两部分（图 28.6）。

①大脑外侧沟较深，为向前凸的曲线。在大脑外侧面，其末端分为后支、升支和前支，共 3 支。外侧沟在大脑外侧窝内向深部延伸至岛叶。

②额叶部有嗅球沟、嗅束沟和嗅三角沟。该部位于颅前窝上。

③枕颞叶部位于颅中窝和小脑幕上。

（4）上缘

　　大脑半球的上缘是上外侧面和内侧面的交界处。上缘弯曲与上矢状窦相适应。

（5）下内侧缘

　　大脑半球的下内侧缘是内侧面和下面的交界处。它的中部凹陷，与中脑相适应。

（6）下外侧缘

　　大脑半球的下外侧缘是上外侧面和下面的交界处。前 1/4 被大脑外侧沟分隔开来，后 1/4 有枕前切迹将颞叶和枕叶分隔开。

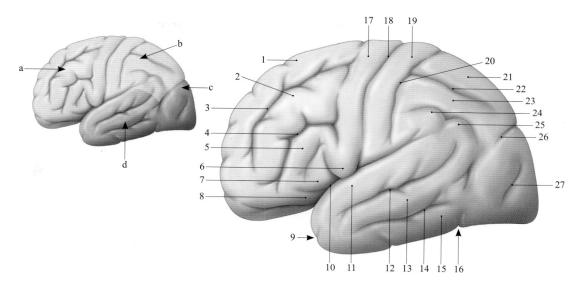

图 28.6　大脑（外侧面观）

a. 额叶	4. 额下沟	12. 颞上沟	20. 中央后沟
b. 顶叶	5. 额下回	13. 颞中回	21. 顶上小叶
c. 枕叶	6. 额下回的盖部（额盖）	14. 颞中沟	22. 顶内沟
d. 颞叶	7. 额下回的三角部	15. 颞下回	23. 顶下小叶
	8. 额下回的眶部	16. 枕前切迹	24. 缘上回
1. 额上回	9. 颞极	17. 中央前回	25. 角回
2. 额中回	10. 外侧沟	18. 中央沟	26. 顶枕沟
3. 额上沟	11. 颞上回	19. 中央后回	27. 月形沟

2. 大脑的脑叶和脑回

每个大脑半球可以被分为 6 个脑叶，即额叶、顶叶、枕叶、颞叶、岛叶和边缘叶（图 28.7）。

每个脑叶的表面凹凸不平，由脑沟划分出许多脑回（图 28.8）。

脑回的形状因人而异。

（1）额叶

额叶位于中央沟前方，约占大脑总质量的 40%。

额叶主要为运动中枢。

从系统发育的角度来看，额叶在动物中发育较落后，在人类中发育明显。

①边界：如下。

● 以中央沟与顶叶为界。

● 以扣带沟与扣带叶为界。

②额叶的上外侧面与额骨鳞部和顶骨前部相适应，其包括中央前回、额上回、额中回和额下回。

● 额中回位于额上沟和额沟之间。

● 额下回被外侧沟分为眶部、三角部和岛盖部 3 个部分。

③额叶的下面与筛骨的筛板和额骨的眶部相适应。其包括眶回和直回，后两者被嗅束沟

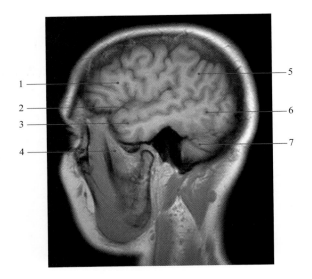

图 28.7　头部 MRI：旁正中的矢状切面
（由 Th. Diesce 博士提供）

1. 额叶
2. 外侧沟
3. 颞叶
4. 颞肌
5. 顶叶
6. 枕叶
7. 小脑

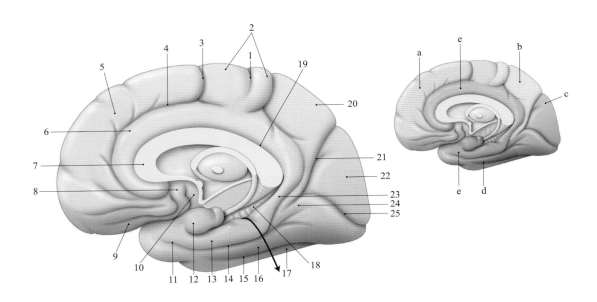

图 28.8　大脑（内侧面观）

a. 额叶	4. 扣带沟	12. 钩	20. 前楔叶
b. 顶叶	5. 额内侧回	13. 海马旁回	21. 顶枕沟
c. 枕叶	6. 扣带回	14. 外侧沟	22. 楔叶
d. 颞叶	7. 胼胝体	15. 枕颞沟	23. 扣带峡
e. 边缘叶	8. 终末旁回	16. 枕颞内侧回	24. 舌回
1. 中央沟	9. 直回	17. 枕颞外侧回	25. 距状沟
2. 旁中央小叶	10. 嗅旁回	18. 齿状回	
3. 中央前沟	11. 鼻沟	19. 胼胝体沟	

分隔。嗅束沟内有嗅球和嗅束。

④额叶的内侧面与大脑镰相邻，包括4个部分（图28.9）。

- 中央旁小叶的前半部。
- 额内侧回占据该面的大部分。
- 终板旁回位于胼胝体膝下方，在前旁嗅沟和后旁嗅沟之间，包括胼胝体下区。
- 旁嗅回位于终板旁回后方，包括终板旁区。

（2）顶叶

顶叶位于中央沟后方，主要由感觉中枢组成。

①边界：顶叶占据了大脑的外侧面和内侧面。

- 借中央沟与额叶相区分。
- 借前方的外侧沟和后方的外侧沟后支虚拟的延长线与颞叶相区分。

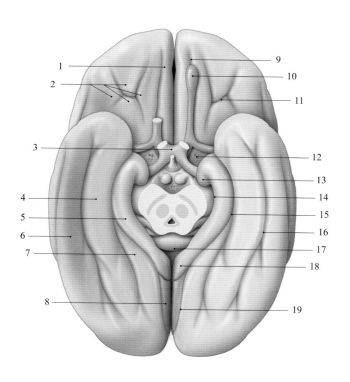
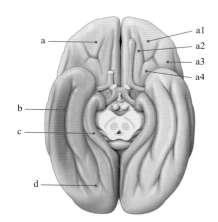

图28.9 大脑（下面观）

a. 额叶	a4=眶后回	6. 枕颞外侧回	13. 钩
b. 颞叶		7. 舌回	14. 海马沟
c. 边缘叶	1. 直回	8. 楔叶	15. 外侧沟
d. 枕叶	2. 眶回	9. 嗅沟	16. 枕颞沟
a1=眶前回	3. 视交叉	10. 嗅球	17. 胼胝体的压部
a2=眶内侧回	4. 枕颞内侧回	11. 眶沟	18. 扣带峡
a3=眶外侧回	5. 海马旁回	12. 前穿质	19. 距状沟

- 借顶枕沟与枕叶部分分开。
- 借顶下沟与扣带叶相区分。

②顶叶的上外侧面包括如下。

- 中央后沟，是中央后回的后界。
- 顶内沟，将顶叶分为顶上小叶和顶下小叶。顶下小叶的下部由前向后分别为顶叶鳃盖、缘上回和角回。

③顶叶的内侧面由楔前叶和中央旁小叶后部的一部分构成。

（3）枕叶

枕叶主要由视觉脑区构成。

枕叶呈金字塔形，有外侧面、内侧面和下面3个面和位于后端的1个顶点，即枕极。

①有两个边界。

- 借顶枕沟与顶叶为界。
- 借枕前切迹与颞叶为界。

②枕叶的上外侧面向外突出，上有3条短小垂直的弓形脑沟，即枕横沟、顶枕沟和月状沟。

③枕叶的内侧面平坦，包括如下。

- 分隔楔回和舌回的距状沟。
- 分隔楔叶和楔前叶的顶枕沟。
- 分隔舌回和枕颞内侧回的侧副沟。

④枕叶下面平坦，位于小脑幕上方，由顶颞内、外侧回的后部组成。

（4）颞叶

颞叶位于额叶和顶叶的下方、枕叶的前方，与颞骨相适应（图 28.10）。

①边界如下。

- 借外侧沟、外侧沟后支及其假想的水平延长线与额叶和顶叶为界。
- 借枕前切迹与枕叶为界。

②颞叶的外侧面由颞上回、颞中回、颞下回和颞横回组成。

- 颞上回、颞中回和颞下回被颞上沟和颞下沟分隔。

颞上回的一部分构成颞叶鳃盖，构成外侧沟的边界。这一部分相当于颞平面，是下颞线下方颅骨的内侧面。

图 28.10　颞叶（外侧面观，部分切除额叶和顶叶的鳃盖）

1. 岛叶
2. 颞横回的前部
3. 颞上回
4. 颞中回
5. 颞下回
6. 颞横回的后部

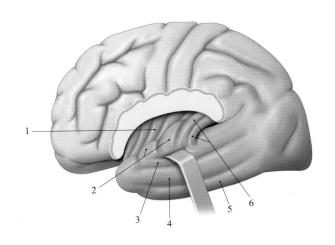

颞横回的前部和后部是颞上回向后内侧的延伸，主要位于外侧窝内，横向走行。

③颞叶的下面由枕颞内、外侧回的前部构成。

（5）岛叶（图28.11）

这部分大脑皮质位于颅外侧窝的底部。

为了显露岛叶，需要将额叶盖部和颞叶盖部切除。

①边界：岛叶由岛叶环状沟与周围的脑回相分隔。岛叶通过岛阈和前穿质相延续。岛叶深部与最外囊相关联，两者之间有屏状核。

②岛叶借中央沟分为两个部分。

• 前部可以再细分为3~4个岛叶短回。

• 后部由1个或2个岛叶长回构成。

（6）边缘叶

边缘叶是一弓形脑叶，构成大脑半球内侧面的大部分，包绕胼胝体和间脑。

边缘叶可分为4个部分：扣带回、束状回、海马旁回和海马（参见"边缘系统"内容）。

①边界如下。

• 胼胝体沟分隔边缘叶和胼胝体，向后下方与海马沟相延续。

• 边缘叶周围的边界由以下几部分构成（图28.12）。

　　– 扣带沟。

　　– 顶下沟。

　　– 侧副沟（它向前与鼻沟相延续，不稳定）。

②扣带回：与胼胝体平行。

在胼胝体压部下方，扣带回通过一狭窄的部分（即扣带回峡）与海马旁回相延续。

③束状回：束状回向后包绕胼胝体压部。束状回将胼胝体纵纹和胼胝体上回与齿状回相连。

④海马旁回：位于枕颞内侧回的上方。

• 海马旁回的边界（图28.13）如下。

　　– 上方海马沟与齿状回相分隔。

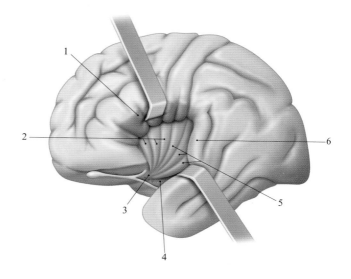

图28.11　岛叶（打开的大脑外侧窝）

1. 额叶鳃盖
2. 岛叶的短回
3. 岛阈
4. 前穿质
5. 岛叶的长回
6. 颞叶鳃盖

- 下方借侧副沟和鼻沟与枕颞内侧回相
  分隔。
- 海马旁回的后端向舌回和扣带回峡延伸
  （图 28.14）。
- 海马旁回的前端折叠形成海马沟。海马
  沟的下面止于束状带，形成沟纹。沟纹
  将海马沟分为后方的边缘内回和前方的
  钩状回。

  海马旁回皮质的下部和后部形成内
嗅区。

海马旁回皮质的前部和内侧部还可被
细分为环回和半月回。位于内侧的半月回
覆盖杏仁核，接受外侧嗅纹的纤维。

⑤海马：是边缘叶皮质折叠后的复合体，
部分地被海马旁回包绕。海马皮质弯曲的
角度因人而异。

海马包括齿状回、固有海马和下托3个
部分。

- 齿状回，齿状回狭窄，沿固有海马的
  内侧边缘走行。下方借海马沟与海马旁

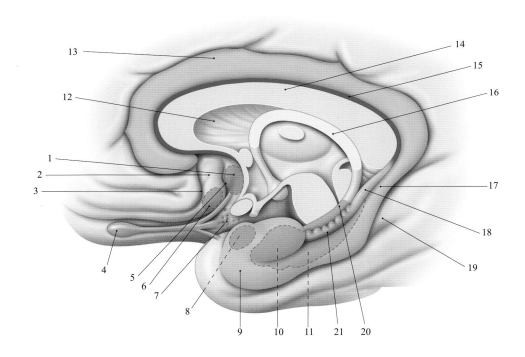

图 28.12　边缘叶的分部（内侧面观）

1. 嗅旁回（隔核）	7. 前穿质	13. 扣带回	19. 舌回
2. 终末旁回（胼胝下区）	8. 杏仁体	14. 胼胝体	20. 海马伞
3. 嗅旁前沟	9. 海马旁回	15. 胼胝体上回	21. 齿状回
4. 嗅球	10. 钩	16. 穹隆	
5. 嗅旁后沟	11. 海马	17. 扣带回峡	
6. 伏隔核	12. 透明隔	18. 束状回	

回相分隔，上方借伞齿沟与海马伞相分隔。齿状回宽约 3mm，折叠状，有 12~15 个折叠。齿状回向后与束状回延续。向前经灰白色的沟纹止于海马沟的下面。

- 固有海马（又称 Ammon 角），其位置更深，与脉络膜裂隙相邻，构成侧脑室外侧（颞）角的底。

  固有海马呈嵴状，长约 5cm。

  - 前端即海马足，宽大且其上有 3~4 条沟，沟间的隆起称为海马趾。

  - 后端逐渐缩小成一层薄的灰质层，与胼胝体上回相延续。

  - 外侧面覆盖有一层薄的白质层，称为海马槽，与侧脑室的外侧（颞）角相分隔。

  - 内侧面向齿状回卷曲。

  - 上内侧边有一纵行的隆嵴，称为海马伞。

  - 下面是下托的延伸。

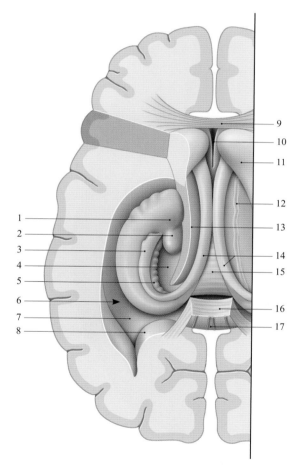

图 28.13　海马和穹隆（剖面：上面观）

1. 海马足	6. 侧脑室	11. 尾状核的头	16. 胼胝体的压部
2. 海马钩	7. 侧三角	12. 纵纹	17. 胼胝体上回
3. 海马伞	8. 距	13. 丘脑	
4. 海马旁回	9. 胼胝体的膝部	14. 穹隆柱	
5. 齿状回	10. 透明隔	15. 穹隆连合	

- 下托皮质某些情况下根据结构可分为下托、前下托和旁下托 3 个部分。

  - 下托，自固有海马延伸，可分为浅部细胞层、锥体细胞层和深部多形细胞层 3 层。

  - 前下托可分为浅部丛状层、致密的锥体细胞层和来自下托和旁下托的延续的深部层。

- 旁下托邻近海马旁回，可分为浅部丛状层、与内嗅皮质形成分隔带的初级细胞层和深部与内嗅皮质细胞相似的细胞层。

- 海马伞，是一白质束，前侧末端与海马沟的白质融合。

  - 海马伞后端在胼胝体下方与穹隆延续。

  - 海马伞内侧边与海马槽相延续，外侧与大脑横裂相邻。

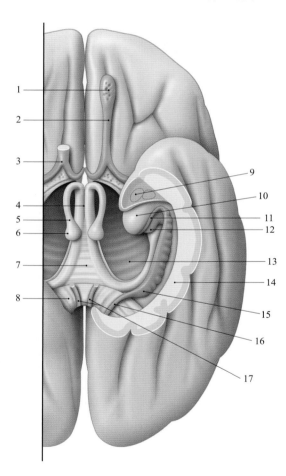

图 28.14　海马和穹隆（剖面：下面观）

1. 嗅球	6. 乳头体	11. 沟纹	16. 外侧纵纹
2. 嗅束	7. 穹隆连合	12. 边缘内侧回	17. 内侧纵纹
3. 嗅三角	8. 胼胝体的压部	13. 胼胝体	
4. 穹隆体	9. 杏仁体	14. 海马旁回（已切除）	
5. 穹隆柱	10. 钩状回	15. 束状回	

第三节 大脑基底核

大脑基底核是位于大脑半球下方的相互联络的灰质核团。

在每个大脑半球内，基底核可分为纹状体和杏仁体两部分（图 28.15）。

1. 纹状体

纹状体由多个位于丘脑外侧和前方的相互联络的灰质及白质团构成。

纹状体包括尾状核、豆状核和屏状体等多个核团。

根据局部位置关系划分的纹状体分布适用范围更广，在人类和动物中都适用。纹状体可分为两个部分。

- 背侧纹状体，包括尾状核、豆状核和屏状体。
- 腹侧纹状体，包括伏隔核、无名质和基底核。

该划分方式可以突出背侧、腹侧纹状体间的联络关系。

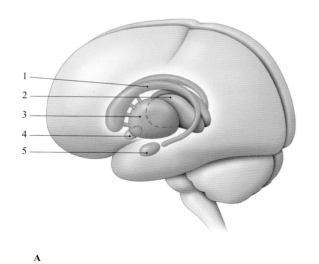

A

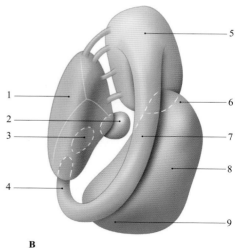

B

图 28.15 **基底核群**

A. 基底核（原位）（外后面观）
B. 左侧基底核团之间的位置关系（上后面观）

1. 尾状核
2. 丘脑
3. 豆状核
4. 伏核
5. 杏仁体

1. 豆状核
2. 伏核
3. 杏仁体
4. 尾状核的尾
5. 尾状核的头

6. 丘脑前结节
7. 尾状核的体
8. 丘脑
9. （丘脑）枕

（1）背侧纹状体

①尾状核：尾状核呈矢状位的逗号形，包绕背侧丘脑。尾状核与侧脑室连为一体。

尾状核包括头、体和尾 3 个部分。

- 尾状核的头，是尾状核最大的部分，长约 3cm，直径 1.5~2cm。透明隔将其与对侧尾状核分隔。
  - 内侧面和上面形成侧脑室前（额）角的下面，被室管膜覆盖。
  - 外侧面和下面与内囊前肢相适应。通过灰质板与豆状核相连。
  - 前端位于前穿质的前方。
- 尾状核的体，长 3cm。
  - 上面构成侧脑室中央部下壁的外侧部分。
  - 下面悬于背侧丘脑上方，也是内囊的上界。
- 尾状核的尾，尾状核尾部逐渐缩窄，长为 4~5cm。尾部指向前外侧，与杏仁核相连。
  - 凸面构成侧脑室外侧（颞）角的上壁。
  - 凹面与内囊后肢和豆状核下部相适应。

②豆状核：豆状核形似锥形的双凸透镜。豆状核长约 4cm，宽约 2cm，高约 3cm。

- 豆状核由壳、外侧苍白球和内侧苍白球构成。这 3 个部分被白质板分隔（内侧髓板和外侧髓板）。
  - 壳构成豆状核的外侧部，借屏状核与岛叶分隔，借外侧髓板与外侧苍白球分隔。
  - 外侧苍白球位于内侧髓板和外侧髓板

之间。
  - 内侧苍白球构成豆状核的内侧部。
- 毗邻结构如下。
- 外侧面突出，面对岛叶，由位于外囊和最外囊之间的屏状核分隔。
- 内侧面面对内囊前肢、内囊膝和内囊后肢的豆丘部。
- 下面面对内囊的豆状核下部。
- 上面、前面和后面与放射冠相对，通过灰质板与尾状核相连。
- 内侧的尖部面对内囊膝。

③屏状核：屏状核位于岛叶和壳之间，借外囊与壳分隔，借最外囊与岛叶分隔。

该灰质板厚度为 2~3mm。前下方稍厚，与前穿质、杏仁核及外侧嗅回相连（图 28.16）。

④结构：具体如下。

- 尾状核和壳，根据系统发生学的观点，两者组成了新纹状体。

尾状核和壳由两种神经元组成，这些神经元被数量众多的神经胶质细胞包绕。
  - 多极小神经元最多。它们被认为是感觉中继神经元或联络神经元。
  - （椭圆的）多边形大神经元的数量是多极小神经元的 1/20。它们富含脂色素，并随年龄增长而增多。神经元的长轴索组成神经传出通路。
- 外侧苍白球和内侧苍白球，两者是旧纹状体的组成部分，由类似于大脑皮质小运动神经元的大型多极神经元聚集构成。

这些神经元的轴突组成豆状核的传出神经纤维。

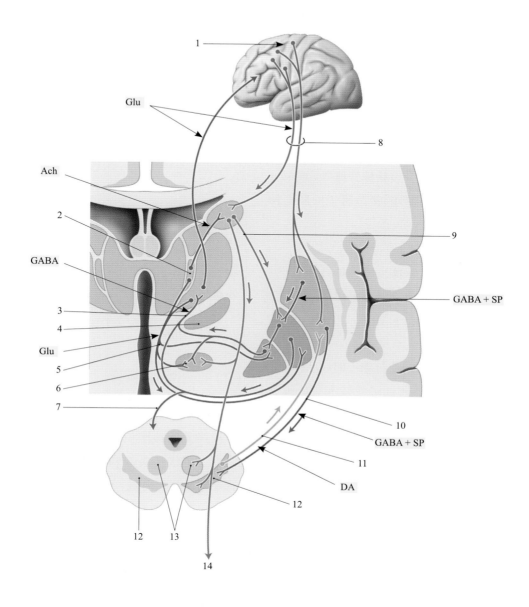

图 28.16　大脑基底核团的全面观（示意图）

黄色为神经递质

Glu：谷氨酸
Ach：乙酰胆碱
GABA：γ - 氨基丁酸
DA：多巴胺
SP：P 物质

1. 额叶运动区
2. 板内核群和中央内侧核群
3. 苍白球 - 丘脑束
4. 未定带
5. 丘脑 - 纹束

6. 底丘脑核
7. 苍白球 - 被盖束和苍白
　　球 - 橄榄束
8. 皮质纹束
9. 纹 - 苍白球束

10. 纹 - 黑质束
11. 黑质 - 纹束
12. 黑质
13. 红核
14. 传向网状结构

⑤系统化：具体如下。

• 尾状核和壳（新纹状体）富含乙酰胆碱。

  - 传入纤维来自：

    →（主要）感觉运动皮质（皮质 - 纹状体纤维）；

    →丘脑板内核和正中中央核（丘脑 - 纹状体纤维）；

    →黑质（黑质 - 纹状体纤维），该部分纤维的神经递质是多巴胺，属于抑制性神经纤维。

  - 传出纤维投射至：

    →苍白球（纹状体 - 苍白球纤维）；

    →黑质（纹状体 - 黑质纤维）。该部分纤维的神经递质包括 GABA、乙酰胆碱和 P 物质。

• 内侧苍白球和外侧苍白球（旧纹状体）

  - 传入纤维主要来自尾状核和壳（纹状体 - 苍白球纤维）。

    副传入纤维来自底丘脑核（底丘脑束）、黑质（黑质 - 苍白球纤维）、丘脑（丘脑 - 苍白球纤维）和大脑皮质（皮质 - 苍白球纤维）。

  - 传出纤维投射至丘脑（苍白球 - 丘脑纤维）、底丘脑核（苍白球 - 底丘脑纤维）、脑干的黑质、红核、脑干网状结构（苍白球 - 被盖纤维）和下橄榄核（苍白球 - 橄榄纤维）。

⑥背侧纹状体的功能：背侧纹状体参与间接运动功能的调节（即锥体外系）。

• 协调维持直立姿势的屈、伸反射。

• 参与肌张力的调节。

• 控制自主或半自主运动的发生（特别是表情、言语、书写、运动等）。

⑦黑质及其与壳的联络纤维的退行性病变：该退行性病变可导致帕金森病。

⑧苍白球的损伤：与许多疾病中存在的运动亢进有关。

    手足徐动症，是一类先天性或新生儿期发生的疾病，表现为言语和自主运动功能障碍，伴不规则肌肉痉挛。

    舞蹈病的特征是肢体短而快的不自主抽动。亨廷顿舞蹈病是一种显性遗传病。

    痉挛性斜颈伴颈部肌肉的收缩甚至痉挛，可导致头部的不自主运动和面部表情肌的收缩。

（2）腹侧纹状体

①伏隔核：是隔区最大的核团之一。该多形神经元的核团位于侧脑室前（额）角的下方、尾状核头部和前穿质之间，在隔核的外侧及壳的内侧。

    伏隔核可分为外侧部和呈杯状的内侧部。

    该核团是多巴胺能神经元主要的靶点，在动机形成方面起主要的作用，是奖赏环路的重要组成部分（见语言中枢解剖学）。

②端脑基底核：该核团位于大脑基底部、前穿质与苍白球之间，是大细胞神经元的聚集处；向前与前连合相延续。

    在某些人，该核团可能是杏仁核的中央核在豆状核下部区域的延伸。神经元富含乙酰胆碱和乙酰胆碱转移酶。

该部的退行性病变可见于阿尔茨海默病和帕金森病（即震颤麻痹）。

③无名质：由白质板和灰质板构成，位于前穿质、端脑基底核和豆状襻之间，由胆碱能神经元组成，向大脑皮质投射。该部分与边缘系统有关。

2. 杏仁体（图 28.17）

位于颞叶的背内侧部（图 28.18）。

（1）位置与毗邻关系

杏仁体位于侧脑室外侧（颞）角末端的前上方。

- 上部与屏状核延续，借灰质板与豆状核相连。
- 后部面对海马的腹侧，与尾状核的尾部末端融合（图 28.19）。

（2）结构

杏仁体可被细长的白质板分为多个核团，这些核团有多种命名方式。

根据解剖学术语命名法命名，可分为5 个主要核团。

- 杏仁体基底外侧核。
- 杏仁体基底内侧核。
- 杏仁体中央核。
- 杏仁体皮质核。
- 杏仁体间质核。

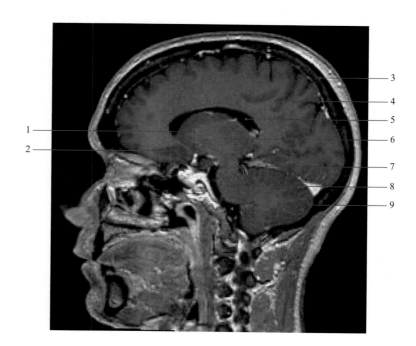

图 28.17 头部旁正中矢状切面：钆造影 MRI（由 Th. Diesce 博士提供）

1. 尾状核的头
2. 伏隔核
3. 上矢状窦
4. 大脑半球
5. 侧脑室
6. 丘脑
7. 直窦
8. 脑桥
9. 小脑

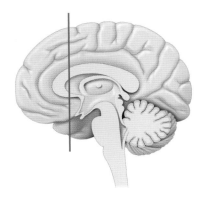

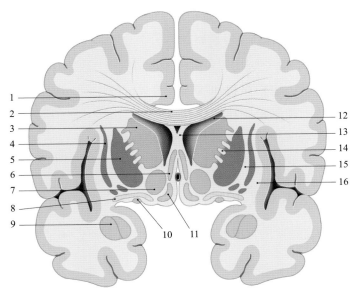

图 28.18　伏隔核水平的大脑的冠状切面

缩微图中的红线示切面位置
1. 扣带回
2. 胼胝体
3. 尾状核的头
4. 屏状核
5. 壳
6. 隔核
7. 伏隔核
8. 脑的无名质
9. 杏仁体
10. 嗅外侧纹
11. 嗅旁区
12. 侧脑室的前（额）角
13. 透明隔
14. 内囊（前肢）
15. 外囊
16. 最外囊
12. 黑质

图 28.19　杏仁体的核群（杏仁复合体）

1. 中央核
2. 皮质核
3. 基底内侧核
4. 颞极
5. 基底外侧核
6. 鼻沟
7. 外侧沟
8. 海马旁回
9. 间质核

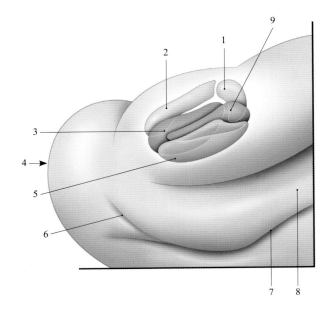

（3）系统化

①传入神经纤维：见图 28.20。

- 下丘脑（外侧区，腹内侧核）。
- 丘脑（板内核或背内侧核）。
- 脑干网状结构。
- 隔核。
- 嗅球。
- 内嗅区。
- 海马皮质（海马槽）。
- 前额皮质。

②传出神经纤维：投射至如下部位。

- （通过终纹）伏隔核、隔核、下丘脑、丘脑（背内侧核）。
- 无名质。
- 网状结构。
- 内嗅皮质、颞叶下方皮质（视觉区）、额叶皮质、扣带皮质。

（4）功能

　　杏仁体是边缘系统的一个组成部分。

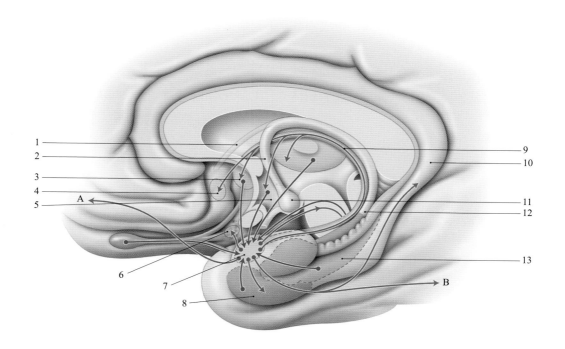

图 28.20　杏仁体的全面观

A. 传向额中回　　　3. 隔核　　　　7. 杏仁体　　　　11. 乳头体
B. 传向视区　　　　4. 伏隔核　　　8. 内嗅区　　　　12. 海马伞
1. 穹隆前连合　　　5. 下丘脑　　　9. 纵纹　　　　　13. 海马
2. 穹隆后连合　　　6. 无名质　　　10. 扣带皮质

第四节 大脑相关的白质结构

该结构主要由位于大脑基底部，围绕基底核周围的白质组成（图 28.21）。

1. 胼胝体

胼胝体是一个横向联结左右大脑半球的重要的白质连合。

在人类，该连合发达，并且参与对信息的控制和观念的形成。胼胝体实际上是协调左右大脑半球活动的桥梁（图 28.22）。

（1）形态学

胼胝体呈拱形，长约 10cm，构成侧脑室的顶。

胼胝体包括体部（占主要部分）、前部末端（即胼胝体膝部）、后部末端及胼胝体压部。

①胼胝体体部：如下。

● 上面隐藏在扣带回之中，被一层薄灰质即胼胝体上回覆盖。

● 下面插在正中线上，前方有透明隔附着，后方有穹隆体部附着。

● 外侧部构成侧脑室顶。

②胼胝体膝部：膝部距额极约 4cm，弯曲的后面正对透明隔。膝部的末端渐窄，止于胼胝体嘴部。嘴部在前连合水平与终板相延续（图 28.23）。

③胼胝体压部：压部距枕极约 6cm，被第三脑室顶部脉络丛覆盖，悬于松果体上方。

（2）结构

①胼胝体的纤维（图 28.24）：胼胝体由数百万条横行神经纤维组成，它们点对点联结

图 28.21　头部矢状切面的 MRI（由 Th. Diesce 博士提供）

1. 胼胝体
2. 穹隆
3. 大脑半球
4. 丘脑
5. 上丘和下丘
6. 小脑半球
7. 小脑扁桃体

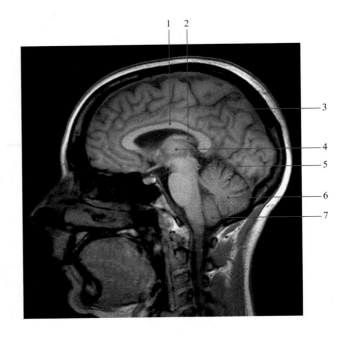

左右大脑半球。

这些纤维使胼胝体辐射至额叶、顶叶、枕叶和颞上回的任意皮质区域。

胼胝体膝部的辐射状纤维形成额（小）钳，压部的辐射状纤维形成枕（大）钳。

②胼胝体上回：胼胝体上回是覆盖胼胝体背侧面的薄灰质层，有一对有髓神经纤维索贯穿，即胼胝体内侧纵纹和外侧纵纹。

- 在前方，胼胝体上回覆盖胼胝体膝部和嘴部，与终板旁回延续。
- 在后方，胼胝体上回包绕胼胝体压部，

并分叉延伸至右侧和左侧束状回。纵纹横贯束状回至穹隆。

- 在每一边，胼胝体上回穿过胼胝体沟，与扣带回的皮质延续。这是古海马的组成部分。

2. 内囊

内囊由覆盖在豆状核内侧面、下面和后面的厚白板组成。

内囊把丘脑与尾状核和豆状核分隔开来。

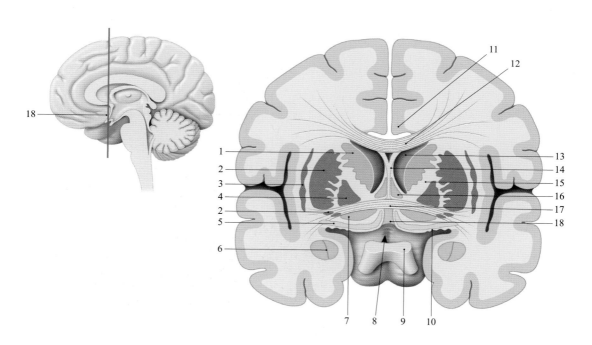

图 28.22　终板水平的大脑冠状切面

左图中的红线示切面位置

1. 尾状核的头	4. 苍白球	9. 视交叉	14. 透明隔
2. 壳	5. 无名质	10. 前穿质	15. 内囊的前肢
3. 屏状核	6. 杏仁体	11. 扣带回	16. 穹隆柱
	7. 端脑的基底核	12. 胼胝体	17. 前连合
	8. 视上核	13. 侧脑室的冠状切面	18. 终板

图 28.23　胼胝体（大脑半球的上部已切除，上面观）

红色示神经纤维的方向

A.　大脑纵裂

1.　胼胝体的膝部
2.　胼胝体的干部
3.　半卵圆中心
4.　胼胝体的压部
5.　胼胝体上回
6.　内、外侧纵纹

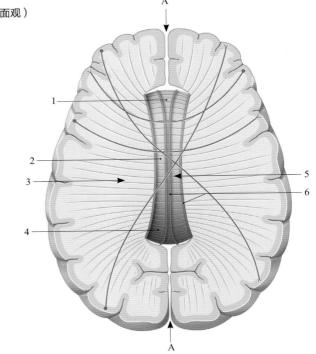

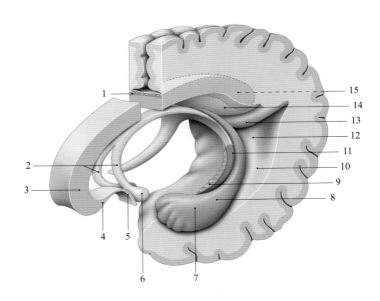

图 28.24　海马和穹隆（海马旁回已去除）（根据 Feneis 提供的图绘制）

1.　胼胝体上回	5.　终板	9.　齿状回	13.　距
2.　穹隆柱	6.　乳头体	10.　外侧隆起	14.　后（枕）角的球部
3.　胼胝体的膝部	7.　海马足	11.　穹隆柱和穹隆伞	15.　胼胝体的压部
4.　胼胝体的嘴部	8.　海马	12.　侧三角	

内囊呈"＞""＜"不等号二面角形，中间有一隆起为内囊膝，前、后分别是内囊前肢和内囊后肢（图28.25）。

（1）毗邻

①内囊前肢：位于豆状核和尾状核之间，上部与放射冠相延续，内有连接壳和尾状核的灰质桥穿过。

②内囊膝：面对豆状核的内侧边。

③内囊后肢：有3个部分，即位于背侧丘脑和豆状核之间的豆丘部、豆状核下部和豆状核后部。

（2）系统化

内囊是众多上行、下行和横行纤维穿过的区域。

①横行纤维：联结尾状核和壳及苍白球。与尾状核头部相关的纤维穿过内囊前肢；与尾状核体部相关的纤维穿过内囊后肢；与尾状核尾部相关的纤维穿过内囊豆状核后部和豆状核下部。丘脑－苍白球纤维穿过内囊后肢。

②纵行纤维：如下。

● 内囊前肢有额桥束、丘脑前辐射穿过。

● 内囊膝有皮质核束穿过。

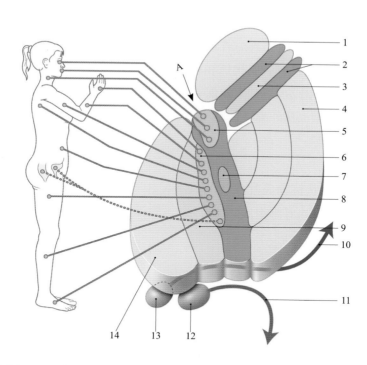

图 28.25　右侧内囊的躯体定位（上面观）

A. 内囊膝

1. 尾状核的头
2. 皮质下行纤维（额桥束）
3. 前丘脑皮质辐射

4. 豆状核
5. 皮质核束纤维
6. 皮质脊髓束纤维
7. 皮质红核束纤维

8. 皮质下行纤维（皮质网状束、皮质丘脑束）
9. 丘脑中央辐射
10. 听辐射

11. 视辐射的后部
12. 外侧膝状体
13. 内侧膝状体
14. 丘脑

- 内囊后肢有以下纤维穿过。
- 豆丘部：皮质脊髓束、皮质红核束、皮质网状束、皮质丘脑纤维、丘脑－顶叶束和丘脑中央辐射。
- 豆状核下部：视辐射、听辐射、皮质顶盖束、皮质丘脑束和颞桥束。
- 豆状核后部：视辐射、丘脑后辐射和枕桥束。

3. 辐射冠

辐射冠是所有内囊辐射至大脑的传入及传出神经纤维的总称。

4. 外囊

外囊是分隔豆状核和屏状核的白质板。

外囊在壳的末端与内囊相连。外囊由来自额顶鳃盖的纤维构成。从豆状核和豆状袢下方穿过，然后沿豆状核外侧面走行。前连合的部分纤维也从外囊穿过。

5. 最外囊

最外囊是分隔屏状核和岛叶皮质的白质板，由岛叶传入和传出纤维组成。

6. 大脑前连合

联结左右颞叶和嗅束。

它在穹隆柱前方经终板形成横穿大脑中线的神经索。

在此平面，它构成第三脑室的前壁，位于视交叉上方 15～20mm。切面呈椭圆形，最大直径约为 2.5mm。

（1）构成

大脑前连合由互相交错的有髓鞘神经纤维构成，在两个末端汇合处分为前部和后部。

①大脑前连合的前部沿前穿质的边缘、向前向嗅束弯曲。

②大脑前连合的后部向后外侧弯曲，经豆状核前下面的一条沟，呈扇形止于颞叶的前部。

（2）系统化

由连合纤维联结的两侧同名的结构主要有如下。

- 嗅球。
- 嗅脑结构。
- 杏仁体。
- 颞中回和颞下回的前部区域。

7. 穹隆（图 28.26）

穹隆联结海马和乳头体。

穹隆位于两侧大脑半球之间，上方为胼胝体，下方为背侧丘脑。

（1）构成

穹隆由一个穹隆体和两个末端呈弓形的分叉构成，分别称前部穹隆柱和后部穹隆柱。

①穹隆体为尖端朝前的三角形，长 6cm，底宽 4cm，厚 4mm。

上方与第三脑室顶脉络丛相接触。

上面的前方是透明隔，后方是胼胝体。外侧有背侧丘脑。

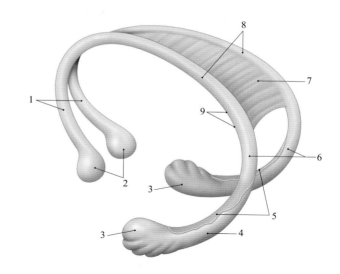

图 28.26 穹隆的分部

1. 前部穹隆柱
2. 乳头体
3. 海马足
4. 海马
5. 海马伞
6. 后部穹隆柱
7. 穹隆连合
8. 穹隆体
9. 穹隆带

②前部穹隆柱向后下方凹陷呈弓形，外侧界有侧脑室的室间孔，前方止于乳头体。

③后部穹隆柱向前方凹陷呈弓形，和海马伞相融合，在起始部两侧的后部穹隆柱由穹隆连合连接。

（2）系统化

穹隆古白质与嗅觉信息的处理有关。

穹隆由海马的大锥体细胞的轴突构成，轴突首先聚集形成海马伞，而后延续为后部穹隆柱。

● 在两侧的纤维聚集形成穹隆体之前，部分纤维交叉至对侧穹隆脚，形成穹隆连合（又称海马连合）。

● 后方穹隆柱的大部分神经纤维（约 150 万个）向前走行形成穹隆体。

－其中一半以上的纤维向后下行至大脑前连合，形成了穹隆的连合后纤维。该部分纤维穿过下丘脑，止于乳头体，其中大部分止于乳头体的内侧核。在纤维走行路径上，部分纤维止于丘脑前核。

－剩余的纤维形成穹隆前连合纤维，止于前连合膈、胼胝体下回、视前区和下丘脑前核群。

8. 透明隔

透明隔是一块分隔两侧侧脑室前（额）角的薄板。

（1）形态学

透明隔呈底向前方的三角形，上缘和前缘与胼胝体相对。下缘固定于穹隆的上部。透明隔前角松散地与胼胝体膝部相对。后角渐细。下角与大脑前连合相对。最长径约 3cm、高约 1.5cm。

（2）构成

透明隔腔将透明隔分隔成两薄板。每个薄板由内侧灰质和外侧白质两层构成。外侧面被侧脑室室管膜覆盖，内侧面被类似软脑膜的结缔组织膜覆盖。

（3）系统化

透明隔属边缘系统，隔核是核团复合的一个组成部分，位于胼胝体下区，包括如下（图28.27）。

- 透明隔背侧核（最重要）。
- 透明隔外侧核。
- 透明隔内侧核。
- 透明隔-海马伞核。
- 透明隔三角核。

①传入纤维：来自如下。

- 终纹、海马足、海马旁回。

- 视前区。
- 下丘脑。
- 杏仁体（通过Broca对角纹）。
- 蓝斑。
- 网状结构。

②传出纤维：投射至如下。

- 对角束复合体。
- 下丘脑（乳头体上核）。
- 被盖前区。
- （通过丘脑髓纹的）丘脑中间核和缰内侧核。

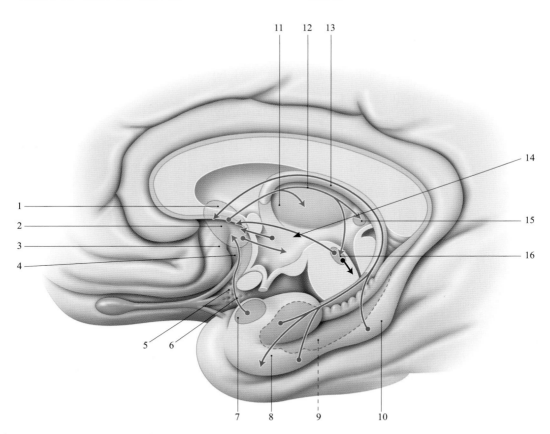

图28.27 透明隔的全面观（隔核）（内侧面观）

1. 隔核	5. 前穿质	9. 海马	13. 穹隆
2. 胼胝下区	6. 对角条纹	10. 海马旁回	14. 下丘脑
3. 终末旁回	7. 杏仁体	11. 丘脑	15. 缰
4. 嗅旁回	8. 内嗅区	12. 丘脑的髓纹	16. 蓝斑

9. 端脑联络纤维

除了有连合纤维连接双侧大脑半球之外，大脑中存在连接同侧半球皮质区的联络纤维（图28.28）。

（1）大脑弓状纤维

大脑弓状纤维是联络相邻脑回的弓形纤维（图28.29）。

（2）大脑的扣带

扣带束的纤维是联络额叶和颞叶的长联络纤维。

扣带束起自胼胝体嘴下方，经扣带回、海马旁回，分散止于颞叶的邻近区域。走行区域有部分纤维弓形止于扣带回。

（3）下纵束

下纵束是联络颞叶和枕叶的长联络纤维，与侧脑室外侧（颞）角平行，主要由膝－距状沟纤维构成。

（4）上纵束

该长联络纤维起自额叶的前部，向后方走行，经过岛叶上方和放射冠下部的外侧。

上纵束止于枕叶皮质（18区、19区）和颞叶。

（5）大脑的钩束

该弓形束起自运动性语言中枢和额叶眶回，呈弓状向后走行，围绕外侧沟，止于颞上回、颞中回、海马旁回的前半部分皮质，也可能止于杏仁体。

（6）枕额下束

枕额下束的作用是联络颞下回至额叶，位于最外囊内，靠近钩束。

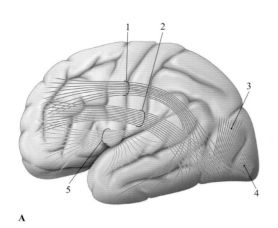 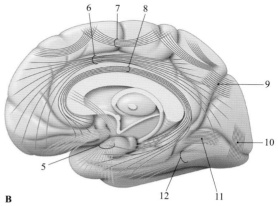

图 28.28　端脑的主要联络系

A. 外侧面上的投影
B. 内侧面上的投影

1. 上纵束（弓形束）
2. 枕额下束
3. 腹侧枕束的外侧纤维
4. 腹侧枕束的尾侧纤维
5. 钩束
6. 枕额上束
7. 大脑的弓状纤维
8. 扣带回
9. 枕水平束的楔状纤维
10. 腹侧枕束的尾侧纤维
11. 枕水平束的舌状纤维
12. 下纵束

图 28.29　端脑的主要联络系（经前连合的冠状切面）

1. 扣带回
2. 枕额上束
3. 上纵束
4. 尾状核
5. 壳
6. 苍白球
7. 枕额上束
8. 乳头体
9. 终板
10. 前连合
11. 胼胝体
12. 大脑基底核
13. 脑的无名质
14. 前穿质

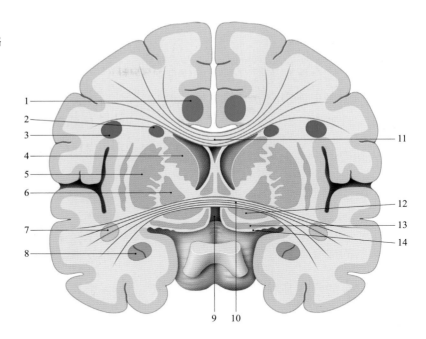

（7）枕额上束（胼胝体下束）

联络枕叶、颞叶至岛叶、额叶。
- 位于内囊和胼胝体相交处。
- 参与形成胼胝体毯，后者位于侧脑室后（枕）角的上外侧面。

（8）枕垂直束

枕垂直束通过外侧面的枕外侧束和枕极的枕尾束进行枕叶脑回内的联络。

（9）枕水平束

枕水平束由两类纤维构成。
①楔回纤维联络楔形区。
②舌回纤维联络枕叶脑回和舌回。

第五节　大脑皮质

大脑皮质是覆盖在大脑半球表面的灰质层。

1. 特点

（1）表面

大脑半球表面总面积为（1900±209）cm²（Pakkenberg Gundersen 提出）。

大脑半球 2/3 的表面隐藏在脑沟之中。大脑表面积中古皮质约占 1%，旧皮质约占 3.5%，新皮质超过 90%。新皮质在额叶中约占 32%，颞叶和顶叶中约占 23%，枕叶中约占 15%。

（2）厚度

在表面，感觉皮质最厚处约为 3mm，运动皮质最厚处约为 4.5mm。

在脑沟的底部，皮质厚仅为 1.4mm（图 28.30）。

大脑皮质的结构性差异与个体的性别无关。个体间的功能性差异与激素水平和社会因素有关。

（3）分类

①从系统发生学的角度来看，大脑皮质的组成结构在时间轴上有三个连续阶段，三者都没有特定的结构和功能。

- 古皮质。
- 旧皮质。
- 新皮质，于爬行动物中出现，在人脑中超过 90%。

②从组织学的角度可以将大脑皮质分为以下 3 类。

- 异生皮质，很薄，包括古皮质和旧皮质，由 3 个细胞层组成。
- 同形皮质，较厚，相当于新皮质，由 6 个细胞层组成。
- 中间皮质，组织学和功能学上介于异生皮质和同形皮质之间，由 4~5 个细胞层组成，可见于角回、视皮质、听皮质等。

中间皮质是颗粒细胞层和锥体细胞层的融合，在不同的区域，两种细胞的比例不同。

2. 结构

（1）大脑皮质的神经元

大脑皮质由 26 亿 ~140 亿个神经元构成。每个神经元拥有 600~60000 个突触。

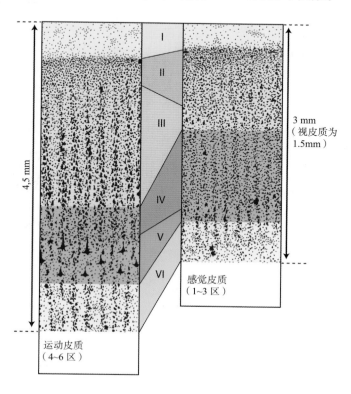

图 28.30　大脑皮质不同区域的细胞构筑（根据 Nissl 的图绘制）

I. 分子层
II. 外颗粒层
III. 外锥体细胞层
IV. 内颗粒层
V. 内锥体细胞层
VI. 多形细胞层

这些神经元分为 5 类（图 28.31）。

- 水平神经元有联络功能，是一类直径 10 μm 的小神经元，轴突和树突在分子层内分叉。
- 星形神经元是内颗粒层和外颗粒层内的小神经元。
- 锥体神经元位于第一运动区，胞体呈锥形，树突位于分子层内：
  - 小锥体神经元直径约为 40 μm；
  - 大锥体神经元胞体高 80~120 μm。
- 多极神经元数量很多，体积小，呈纺锤形或锥形，树突与分子层连接。根据轴突的长度可以将其分为两类。
  - 长轴突的多极神经元（或 Golgi Ⅰ 型）。
  - 短轴突的多极神经元（或 Golgi Ⅱ 型）。
- 多形神经元体积小，呈不规则形，轴突指向大脑表面，在分子层内分叉。

（2）皮质的分层

Golgi 和 Nissl 细胞学染色可以显示皮质的分层；Weigert 染色能显示皮质的纤维结构，从而定义皮质的分层。

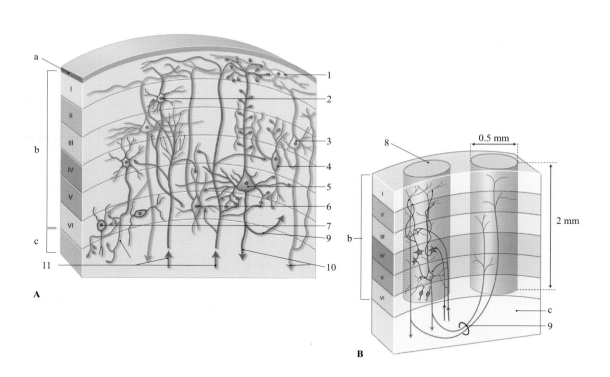

图 28.31　大脑皮质主要神经元的分布

A. 大脑皮质的主要神经元及分层	II. 外颗粒层	2. 星形神经元	8. 功能柱
B. 功能区域柱	III. 外锥体层	3. 小锥体神经元	9. 短联络纤维
a. 软膜	IV. 内颗粒层	4. 短轴突的多极神经元	10. 皮质传出神经纤维
b. 大脑皮质（灰质）	V. 内锥体层	5. 大锥体神经元	11. 丘脑皮质传入神经纤维
c. 白质	VI. 多形层	6. 长轴突的多极神经元	
I. 分子层	1. 水平神经元	7. 多形神经元	

①新皮质（或同形皮质）：由浅入深有 6 个细胞层。

- 分子层（Ⅰ层），由少量水平神经元组成。
- 外颗粒层（Ⅱ层），包括大量短轴突的多极小神经元。
- 外锥体层（Ⅲ层），包括小锥体神经元。
- 内颗粒层（Ⅳ层），包括长轴突的多极神经元。
- 内锥体层（Ⅴ层），包括大锥体神经元。
- 多形层（Ⅵ层），包括多形神经元。

②由浅入深有 5 层。

- 横向神经纤维。
- 分子层。
- 外颗粒层。
- 内颗粒层。
- 内锥体层。

3. 功能解剖学

对大脑皮质的研究难点主要有以下 3 个方面。

- 皮质结构在不同个体中存在形态学差异，

包括脑回的形状、皮质脑区的大小、细胞架构等。

- 突触链的数量和其相关的神经递质。
- 存在特定功能的联络各个皮质中枢的神经环路的复杂性，人们通常通过实验或基于医学成像（PET 和功能性 MRI）对它们进行研究。

（1）大脑脑区

大脑皮质由许多脑区"镶嵌"而成，后者是一些控制特定功能的区域。

脑区之间通过联络纤维相互依赖，使大脑发挥巨大的功能成为可能（图 28.32 和 28.33）。

K. Brodmann（德国神经学家兼解剖学家，1868—1918）和 C. von Economo（奥地利神经学家，1876—1931，建议用字母识别主要脑区）的基于细胞架构和髓质架构的研究工作揭示并明确了第一功能脑区的解剖结构。由 Brodmann 提出的脑区编号系统应用最广泛。第一功能脑区编号为 1~52。

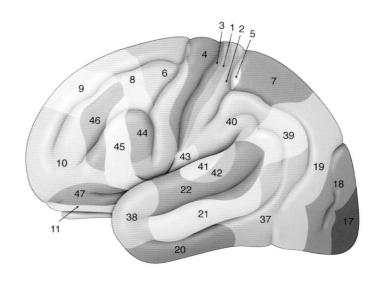

图 28.32　根据 Brodmann 大脑皮质分区的编号（外侧面观）

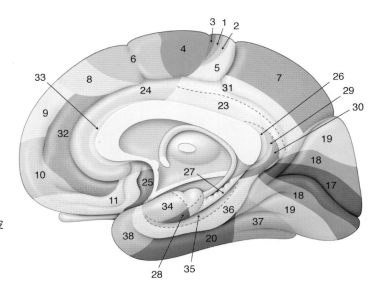

图 28.33　根据 Brodmann 大脑皮质分区的编号（内侧面观）

如今，被确认的第一功能脑区的数量有 100 余个，只占大脑皮质的 20%。

①优势功能柱（图 28.31B）：D. Hubel 和 T. Wiesel（他们关于猕猴视觉皮质上的研究成果获得了 1977 年的诺贝尔奖）指出，在视觉皮质区，每个第一功能脑区可以被分为由相似细胞组成的垂直的优势功能柱。

每个功能柱直径为 0.5～1mm，高约为 2mm，由约 1 万个神经元构成。每个功能柱对特定的刺激做出反应。大脑做出的反应是许多联结成网的功能柱相互作用的结果。

每个联结在一起被激活的功能柱在神经信息上有累加的效果。

刺激可激活大量的功能柱。

②躯体感觉皮质（1、2、3 区）：躯体感觉皮质位于中央后回。这些脑区的躯体定位根据 Penfield 可细分为如下。

● 1 区接受浅感觉的神经传入（触觉）。

● 2 区接受深感觉的神经传入（运动觉）。

● 3 区接受痛觉的神经传入（痛觉、温度觉）。

③感官的感觉皮质：见"脑神经"内容。

● 第一听觉区（41 区）位于颞横回。它的内、外侧部分别对应高频、低频的声音信号。

语言听觉区（Wernicke 区，22 区）是位于优势半球颞上回后部、角回和缘上回的联络脑区。

语言听觉区的损伤会导致感觉性失语（Wernicke 失语）。患者不能理解任何语言的意思。患者自发言语的特点是快速而无意义。

● 第一味觉区对应 43 区，位于岛叶。

● 第一视觉区（17、18、19 区）位于枕回。

额叶视觉区（8 区）控制与头部运动有关的眼球运动。

额叶视觉区损伤可导致眼球向病灶侧偏斜。

- 第一前庭区可能位于中央后回的下部，躯体感觉区的后方。
- 内嗅区（28区）与嗅觉有关，位于海马旁回。内嗅区与海马主要的传入纤维的脑区相延续。

④运动皮质：具体如下。

- 第一躯体运动区（4区）位于中央前回，控制随意运动。
  - 传出纤维组成锥体束，属直接运动通路。
  - 传入纤维来自丘脑、运动前区和躯体感觉区。
  - 可根据Penfield进行躯体定位的细分。4区损伤可导致对侧躯体的痉挛。
- 第二躯体运动区（6、8区）

  位于额上回和额中回，控制平衡、肌张力和头眼协调运动。
  - 传出纤维形成锥体外束，属间接运动通路。
  - 传入纤维来自丘脑、基底节和小脑。
- 运动性语言中枢（Broca）（44、45区）位于优势大脑半球额下回的岛盖部和三角部。传出纤维至邻近运动区的下部。

  它控制语言表达。

Broca区的损伤导致运动性失语。患者可以理解语言但不能表达。

（2）皮质联络区（图28.34）

占大脑皮质的大部分，确保不同皮质区功能柱间的联络。联络区为大脑神经智能和情感提供更多的补充信息。

联络区负责处理第一皮质区获取和编码的神经传入，产生认知，即个体获得对于外界环境、周围事件的意识。

联络区接受、整合并储存多种多样的信息，并将这些信息通过神经纤维的联系向丘脑、边缘皮质、大脑基底核、小脑和其他皮质联络区发散。

①额叶皮质联络区：位于额叶前部及前额皮质（9、10、11、12、46、47区）。

此区与计划和行为反应的适应有关，在人类中发达，前额叶皮质与思想的产生、人格，特别是计划和决定的实施有关。它也和行动的抑制有关。

前额叶的功能由Phineas T. Gage（1848）通过损毁大脑特定区域的方式揭示。

- 因大脑的可塑性，单侧前额叶的损伤不会导致严重的精神障碍。
- 双侧前额叶的损伤总是与精神障碍和智力缺陷相伴。
- 前额叶联结的损伤与注意力、定向力、判断力、执行力缺陷有关，特别是抽象能力减弱、注意力不集中、冷漠和活动减少。

更加广泛的病变与括约肌障碍、吮吸反射及握持反射消失相伴。

双侧累及眶回的病变（额－眶综合征）的特点是出现人格改变、智力缺陷、决策力降低和非道德的行为。患者表现出非社会性（淫秽语言、性行为放纵等）。

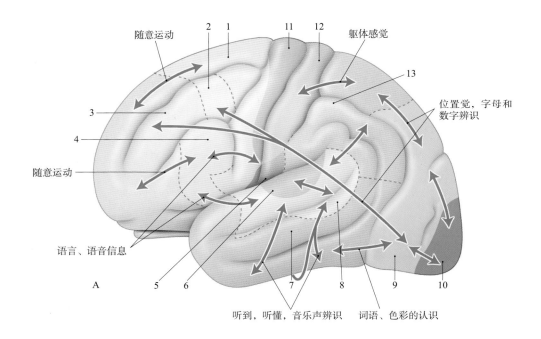

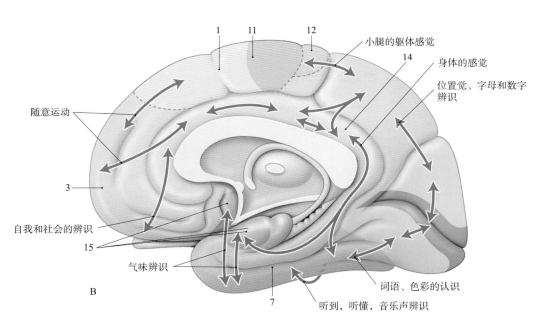

图 28.34 **主要的皮质功能区**

A. 外侧面观	3. 额联络区	8. 语言听觉区	13. 顶联络区
B. 内侧面观	4. 交互式语言运动区（Broca）	9. 第二视觉区	14. 扣带皮质
	5. 第一味觉区	10. 第一视觉区	15. 嗅区
1. 运动前区	6. 第一听觉区	11. 第一躯体运动区	
2. 额视觉区（眼–转头运动）	7. 颞联络区	12. 第一躯体感觉区	

②顶叶皮质联络区：对于唤醒对内、外环境的注意力是必需的。

- 右侧顶叶皮质联络区与控制左半身及右半身对环境的注意力有关。
- 左侧顶叶皮质联络区仅控制右半身。

> - 由 W. R. Brain（1941）详细阐述的顶叶病变的特征是注意力障碍，或称偏体忽视综合征。虽然视力、躯体感觉和运动完好，但患者不能将病变对侧的躯体及其与环境进行关联。
>
> 如穿衣、声音定向、书写、绘画困难等。画家 Anton Raederscheidt 遭受过顶叶脑血管意外，他恢复过程中连续的自画像可以表现这种绘画障碍（1974）。

③颞叶皮质联络区：与躯体接受刺激的识别有关，如声音、单词、颜色、气味的识别和理解。

> 颞叶皮质联络区受损，特别是右侧颞叶，与面容失认有关，即患者不能辨认出个体的面容。患者对于面容可以描述但不能理解。

④枕叶皮质联络区：与阅读、语言和书写的视觉刺激的识别和适应有关。

（3）优势半球

优势半球的定义是控制书写运动的半球。

在右利手人群中，90% 的优势半球为左大脑半球。在剩下约 10% 的右利手人群，7.5% 的人双侧半球功能平衡，2.5% 的人优势半球为右大脑半球。

在 6 岁之前，左右大脑半球的功能是平衡的。

> Wada 试验可以用来确定优势大脑半球：经单侧颈内动脉注射异戊巴比妥钠（Amytal），10 分钟内麻醉起效，如果被注射者失语、对侧肢体偏瘫，则注射一侧为优势半球侧。

在右利手成人中，左、右大脑半球的功能通常如下。

①左侧大脑半球控制如下。

- 右侧视野的意识性的分析。
- 语言能力，口语指挥运动（Broca 区）。
- 抽象和逻辑分析能力，语法、数学、音节书写（日语中称"kanas"）。

②右侧大脑半球与有意识的联系没有关系，它控制如下。

- 左侧视野的分析。
- 空间和几何能力。
- 音乐能力和语言中情绪的解读。
- 语义分析。
- 整合能力。
- 面部及其他复合体的识别，及形象与表意书写（日语中称"kanjis"）。

> - 右侧大脑半球优势区的病灶常与严重的恐惧相伴。
> - 日本人认为，右侧大脑半球的损伤可能导致形象与表意书写方面的障碍，而音节书写功能完好。

（4）记忆的解剖学

大脑在记忆训练方面表现尤其优异，记忆即"回忆先前经历的能力"（A. Baddeley）。突触的可塑性是记忆的基础。

记忆的神经环路数量多且复杂，特别是有关面容的记忆。

有两个解剖学图示的记忆环路——边缘系统和大脑基底核值得一提，它们控制认知、储存编码及解码信息。

①记忆和边缘系统：边缘系统是情境记忆的基础，情境记忆与特定时刻的经历有关（图28.35）。

事实上，边缘系统的病变（如慢性酗酒导致的Korsakoff综合征、阿尔茨海默病）会导致对于日常生活中特定事件的失忆（如忘记熟悉的对象、面容等）。

此种记忆的行为与如下神经环路有关。

● 视觉皮质处理来自视网膜的信息。

● 内侧枕颞皮质的功能是感知事物。

● 边缘系统、丘脑和内侧前额叶皮质将感觉信息转换为大脑中深刻的痕迹，后者允许个体感知某个图像，并将其置入某个特定的背景和环境中。

边缘系统也与其他情绪、感觉相关的记忆激活有关，如气味（如Proust综合征）或视觉（对美的欣赏）；视觉皮质是该环路的最后一环，图像在此处被编码并长时间储存。

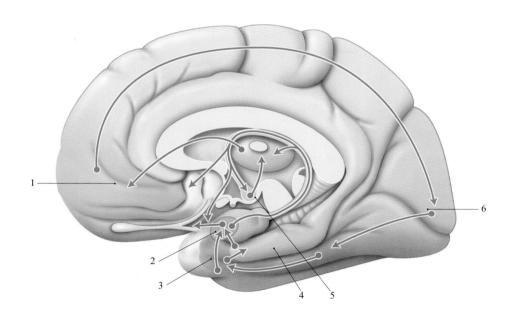

图 28.35　记忆和边缘系统：情境记忆环路

1. 内侧额皮质	3. 内嗅区	5. 乳头体
2. 杏仁体	4. 海马	6. 视区

②记忆和大脑基底核：大脑基底核与内隐记忆及对于世界的认知有关。编码的信息与其知识背景无关，是一种自主获得的能力（图28.36）。

举个例子：完成一项自主的任务如系鞋带。对于这个行为的记忆与如下神经环路有关。

- 视觉皮质，接收并处理信息。
- 纹状体核，与控制自主、半自主运动的肌张力有关（特别是表情的模仿、语言、书写、运动等）。
- 黑质，产生与动机有关的多巴胺。
- 丘脑，与感觉传入激活和调节自主运动有关。

- 前额运动皮质，完成特定的自主动作。

例如，在亨延顿舞蹈病中，患者对日常事件的记忆完好，但不能完成有关感觉－中枢－运动之间协调的任务。

（5）语言的解剖学

语言的获得建立在大脑可塑性的基础上，与多个皮质脑区有关。

Wada试验显示，在96%的右利手和70%的左利手人群中，语言的优势中枢在左侧大脑半球。

在儿童时代，语言的皮质环路开始建立。合适阶段的认知、社会和情绪的刺激

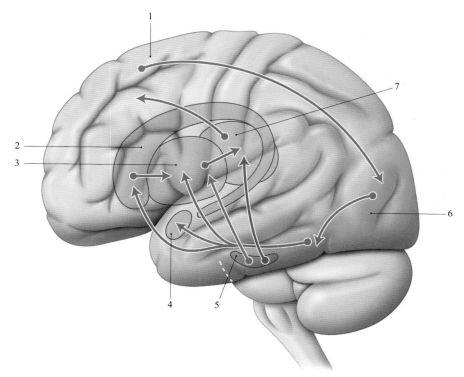

图28.36　记忆和大脑基底核：内隐记忆环路

1. 运动前区
2. 尾状核
3. 壳
4. 杏仁体
5. 黑质
6. 视区
7. 丘脑

对于语言的正常发育是必不可少的。

根据 J. P.Chageux 的观点，"通过将意义与声音联系起来，儿童会制定某些假设并测试外界的反应，直到获得外界正确的回应并激活位于伏隔核中的奖励神经元。儿童与成年人之间的交互活动，特别是因为鼓励选择，从而使语音与它所指的意思关系正确化"。

①听语言发音（图 28.37）：由耳朵接收到的感觉信息传递至第一听觉中枢。简单的倾听或对于某个单词的重复触发左、右两侧中枢的激活。

信号通过弓状束传递并在听觉性语言中枢（Wernicke 区）处理。

在运动性语言中枢（Broca 区）进行语言的编码。

编码经许多和发音相关的运动皮质中继（口、喉等）。

发音是最复杂的一个动作，因为我们可以在 1 秒内说出 10~15 个音素。

②阅读语言发音（图 28.38）：眼睛接收到的感觉信息传递至第一视觉中枢。这些信号由第二视觉中枢处理。

信息再传递至角回，后者再将其传递至运动性语言中枢。

接下来的路径如前所述，即在运动性语言中枢编码，然后经与发音相关的运动皮质中继。

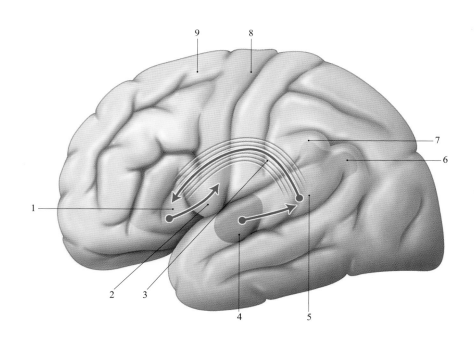

图 28.37　听语言发音的环路

1. 交互式语言区（Broca）
2. 发音运动区
3. 钩束
4. 第一听觉区
5. 听觉性语言（de Wernicke）区
6. 角回
7. 缘上回
8. 运动区
9. 运动前区

（6）衰老和记忆

大脑的生理性衰老主要表现如下。

①额叶、顶叶和颞叶的皮质萎缩。

②神经组织的改变，特征如下。

- 出现神经元内神经纤维丝聚集。认知退变的严重程度和这些聚集的数量成正比。
- 由退行性神经元包绕的β淀粉样蛋白沉积形成老年斑。

在阿尔茨海默病中，大脑的这些改变严重且广泛。

病变主要位于颞叶内侧回、角回、海马、内嗅皮质、杏仁体和顶叶。

阿尔茨海默病性痴呆的严重程度和老年斑的密度和位置有关，特别是位于海马和内嗅皮质的病变。

（7）大脑的可塑性

大脑神经元数量庞大，形成的神经网络具有极强的可塑性（见第三章"突触的可塑性"内容）。先天神经环路的活动受后天学习和个体生活经验影响。这种可塑性造就了每个大脑的特殊性和唯一性。

即使同卵双生者，每个个体大脑也是唯一的，这也得益于大脑的可塑性。在清醒状态下，神经环路重复着学习行为，从而更好地编码信息和进行记忆。

另外，这种可塑性随年龄增长而减低，并可以被某些药物抑制或是激活。

在发生脑血管意外后，认知功能和躯体功能的恢复依赖于大脑的可塑性。

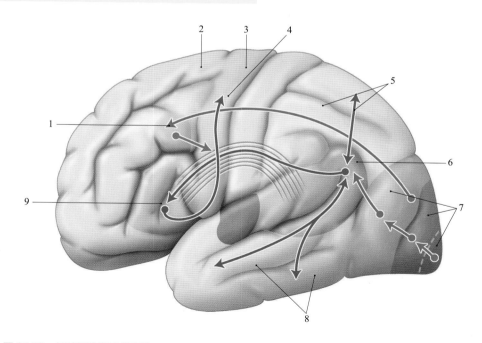

图 28.38　**阅读语言发音的环路**

1. 额视觉区（眼－转头运动）
2. 运动前区
3. 运动区
4. 手的分布区域
5. 顶联络区
6. 角回（和语言听觉区）
7. 视区
8. 颞联络区
9. 交互式语言运动（Broca）区

通过正电子发射计算机断层扫描（PET）显示出来的脑血管意外病灶，通常存在一个中央不可逆性缺血性病灶和周围受损较轻的病灶区，即缺血半暗带。如果缺血半暗带在 6 小时内再灌注，则能避免该区域脑组织的坏死。

在累及第一皮质运动区的脑血管意外中，人们首先观察到缺血半暗带过度激活，而后，激活的区域延伸至邻近皮质和病灶后部。这种现象可能与某些神经元活动的抑制增加有关。

• 在脑血管意外的早期（前 2~3 个月），下肢运动能力的恢复常常是首先发生的。

大脑可塑性的机制可以解释为部分突触的抑制。受损部分皮质功能被其他区域代偿。

• 在脑血管意外的后期（直至脑血管意外发生后 18 个月），大脑可塑性的机制在于新突触和新功能性神经环路的建立。手部运动的恢复通常较慢，因为皮质区更加广泛，功能更加复杂。

（8）性别二态性和种族二态性

男性与女性之间、种族之间或种族内的大脑形态学差异是微不足道的。

同样，由于许多方法学的原因，在大体解剖或医学影像学上测量胼胝体并不可信（死后的改变、大脑生理性差异等）。

形态学的差异总是很小的，不足以建立某个功能性的关联。更因为大脑功能在很大程度上取决于大脑的可塑性，后者的基础是突触的可塑性。

虽然女性的胼胝体更大，神经纤维更多，但这并不意味着随时空变化，突触数量会更多。

总而言之，现今没有任何一项研究能证明男性与女性之间认知表现存在差异。

男性与女性之间行为认知的差异与性激素有关，后者对于种族繁衍是必需的。这些性激素在两性中都存在，但比例不同，有利于性器官发挥功能。

在人类，大脑的内分泌系统存在特殊的神经内分泌环路，包括对性器官的反馈作用，性器官的发育是涉及多基因的一个过程。

请注意，自 1999 年以来，Hamer 在 1993 年描述的基因 *Xq 28* 作为同性恋基因的作用已被否认。

第六节　边缘系统

边缘系统在 1878 年由 Broca 描述，当时名为"大边缘叶"，是所有与情绪和行为相关的大脑结构的总称（图 28.39）。其解剖学基础如下。

• 边缘叶，主要是海马皮质。
• 杏仁体。
• 大脑无名质。
• 隔核和胼胝体下区。

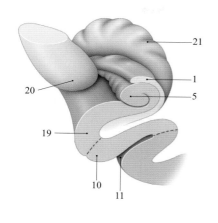

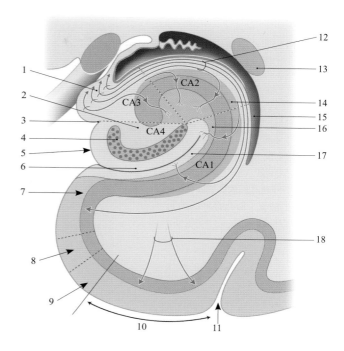

图 28.39 海马的分部

缩微图显示切面的位置

1. 海马伞	6. 分子层	11. 外侧沟	16. 辐射层
2. 多形层	7. 下托	12. 海马槽	17. 分子层和腔隙性物质
3. 伞－齿状回沟	8. 前下托	13. 尾状核的尾	18. 穿纤维
4. 颗粒层（苔藓纤维）	9. 旁下托	14. 定向层	19. 钩
5. 齿状回	10. 海马旁回（内嗅区）	15. 侧脑室的外侧（颞）角	20. 海马足

- 伏隔核。
- 乳头体，联络边缘系统和丘脑（丘脑前核和背内侧核）及网状结构。

1. 海马皮质

海马皮质与大脑皮质相延续，包括固有海马和齿状回。

（1）分部

海马皮质有许多分部方式。此处使用解剖学术语命名法推荐的方式。

自海马下托起，可以分为 5 个区域（图28.40）。

- 固有海马区Ⅰ（CA1）。
- 固有海马区Ⅱ（CA2）。
- 固有海马区Ⅲ（CA3）。
- 固有海马区Ⅳ（CA4）。
- 齿状回。

（2）结构

海马回从齿状回至海马下托变厚。

①固有海马：固有海马由以下部分组成。

图 28.40　海马：全面观

1. 海马伞
2. 齿状回
3. 多形层
4. 颗粒层（苔藓纤维）
5. 分子层
6. 下托
7. 海马旁回（内嗅区）
8. 海马槽
9. 辐射层
10. 定向层
11. 分子层和腔隙性物质
12. 外侧支（Schaffer 纤维）
13. 穿纤维

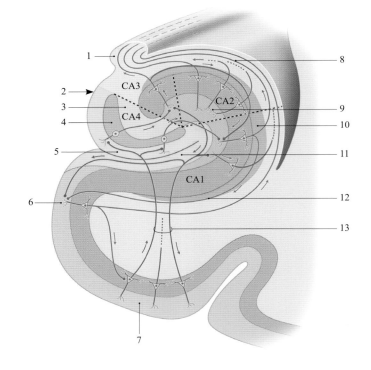

- 侧脑室外侧（颞）角的室管膜。
- 海马槽，由海马下托和固有海马内锥形细胞轴突构成，这些轴突在海马伞内汇合。在走行区域内，这些轴突发出侧支轴突。
- 定向层主要由指向海马槽的锥体细胞轴突构成，也包括一些中间神经元和侧支轴突。
- 锥体层。
- 辐射层，主要由锥体细胞的树突构成。
- 分子层和腔隙性物质。
②齿状回：结构稍简单，由以下部分构成。
- 浅分子层。
- 颗粒层，由双极大颗粒细胞构成。
- 深部的多形层，由多形细胞构成。

2. 系统化（图 28.41）

（1）传入神经纤维

传入神经纤维来自如下。

- 隔区。
- 前穿质。
- 扣带皮质。
- 中缝核。
- 位于海马旁回和海马外侧的内嗅区，靠近杏仁体。

（2）传出神经纤维

传出神经纤维通过海马槽、海马伞和穹隆投射至如下结构。

- 乳头体。

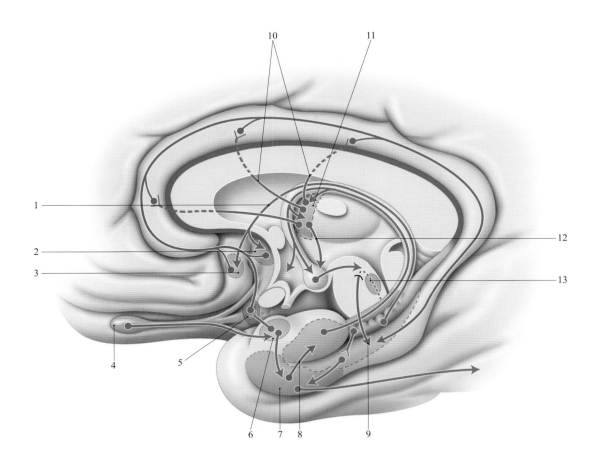

图 28.41　海马皮质的联系

1. 前连合束	5. 大脑的无名质	9. 海马	13. 中缝核（网状结构）
2. 隔区	6. 杏仁体	10. 丘脑扣带辐射	
3. 伏隔核的投射	7. 内嗅区	11. 丘脑前核	
4. 嗅球	8. 穿纤维	12. 乳头体丘脑束	

- 丘脑前核。

- 伏隔核。

（3）联络神经纤维

联络神经纤维数量多且形态多变。

- 杏仁体与以下结构相联络。

- 嗅球。

-（通过终纹）隔区、丘脑、下丘脑。

- 内嗅区。

- 乳头体与丘脑前核（乳头 – 丘脑束）、顶盖（乳头 – 顶盖束）和扣带回（丘脑 – 扣带辐射）相联络。

双侧乳头体损伤（如慢性酗酒）导致一种遗忘错构综合征（Korsakoff综合征）。

3. 功能

边缘系统的神经连接丰富，是一个内分泌、内脏、情感的整合区域（情感表达可以体现在血压、面部发红或苍白上）。

1937年Papez首先描述了边缘系统的神经环路。Papez环联结海马、穹隆，投射至乳头体、隔区、丘脑前核、扣带回、内嗅区和海马。

这个理论可以用来解释KlüverBucy综合征。

该综合征的特点是精神性失明（视觉失认）、多语症、顺从和性欲亢进，当切除双侧颞叶前部和杏仁体时可出现该综合征。

双侧损伤导致对近期事件的遗忘。

另外，边缘系统神经元的兴奋阈值很低，这也解释了海马可以导致癫痫发生。

通过与内嗅区的联络纤维，后者接受嗅觉、视觉、听觉、躯体感觉和运动纤维，边缘系统是记忆形成的重要组成部分。

- 海马是脑内最容易引发癫痫的部分。
- 病变与嗅幻觉和嘴部运动幻觉相伴。
- 边缘叶的老年性萎缩是阿尔茨海默病的边缘型。

第七节　嗅脑

嗅脑是脑部嗅觉传入冲动接收和整合区域的总称（参见"嗅神经"内容）（图28.42）。

除边缘系统外，包括如下结构。
- 嗅球和嗅束。
- 前嗅核。
- 嗅纹和嗅回。
- 嗅三角、前穿质、对角带、胼胝体下区和连合前隔。
- 梨状叶。
- 杏仁体。
- 胼胝体上回。
- 穹隆。
- 终纹。

嗅脑在某些动物中很发达，而在人类，其形态和功能有所退化，某些结构失去了嗅觉方面的功能。

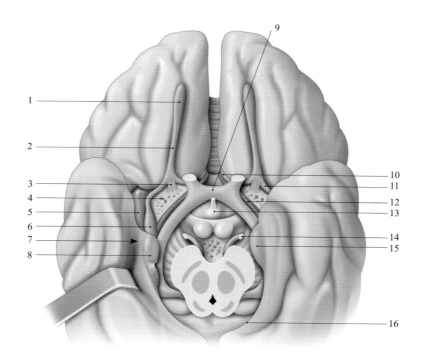

图 28.42　大脑基底部视交叉围绕的嗅结构

1. 嗅球	5. 环回	9. 视交叉	13. 灰结节
2. 嗅束	6. 半月回	10. 内侧嗅纹	14. 动眼神经
3. 嗅三角	7. 内嗅区	11. 外侧嗅纹	15. 海马旁回
4. 前穿质	8. 钩	12. 对角带（Broca）	16. 海马沟

第八节　脑的横断面

具体见图 28.43~28.53。

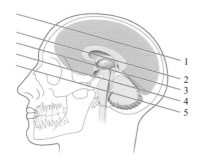

图 28.43　大脑不同水平的横切面

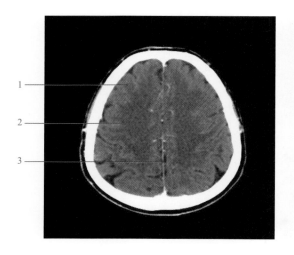

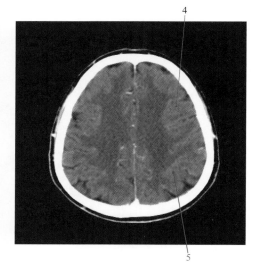

图 28.44　头部中轴的横切面水平 1，钆造影 MRI
（由 Th. Diesce 博士提供）

1. 灰质（皮质）
2. 白质（大脑半球中央）
3. 大脑镰
4. 额叶
5. 顶叶
6. 大脑前动脉

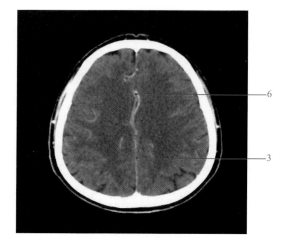

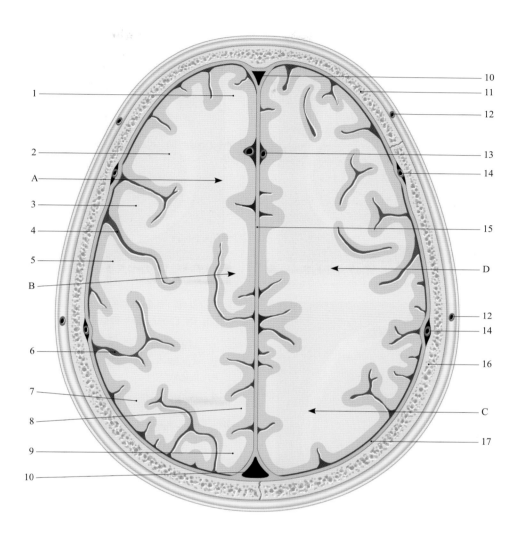

图 28.45 头部横切面 1

A. 额叶	2. 额中回	8. 前楔叶	14. 脑膜中动脉（顶支）
B. 扣带叶	3. 中央前回	9. 楔叶	15. 大脑镰
C. 顶叶	4. 中央沟	10. 上矢状窦	16. 顶骨
D. 放射冠	5. 中央后回	11. 额骨	17. 硬脑膜
	6. 中央后沟	12. 颞浅动脉（顶支）	
1. 额上回	7. 顶上小叶	13. 大脑前动脉（额支）	

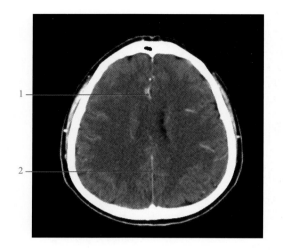

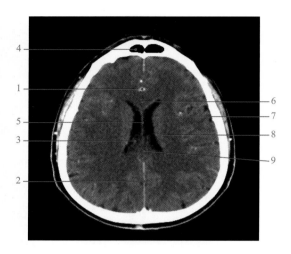

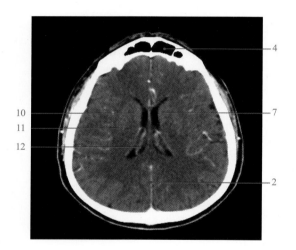

图 28.46　头部中轴的横切面水平 2，钆造影 MRI
（由 Th. Diesce 博士提供）

1. 大脑前动脉
2. 大脑镰
3. 侧脑室
4. 额窦
5. 透明隔
6. 胼胝体的膝部
7. 尾状核的头
8. 丘脑
9. 胼胝体的压部
10. 内囊
11. 豆状核
12. 侧脑室的脉络膜丛

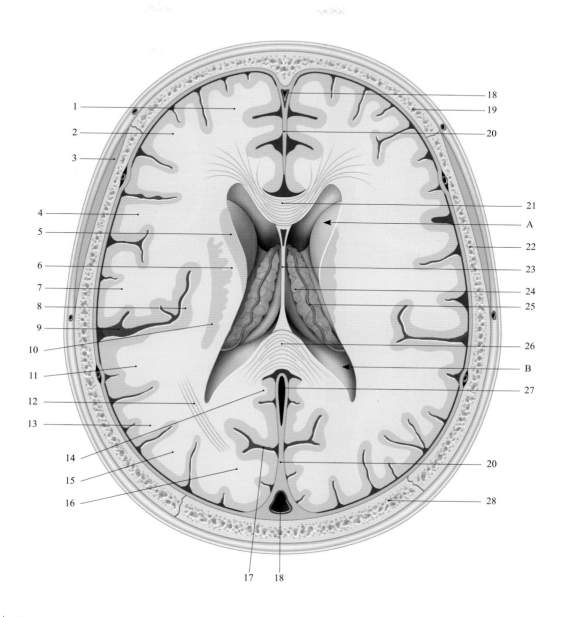

图 28.47　头部的横切面 2（Flechsig 的切面）（根据 J.G. Koritké 和 H. Sick 的图绘制）

A. 侧脑室的额角
B. 侧脑室的枕角

1. 额上回
2. 额中回
3. 颞肌
4. 额下回
5. 尾状核的体

6. 内囊
7. 中央前回
8. 岛叶
9. 外侧沟
10. 壳
11. 中央后回
12. 视辐射
13. 缘上回

14. 扣带回
15. 角回
16. 楔叶
17. 顶枕沟
18. 上矢状窦
19. 额骨
20. 大脑镰
21. 胼胝体的膝部

22. 顶骨
23. 透明隔
24. 侧脑室的脉络膜丛
25. 脉络膜前动脉
26. 胼胝体的压部
27. 下矢状窦
28. 枕骨

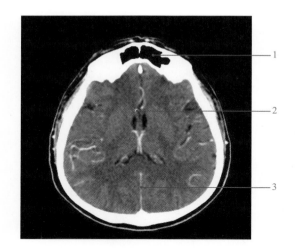

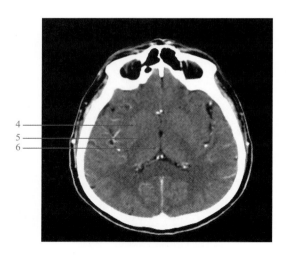

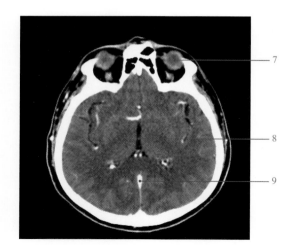

图 28.48　头部中轴的横切面水平 3，钆造影 MRI（由 Th. Diesce 博士提供）

1. 额窦
2. 胼胝体前动脉
3. 大脑镰
4. 豆状核
5. 内囊
6. 丘脑
7. 眼球
8. 第三脑室
9. 直窦

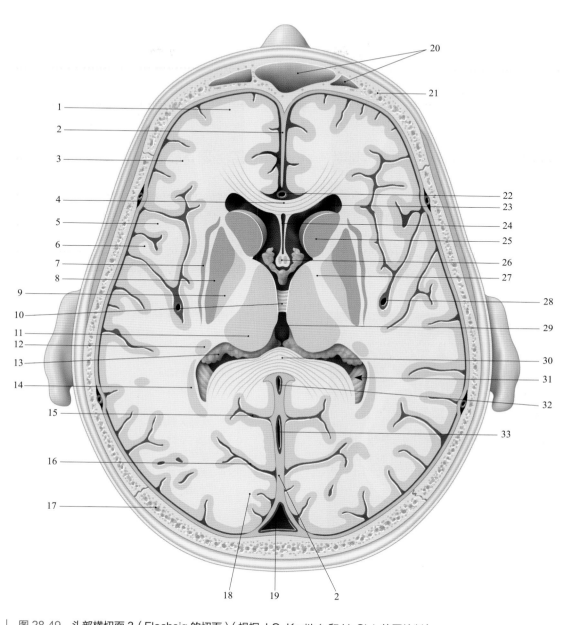

图 28.49　头部横切面 3（Flechsig 的切面）（根据 J.G. Koritké 和 H. Sick 的图绘制）

1. 额上回
2. 大脑镰
3. 额中回
4. 胼胝体的膝部
5. 额下回
6. 中央前回
7. 屏状核
8. 壳
9. 苍白球
10. 丘脑间黏合
11. 丘脑
12. 尾状核的尾
13. 颈动脉球
14. 胼胝体的毯层
15. 距状沟
16. 顶枕沟
17. 枕骨
18. 楔叶
19. 上矢状窦
20. 额窦
21. 额骨
22. 胼胝前动脉
23. 侧脑室的额角
24. 透明隔
25. 尾状核的头
26. 穹隆柱
27. 内囊
28. 大脑中动脉
29. 第三脑室
30. 胼胝体的压部
31. 侧脑室的枕角
32. 大脑大静脉
33. 直窦

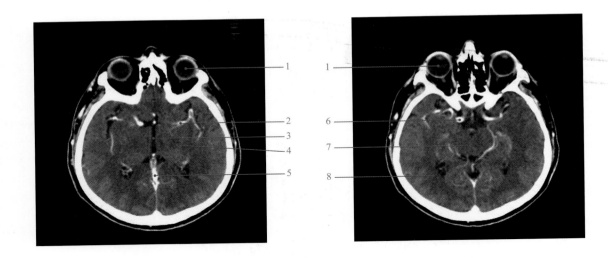

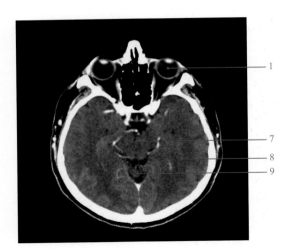

图 28.50　头部中轴的横切面水平 4，钆造影 MRI（由 Th. Diesce 博士提供）

1. 眼球
2. 大脑中动脉
3. 第三脑室
4. 丘脑
5. 大脑大静脉
6. 颈内动脉
7. 脑干
8. 大脑半球
9. 小脑蚓部

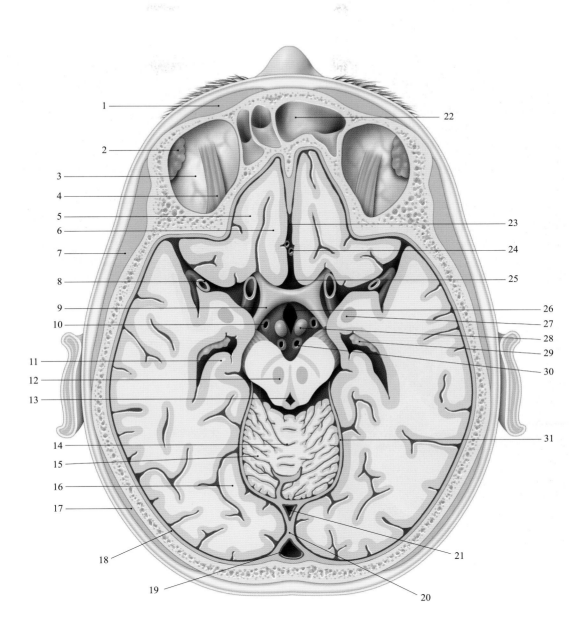

图 28.51 头部横切面 4（根据 J.G. Koritké 和 H. Sick 的图绘制）

1. 眼轮匝肌
2. 泪腺
3. 眶脂体
4. 上直肌
5. 直回
6. 眶回
7. 颞肌
8. 外侧沟和大脑中动脉

9. 视束
10. 后交通动脉
11. 海马足
12. 红核
13. 大脑水管
14. 蚓部
15. 小脑半球
16. 枕颞内侧回

17. 枕额肌
18. 大脑的硬脑膜
19. 上矢状窦
20. 大脑镰
21. 直窦
22. 额窦
23. 大脑纵裂
24. 大脑前动脉（额支）

25. 颈内动脉
26. 第三脑室
27. 杏仁体
28. 乳头体
29. 侧脑室的脉络膜丛
30. 大脑后动脉
31. 小脑幕

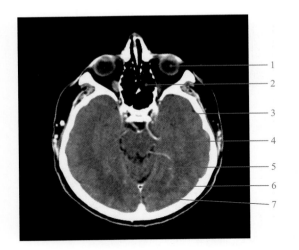

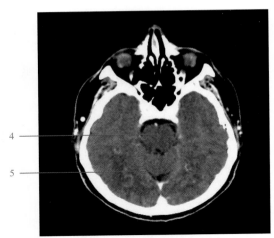

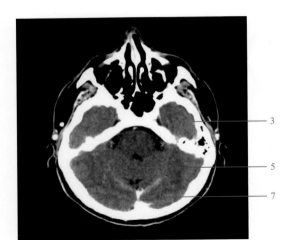

图 28.52 头部中轴的横切面水平 5，钆造影 MRI（由 Th. Diesce 博士提供）

1. 眼球
2. 鼻腔
3. 颞叶
4. 脑干
5. 大脑的前叶
6. 直窦
7. 枕叶

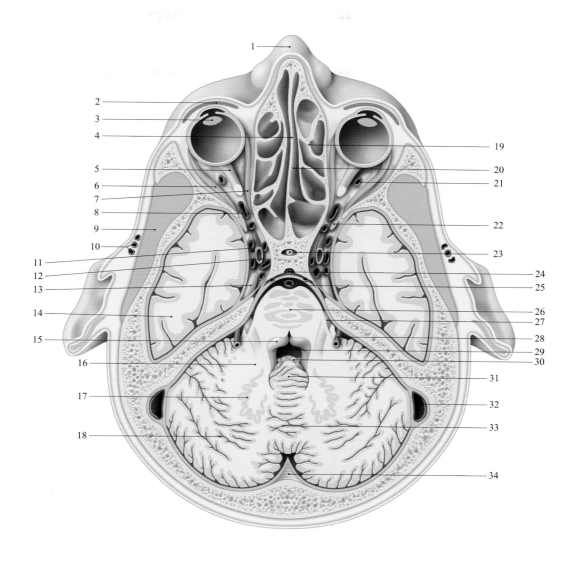

图 28.53 头部横切面 5（根据 J.G. Koritké 和 H. Sick 的图绘制）

1. 鼻背	10. 颞浅动脉和静脉	19. 筛骨迷路	28. 小脑上动脉
2. 上睑	11. 海绵窦	20. 鼻腔	29. 第四脑室
3. 晶状体	12. 颈内动脉	21. 眼动脉	30. 第四脑室的脉络膜顶
4. 鼻中隔	13. 三叉神经节	22. 动眼神经	31. 小结
5. 视神经	14. 颞中回	23. 垂体脚	32. 横窦
6. 外直肌	15. 内侧隆起	24. 基底丛	33. 蚓部
7. 内直肌	16. 小脑中脚	25. 基底动脉	34. 小脑镰
8. 眼上静脉	17. 齿状核	26. 脑桥	
9. 颞肌	18. 小脑半球	27. 三叉神经	

脑室是脑内部的充满脑脊液的腔室。

脑室包括：第四脑室、第三脑室和左、右侧脑室。

脑室之间是相通的，并与蛛网膜下隙和脊髓中央管相通。

脑室内覆盖着一层上皮，称为室管膜（图 29.1）。

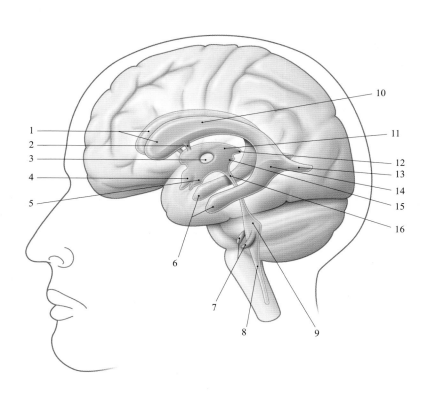

图 29.1 脑室（铸型的外侧面观）

1. 侧脑室的角	5. 漏斗隐窝	9. 第四脑室	13. 侧脑室的枕角
2. 室间孔	6. 侧脑室的颞角	10. 侧脑室的体	14. 侧脑室的中央部
3. 丘脑间黏合	7. 外侧隐窝	11. 第三脑室	15. 松果体隐窝
4. 视隐窝	8. 中央管	12. 松果体上隐窝	16. 大脑水管

第一节 第四脑室

第四脑室位于小脑和脑干之间。

其上端与中脑水管相连，下端延伸至中央管。

第四脑室为垂直轴较长的菱形，高约 35mm，宽约 16mm，长轴与垂直线成 10° 角。

第四脑室有前壁、菱形窝、后壁和第四脑室顶。

1. 菱形窝（图 29.2）

菱形窝由脑桥的后壁和延髓的上半部分构成。

正中沟纵向将菱形窝分为左右两个对称的部分。

正中沟的下 1/3 发出 3~5 条横行的弓状神经索，称为第四脑室髓纹，横行穿过

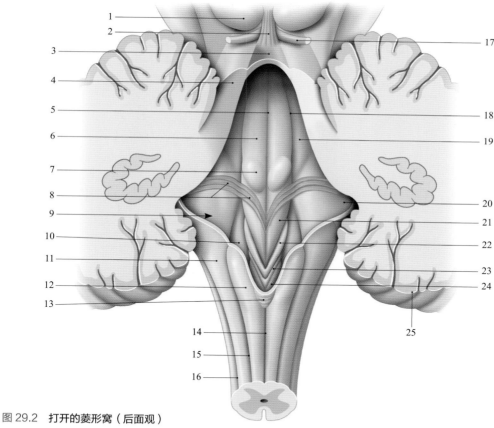

图 29.2　打开的菱形窝（后面观）

1. 下丘	8. 髓纹	15. 后中间内侧沟	22. 迷走神经三角
2. 上髓帆的系带	9. 前庭区	16. 后外侧沟	23. 分离索
3. 前髓帆	10. 下窝	17. 滑车神经	24. 后区
4. 小脑上脚	11. 小脑下脚	18. 界沟	25. 小脑
5. 正中沟	12. 薄束结节	19. 上窝	
6. 内侧隆起	13. 栓	20. 第四脑室外侧隐窝	
7. 面丘	14. 后正中沟	21. 舌下神经三角	

舌下神经三角上方，在第四脑室外侧隐窝汇合。

脑干相关脑神经核团的投影可以由菱形窝的结构来确定（见第五章）。

（1）内侧隆起

内侧隆起是一纵行的凸起，内侧界为正中沟，外侧界为界沟，后者将内侧隆起与上窝及下窝分隔开。

内侧隆起上有 2 个凸起。

- 面神经丘，位于髓纹上方。
- 舌下神经三角，较平坦（图 29.3）。

（2）上窝

上窝位于面神经丘外侧，下窝位于舌下神经三角外侧。

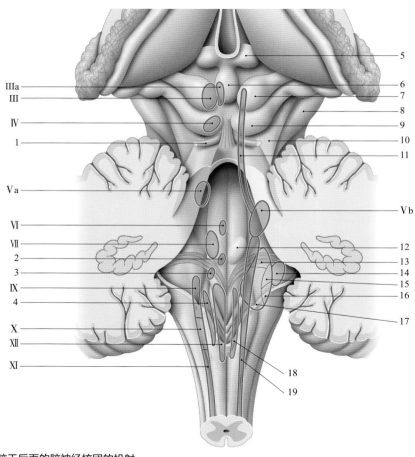

图 29.3　脑干后面的脑神经核团的投射

Ⅲ a. 动眼神经副核	4. 迷走神经背核	10. 丘系三角
Ⅴ a. 三叉神经运动核	5. 缰三角	11. 三叉神经中脑束和三叉神经中脑核
Ⅴ b. 三叉神经脑桥核	6. 松果体腺	12. 面丘
1. 滑车神经	7. 上丘	13. 前庭神经核的上部
2. 上泌涎核	8. 大脑脚	14. 蜗神经核
3. 下泌涎核	9. 下丘	

15. 前庭神经核的外侧部	
16. 前庭神经核的下部	
17. 前庭神经核的内侧部	
18. 孤束核和孤束	
19. 三叉神经脊束和脊束核	

（3）迷走神经三角

这个凸起位于舌下神经三角和下窝的下方。

（4）前庭区

位于上窝和下窝的外侧，延伸至第四脑室侧隐窝。

（5）最后区

此区域呈三角形，借分离索与迷走神经三角分隔。该部分是菱形窝的下极，富含神经胶质组织，血供丰富。

（6）栓

是由灰质组织构成的菱形窝的下极。

2. 第四脑室顶

上髓帆和下髓帆相对，构成第四脑室顶（图 29.4）。

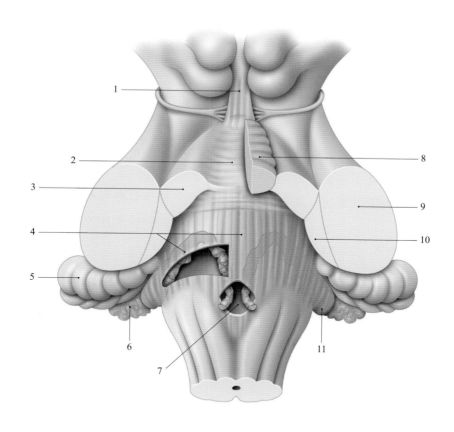

图 29.4 菱形窝的顶

1. 上髓帆系带　　4. 下髓帆（部分已打开）　　7. 第四脑室的正中孔　　10. 小脑下脚
2. 上髓帆　　　　5. 绒球　　　　　　　　　8. 已切除的（小脑）舌部　11. 第四脑室的外侧隐窝
3. 小脑上脚　　　6. 第四脑室的脉络膜丛　　9. 小脑中脚

（1）上髓帆

上髓帆是一个三角形白质层，位于左右小脑上脚之间，与小脑舌部相连。

上髓帆的顶部延伸形成一索状物，称为上髓帆系带。

上髓帆系带分隔两侧滑车神经（Ⅳ）浅出的位置。

（2）下髓帆

下髓帆是一层上皮层，位于左右小脑下脚之间，与小脑绒球和小脑蚓结节相连。

下髓帆下部延伸至第四脑室顶脉络膜。

下髓帆上有第四脑室正中孔的开口，此孔连通第四脑室与后方的小脑延髓池。

（3）第四脑室顶的脉络膜

是软脑膜的一部分，包含第四脑室脉络丛。

第四脑室顶的脉络丛由血管绒毛簇包绕室管膜组织构成。每侧脉络丛血管呈花环状，由内侧垂直条和外侧横行条组成，两者在第四脑室外侧隐窝处汇合。脉络丛经第四脑室外侧孔开口出脑室。

该脉络丛充满了下髓帆和小脑之间的脑室。

3. 第四脑室外侧孔

该孔连通第四脑室外侧隐窝与小脑延髓池。开口的一部分有第四脑室脉络丛穿过。

第二节　中脑水管

中脑水管是一个向下连通第四脑室、向上连通第三脑室的管状通道，来自胚胎的中脑腔。

中脑水管狭窄，长 15～20mm，直径约为 1.5mm（图 29.5）。

中脑水管内部或外部肿瘤压迫所致的堵塞（如松果体肿瘤）会导致脑积水（见图 26.12）。

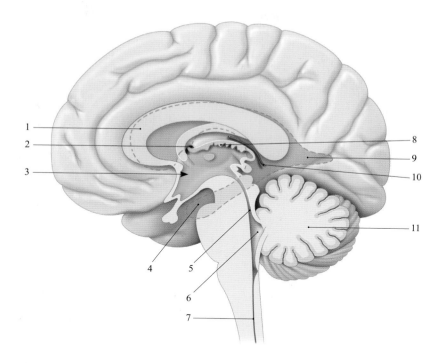

图 29.5　侧脑室的内侧毗邻关系

1. 胼胝体	4. 侧脑室的颞角	7. 中央管	10. 颈内静脉
2. 室间孔	5. 中脑水管	8. 脉络膜丛的顶	11. 小脑
3. 侧脑室的外侧壁	6. 第四脑室	9. 侧脑室的枕角	

第三节　第三脑室

第三脑室不成对，位于间脑正中，借室间孔与侧脑室相通，借中脑水管与第四脑室相通（图 29.6）。

1. 第三脑室的壁

第三脑室呈扁平的圆锥形，包括左右两个外侧壁、上方的顶部、下方的底部和前后两个边缘。

（1）顶部

顶部由位于两个外侧壁上边界间的室管膜层构成，有第三脑室脉络丛覆盖（图 29.7）。

（2）底部

底部是一个尖向下的二面角形，自下而上分别由漏斗、灰结节、视交叉、乳头体、后穿质和大脑脚顶盖部组成。

（3）前边界

前边界由终板构成。

（4）后边界

后边界由松果体、后连合和大脑水管构成。

（5）外侧壁

左右两个外侧壁分别由背侧丘脑内侧面前 2/3 和下丘脑构成，外侧壁之间常借丘脑间黏合相连。

2. 第三脑室腔

第三脑室充满脑脊液，它们在左右侧脑室和第四脑室中流动。第三脑室有数个隐窝。

- 视隐窝位于视交叉的上方。
- 漏斗隐窝位于垂体脚。
- 松果体隐窝位于松果体前方的缰连合与上丘脑之间。
- 松果体上隐窝位于松果体上方。

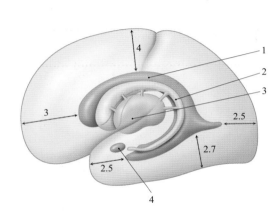

图 29.6　侧脑室（平均尺寸，单位为厘米）

1. 侧脑室　　　　　3. 豆状核
2. 尾状核　　　　　4. 杏仁体

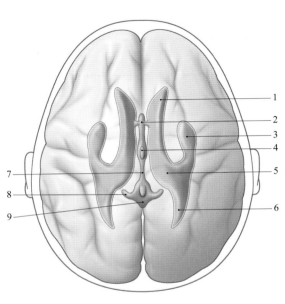

图 29.7　侧脑室（上面观）

1. 额角　　　　　　6. 枕角
2. 室间孔　　　　　7. 大脑水管
3. 颞角　　　　　　8. 第四脑室的外侧隐窝
4. 第三脑室　　　　9. 第四脑室
5. 侧脑室的中央部

第四节　侧脑室

侧脑室左右各一且位置对称，每个侧脑室位于大脑半球的内下部。

左右侧脑室被透明隔分隔，经左右室间孔与第三脑室相通。

侧脑室呈向前下方凸出的弓形，包绕丘脑。

每个侧脑室呈一个不规则的空腔，包括中央部和额角、枕角、颞角 3 个突起（图 29.8）。

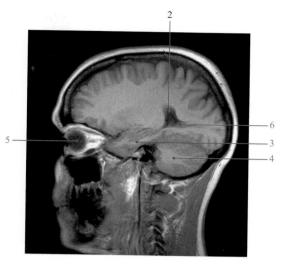

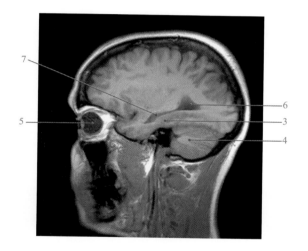

图 29.8　头部旁正中切面 MRI（由 Th. Diesce
博士提供）

1. 额角
2. 中央部
3. 海马旁回
4. 小脑
5. 眼球
6. 枕角
7. 颞角

1. 侧脑室中央部

位于侧脑室中部，与背侧丘脑和尾状核相邻。中央部自上而下平坦，包含侧脑室一部分的脉络丛。

（1）上壁

侧脑室上壁向下方凹陷，构成胼胝体干部的下面。

（2）下壁（底壁）

侧脑室下壁构成胼胝体和背侧丘脑的上面，有终纹分隔。

（3）内侧边

侧脑室内侧边前方有室间孔，直径为6~8mm，位于穹隆柱与背侧丘脑之间。在此处，第三脑室和侧脑室脉络丛相连。

（4）外侧边

与胼胝体和尾状核外侧的连合部相邻。

2. 侧脑室额角（前角）（图 29.9）

构成侧脑室的前部，位于额叶内，是侧脑室中央部在室间孔前方的延伸。

侧脑室额角呈金字塔形，有上、下、内侧三面及一尖。

- 上面，由胼胝体膝部的下面构成。
- 下面，由尾状核头部和胼胝体嘴部的上面构成。
- 内侧面，由透明隔和穹隆柱构成。
- 尖，距额极约 3cm。

3. 侧脑室颞角（下角）

是侧脑室的下部，位于颞叶内。

颞角长而呈弓形，围绕背侧丘脑的后部末端，指向前下方，距颞极约 2.5cm。

- 上面由胼胝体下面和尾状核尾部构成。
- 外侧面由胼胝体绒毡构成。
- 下壁由侧支沟的隆起和覆盖有侧脑室脉络丛的海马构成。

4. 侧脑室枕角（后角）

是侧脑室的后部，位于枕叶内。

由于形态多变且常对称，枕角有时缺失。

- 外侧壁由胼胝体毯层构成。
- 内侧壁由两个突起构成，位于上方的称为枕角球，胼胝体压部下方处称为禽距，与距状沟相邻。

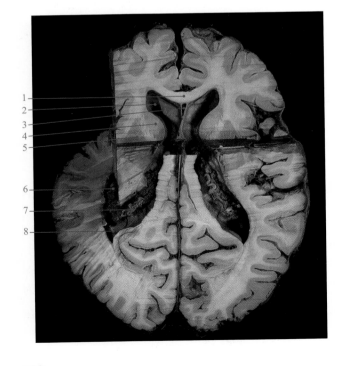

图 29.9　大脑侧脑室的倒角切面和剖面（上面观）（由 P. Kamina 教授提供）

1. 胼胝体的膝部
2. 额角
3. 透明隔的腔
4. 尾状核的头
5. 豆状核
6. 颞角
7. 脉络膜丛
8. 枕角

5. 新生儿的侧脑室穿刺

穿刺点位于前囟，距正中线向外侧角旁开 2cm。

穿刺针在矢状面内刺入侧脑室额角时，距头皮约 40mm（图 29.10）。

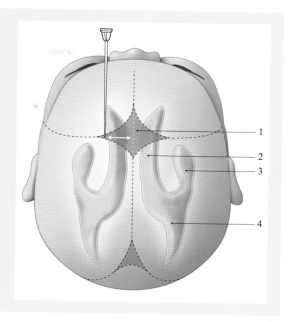

图 29.10　新生儿的侧脑室穿刺（上面观）

1. 前囟
2. 侧脑室的额角
3. 侧脑室的颞角
4. 侧脑室的枕角

第五节　室周器官

室周器官是位于脑室壁内的多形神经内分泌结构的总称，包括神经垂体、松果体腺、最后区、连合下器官、内侧隆起、终板的血管器官和穹隆下器官（图 29.11）。

1. 最后区

最后区在人类成对出现，位于第四脑室下角水平、脊髓中央管起始处。

最后区由胶质细胞和间质细胞组成，两种细胞由孤束的神经纤维联络。

最后区也包括大量有孔静脉毛细血管，允许血液与脑脊液中的物质进行交换。

有研究者认为最后区有化学感受器、神经分泌和自主神经功能（如呕吐反应）。

2. 连合下器官

连合下器官是低级器官，在人类并不总是存在，它位于中脑水管入口处的上方。

连合下器官包括室管膜纤毛细胞和室管膜下小细胞，该器官分泌糖胺聚糖，后者凝聚形成 Reissner 网，溶解后进入脑脊液循环。

该器官的具体功能仍未知。

3. 内侧隆起

内侧隆起位于第三脑室底内，在垂体漏斗部和下丘脑结节核之间。

（1）结构

内侧隆起可分为多层。

①室管膜层：由室管膜细胞构成，与脑脊液相接触。

②内区：包括视上核 – 垂体束和室旁核 – 垂体束的神经分泌轴突。

③外区：或称栅栏层，由大量混合的轴突和伸长细胞的突起构成。

④毛细血管层：由垂体门脉系统的毛细血管环构成。

（2）功能

内侧隆起是垂体激活因子和抑制因子分泌的通道。

4. 终板的血管器官

由第三脑室的薄褶皱构成，位于视交叉的上方。

终板的血管器官包括以下结构。

- 室管膜细胞层。
- 神经元聚集，被浅层的动脉毛细血管层和深层的静脉毛细血管层包绕。这些神经元的轴突与室管膜细胞和神经内分泌细胞的轴突形成突触。
- 该器官可能参与生长抑素和促性腺激素（血液 - 脑脊液物质交换）。

5. 穹隆下器官

该器官有针头大小，位于第三脑室顶、穹隆下方、两侧室间孔之间。

穹隆下器官外覆单层立方上皮细胞，周围有纤毛细胞。该器官包括神经胶质细胞、神经元和来自第三脑室顶脉络丛的毛细血管环。

该器官可能具有控制血流动力及生长抑素与促性腺激素分泌的功能。

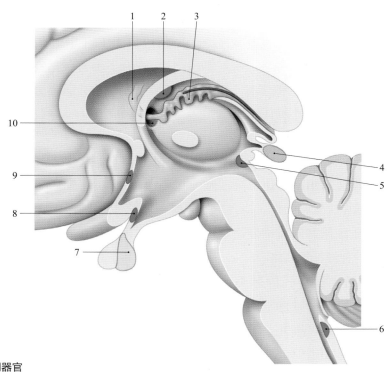

图 29.11 室周器官

1. 脉络膜丛	4. 松果体腺	7. 神经垂体	10. 室间孔
2. 穹隆下器官	5. 连合下器官	8. 内侧隆起	
3. 第三脑室的脉络膜丛	6. 最后区	9. 终板的血管器官	

第三十章 脑的血供

因大脑消耗大量的氧气和葡萄糖，所以脑的血供对于大脑的存活至关重要。脑血供的特点是动脉毛细血管床十分广泛，缺乏淋巴管。位于神经胶质细胞外的液体经软脑膜引流入蛛网膜下隙。

脑血管疾病很常见，可由多种因素造成，如脑血管意外（脑血栓、短暂性脑缺血等）、血管综合征（动脉瘤、血肿等）、颅内压升高、脊髓基底动脉供血不足等（图 30.1）。

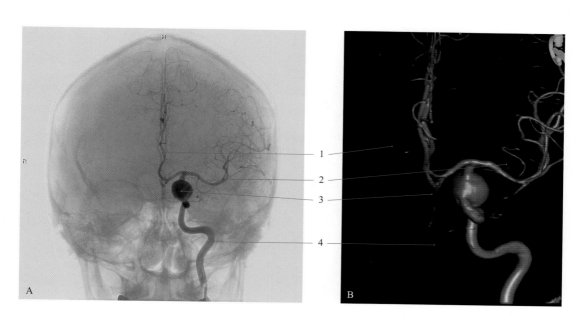

图 30.1　血管造影和左颈动脉夹闭 MRI（由 J. Drouineau 博士提供）

A. 面部图片	1. 大脑前动脉	3. 动脉瘤
B. 3 维图像	2. 大脑中动脉	4. 左颈内动脉

第一节　脑的动脉

脑的动脉血供有两个来源：颈内动脉和椎动脉。

动脉血供构成两个几乎独立的系统，即颈动脉系统和椎动脉系统，两者经大脑的吻合结构（吻合环）相互联络。

1. 动脉血供来源（图 30.2 和 30.3）

（1）颈内动脉供血区

颈内动脉经颈动脉管和海绵窦走行，此路径中有两个转折，称双拐点。颈内动脉穿过硬脑膜和蛛网膜。

在蛛网膜下隙内，位于视神经外侧的颈内动脉，朝向视神经的后下方走行。

在大脑基底部、前穿质水平，颈内动脉分叉成为大脑前动脉和大脑中动脉。

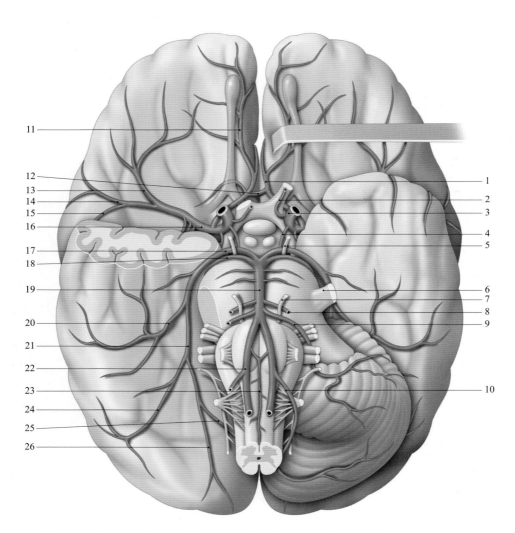

图 30.2　大脑的动脉（下面观，已切除右侧的视神经、颞叶的前部以及小脑半球）

1. 大脑前动脉	8. 迷路动脉	15. 颞前动脉	22. 椎动脉
2. 眼动脉	9. 小脑下前动脉	16. 大脑中动脉	23. 脊髓前动脉
3. 颈内动脉	10. 小脑下后动脉	17. 大脑后动脉	24. 枕颞动脉
4. 后交通动脉	11. 额基底内侧动脉	18. 小脑上动脉	25. 顶枕动脉
5. 动眼神经	12. 前交通动脉	19. 基底动脉	26. 距状回动脉
6. 滑车神经	13. 额基底外侧动脉	20. 枕外侧动脉	
7. 展神经	14. 额前动脉	21. 枕内侧动脉	

颈内动脉发出以下分支。

- 眼动脉。
- 垂体上动脉。
- 后交通动脉。
- 脉络膜前动脉。
- 脑膜支。

（2）椎动脉供血区

椎动脉在穿过寰枕后膜后，进入枕骨大孔；然后穿过硬脑膜和蛛网膜，在蛛网膜下隙内斜行，包绕延髓的外侧面。椎动脉在舌下神经前，与其交叉后，与对侧的同名动脉在正中融合形成基底动脉。

椎动脉在融合前发出以下分支。

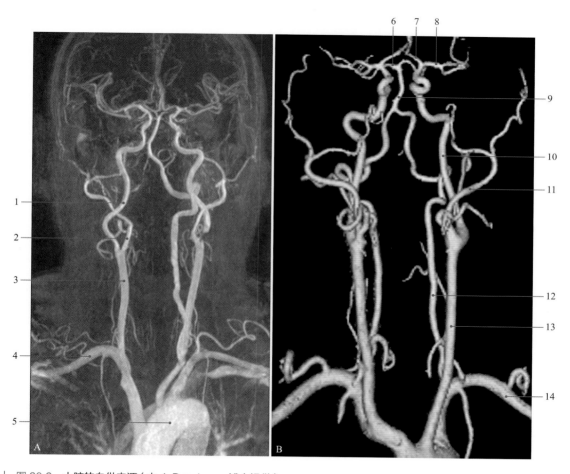

图 30.3　大脑的血供来源（由 J. Drouineau 博士提供）

A. 面部血管造影 MRI
B. 3D 影像

1. 右颈内动脉
2. 右颈外动脉
3. 右颈总动脉
4. 右锁骨下动脉
5. 主动脉弓
6. 大脑后动脉
7. 大脑前动脉
8. 大脑中动脉
9. 基底动脉
10. 左颈内动脉
11. 左颈外动脉
12. 左椎动脉
13. 左颈总动脉
14. 左锁骨下动脉

- 小脑下后动脉。
- 脊髓前动脉。
- 脑膜支。

变异：单侧椎动脉的缺失可导致短暂性完全性失忆，该症状往往是对侧椎动脉暂时性闭塞导致的。

（3）基底动脉（图30.4）

基底动脉起于脑桥下边界，位于两侧

展神经之间，走行于脑桥前面的基底沟中。

基底动脉止于脑桥上边界，位于两侧动眼神经之间，然后分叉形成双侧大脑后动脉。基底动脉发出以下分支。

- 脑桥动脉。
- 中脑动脉。
- 小脑下前动脉。
- 小脑上动脉。
- 迷路动脉（15% 的个体）。

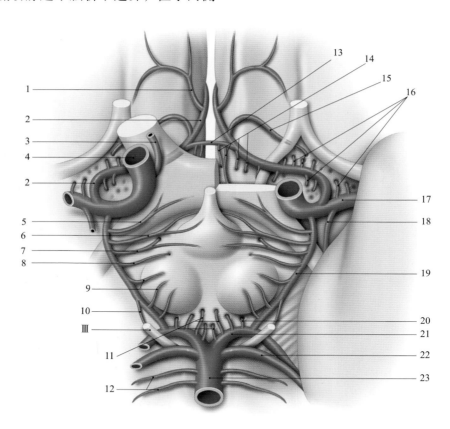

图 30.4　大脑的动脉环及其分支（下面观）

1. 额基底内侧动脉	7. 丘脑结节动脉	13. 前交通动脉	19. 后交通动脉
2. 大脑前动脉	8. 下丘脑动脉	14. 前内侧中央动脉	20. 丘脑穿动脉
3. 眼动脉	9. 乳头体动脉	15. 远髓纹动脉	21. 大脑后动脉
4. 颈内动脉	10. 动眼神经的动脉	16. 前外侧中央动脉	22. 小脑上动脉
5. 视交叉的动脉	11. 后外侧中央动脉	17. 大脑中动脉	23. 基底动脉
6. 灰结节的动脉	12. 中脑动脉	18. 前脉络膜动脉	

椎动脉的机械性阻塞可导致椎基底动脉功能不全。

例如，左侧椎动脉上游的左锁骨下动脉的闭塞可导致血流循环方向的改变，即右侧椎动脉的血流会流向左侧腋动脉。

如果左臂的血流增加，右侧椎动脉的血流会相应减少，椎基底动脉系统的血流就会减少（锁骨下动脉盗血）。

椎基底动脉功能不全综合征可导致平衡障碍、视觉障碍（短暂性复视）、头痛、耳鸣等。

（4）大脑动脉环（图30.5~30.7）

大脑动脉环是位于脑基底部、围绕视交叉、灰结节和大脑脚间区的动脉吻合。
①组成：在60%的个体，大脑动脉环呈对称的六边形，由以下几个分支构成。
- 前方为双侧大脑前动脉和连接两者的前交通动脉。
- 后方为双侧大脑后动脉。
- 外侧为双侧后交通动脉，连接大脑前动脉和大脑后动脉。
②分支（参见各个动脉）。
③变异：大脑动脉环变异很多，包括动脉管径大小异常，或其一个或多个组成成分的缺失。
- 大脑动脉环的后部：大脑后动脉的管径变小甚至缺失可以是单侧的（10%），也可以是双侧的（5%）。后交通动脉可以起自颈内动脉。
- 大脑动脉环的前部：

- 前交通动脉一侧缺失（1%）、双侧缺失（10%）或发出胼胝体正中动脉（10%）；
- 双侧大脑前动脉起自颈内动脉（10%）；
- 单侧颈内动脉的缺失很罕见（0.1%）。
该情况下，唯一的颈内动脉发出对侧大脑中动脉，后者也可起自基底动脉。

2. 脑干和小脑的动脉

（1）脊髓前动脉

脊髓前动脉发出内侧支和外侧支供应延髓。

（2）小脑下后动脉（图30.8~30.10）

①走行：小脑下后动脉管径大，在椎动脉终末部分发出，向后方走行，包绕延髓橄榄的下极，在舌咽神经和迷走神经根的下方经过。

然后，该动脉沿第四脑室的下外侧边界走行至小脑下面的后部。

小脑下后动脉分为内侧和外侧两个终末支。
- 内侧支，经过小脑的内侧面、小脑蚓的下方。
- 外侧支，经过小脑的下面和外侧面。
②侧支：小脑下后动脉发出以下侧支。
- 脊髓后动脉。
- 小脑扁桃体支。
- 第四脑室脉络丛支。
- 延髓支。
③血供区域：小脑下后动脉滋养延髓、第四脑室脉络丛、小脑小舌、小脑结节、小脑扁桃体、小脑半球下外侧部和橄榄核后方的延髓。

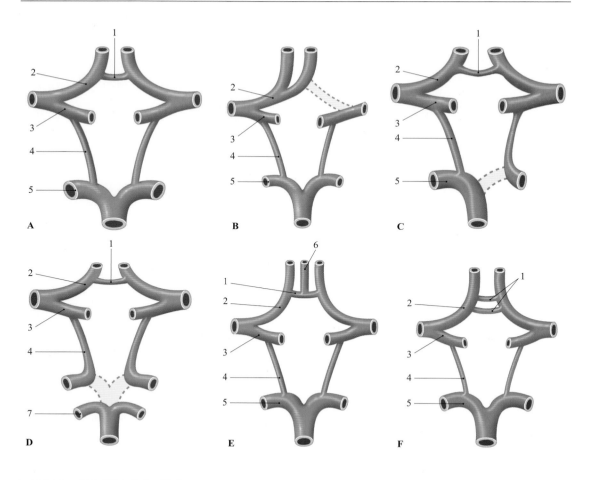

图 30.5　大脑动脉环的主要模式

A. 通常型（60%）

B. 单侧大脑前动脉缺如（10%）

C. 单侧大脑后动脉在起始处缺如（10%）

D. 双侧的大脑后动脉缺如（5%）

E. 有一个胼胝体正中动脉（10%）

F. 有两支前交通动脉（10%）

1. 前交通动脉

2. 大脑前动脉

3. 大脑中动脉

4. 后交通动脉

5. 大脑后动脉

6. 胼胝体正中动脉

7. 小脑上动脉

小脑下后动脉的血栓可导致延髓神经核团，如疑核、孤束核、蜗神经核和三叉神经脊束核的异常。相关的功能障碍称为"延髓外侧综合征"。

（3）小脑下前动脉

①走行：小脑下前动脉起自基底动脉的中部，向外后方走行，经过展神经、面

神经和前庭蜗神经的上方。

该动脉经小脑下方的前部，与椎动脉发出的小脑下后动脉相吻合。

该动脉常发出迷路动脉（85%的个体）。

②血供区域如下。

● 小脑半球的下部。

● 脑桥的下外侧部（包括疑核）。

● 有时参与延髓上部的供血。

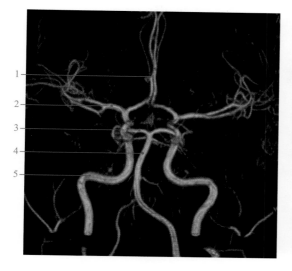

图 30.6 大脑动脉环：血管造影 MRI 3D 影像（由 J. Drouineau 博士提供）

1. 小脑前动脉　　　4. 基底动脉
2. 大脑中动脉　　　5. 颈内动脉
3. 大脑后动脉

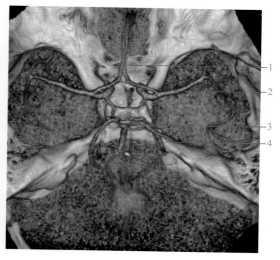

图 30.7 大脑动脉环：血管造影 MRI 3D 影像（由 J. Drouineau 博士提供）

1. 大脑前动脉　　　3. 大脑后动脉
2. 大脑中动脉　　　4. 基底动脉

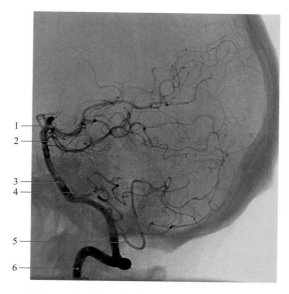

图 30.8 椎动脉：选择性血管造影（由 J. Drouineau 博士提供）

1. 大脑后动脉　　　4. 小脑下前动脉
2. 小脑上动脉　　　5. 小脑下后动脉
3. 基底动脉　　　　6. 椎动脉

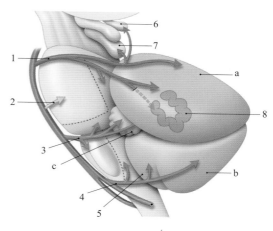

图 30.9 小脑动脉的分布区域

a. 上叶　　　　　　3. 小脑下前动脉
b. 下叶　　　　　　4. 小脑下后动脉
c. 绒球小结叶　　　5. 小脑扁桃体
　　　　　　　　　　6. 松果体腺
1. 小脑上动脉　　　7. 下丘
2. 脑桥动脉　　　　8. 齿状核

图 30.10 小脑的动脉（外侧面观）

1. 大脑后动脉
2. 小脑上动脉
3. 脑桥动脉
4. 基底动脉
5. 迷路动脉
6. 小脑下前动脉
7. 小脑下后动脉
8. 椎动脉
9. 脉络膜后内侧动脉
10. 脉络膜后外侧动脉
11. 蚓部上动脉
12. 内侧支
13. 外侧支
14. 蚓部下支
15. 扁桃体支
16. 第四脑室脉络膜动脉

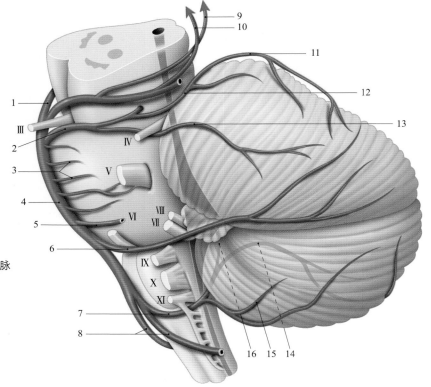

（4）脑桥动脉（图 30.11 和 30.12）

脑桥动脉众多，起自基底动脉的两侧。

每条脑桥动脉发出内侧支穿过脑桥的前面，发出外侧支至脑桥的外侧面。

脑桥动脉为脑桥的前外侧区域供血。

（5）中脑动脉（图 30.13）

中脑动脉通常成对，在中脑的前外侧面走行。

（6）小脑上动脉

小脑上动脉起自基底动脉终末端的附近，向外侧、动眼神经的下方走行，动眼

神经分隔小脑上动脉和大脑后动脉。

①小脑上动脉在脑桥的外侧面分为内、外两个侧支。

- 内侧支，经滑车神经的上方，至小脑上面的正中部，发出小脑蚓上动脉和中脑动脉。

- 外侧支，经滑车神经的下方，至小脑上面的外侧部。

②供血区域如下。

- 脑桥被盖，三叉神经运动核。

- 小脑上脚。

- 小脑半球上部，包括小脑核团。

- 蜗神经核。

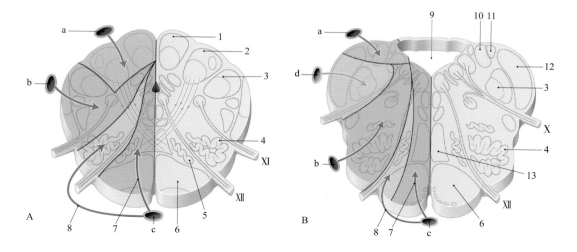

图 30.11　延髓的动脉分布区域

A. 橄榄下部的水平	d. 小脑下后动脉	4. 主橄榄核	9. 第四脑室
B. 橄榄水平		5. 内侧副橄榄核	10. 前庭神经下核
a. 脊髓后动脉	1. 薄束核和薄束	6. 锥体	11. 蜗神经后核
b. 椎动脉	2. 楔束核和楔束	7. 内侧支	12. 小脑下脚
c. 脊髓前动脉	3. 三叉神经的脊束	8. 外侧支	13. 内侧丘系

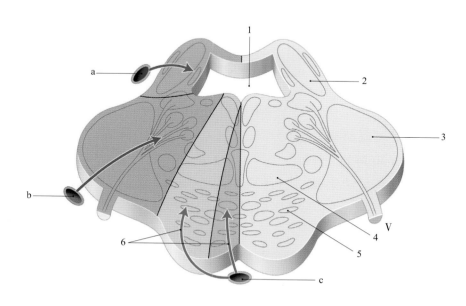

图 30.12　脑桥动脉的分布区域（三叉神经核团水平的横切面）

a. 小脑上动脉	1. 第四脑室	4. 内侧丘系
b. 小脑下前动脉	2. 小脑上脚	5. 脑桥核和皮质脊髓束
c. 基底动脉	3. 小脑中脚	6. 旁正中分支

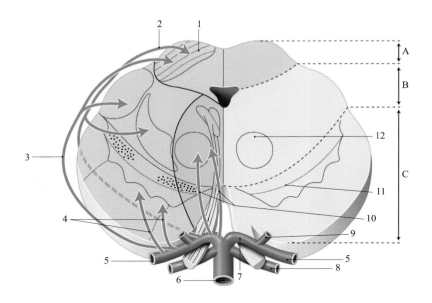

图 30.13　中脑的动脉分布区域（上丘和红核水平的横切面）

A. 中脑顶盖	1. 上丘	5. 大脑后动脉（交通支后部）	9. 后交通动脉
B. 中脑被盖	2. 四叠体动脉	6. 基底动脉	10. 后内侧中央动脉
C. 大脑脚	3. 后内侧脉络膜动脉	7. 大脑后动脉（交通支前部）	11. 黑质
	4. 脚间动脉	8. 小脑上动脉	12. 红核

3. 大脑动脉和间脑动脉

（1）大脑后动脉

大脑后动脉是基底动脉的终末分支，成对，管径大（图 30.14）。

①走行和分支：大脑后动脉横向走行经过动眼神经和滑车神经的上方，后两者将该动脉与小脑上动脉分隔开。

大脑后动脉包绕大脑脚至小脑幕和颞叶的内侧面。

大脑后动脉止于两个分支：枕外侧动脉和枕内侧动脉。

大脑后动脉与后交通动脉吻合处将其分为交通支前部和交通支后部。

②侧支（图 30.15 和 30.16）：包括以下分支。

● 交通支前部的分支（P1 段）如下。

  - 后内侧中央动脉。该动脉多而细，穿过后穿质，滋养背侧丘脑前部、第三脑室外侧壁和豆状核的苍白球。

  - 短旋动脉。

  - 背侧丘脑的穿动脉。

  - 供血上丘和下丘的丘动脉。

● 交通支后部的分支（P2 段）如下。

大脑后动脉包括后外侧中央动脉，多而细小，有以下分支。

  - 丘脑膝状体动脉，滋养背侧丘脑后部、内侧膝状体和松果体。

  - 大脑脚支，滋养大脑脚。

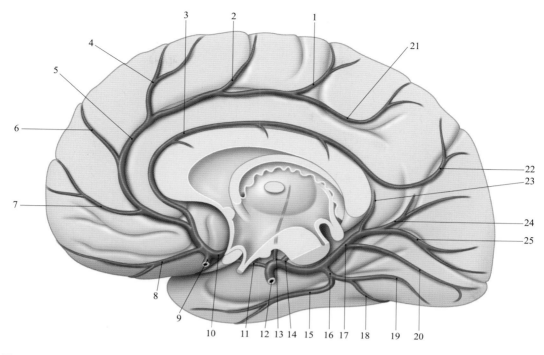

图 30.14　大脑的动脉（内侧面观）

1. 旁中央动脉
2. 额后内侧动脉
3. 胼胝体周围动脉
4. 额中间内侧动脉
5. 胼胝体边缘动脉
6. 额前内侧动脉
7. 额极动脉

8. 额基底内侧动脉
9. 前交通动脉
10. 大脑前动脉
11. 后交通动脉
12. 大脑后动脉
13. 丘脑穿动脉
14. 脉络膜后内侧动脉

15. 颞前动脉
16. 枕外侧动脉
17. 枕内侧动脉
18. 颞中间内侧动脉
19. 颞后动脉
20. 枕颞动脉
21. 前楔叶动脉

22. 顶枕动脉
23. 胼胝体的背侧动脉
24. 顶枕动脉
25. 距状回动脉

- 脉络膜后外侧动脉，滋养侧脑室。
- 海马（Ammon 角）的动脉：可以起自脉络膜后外侧动脉（图 30.17）。
- 脉络膜后内侧动脉，滋养第三脑室。

③终末支如下。

● 枕外侧动脉（P3 段）发出如下分支。
　- 颞前支。
　- 颞中间支。
　- 颞后支。
● 枕内侧动脉（P4 段）发出如下分支。
　- 胼胝体背侧支。

　- 距状沟支。
　- 顶枕支。
　- 枕颞支。

④供血区域如下。

● 背侧丘脑。
● 内侧膝状体、松果体。
● 颞叶的下面和内侧面、海马。
● 枕叶，包括视皮质。

　　　大脑后动脉闭塞导致对侧偏盲，而保留黄斑区的视觉。

389

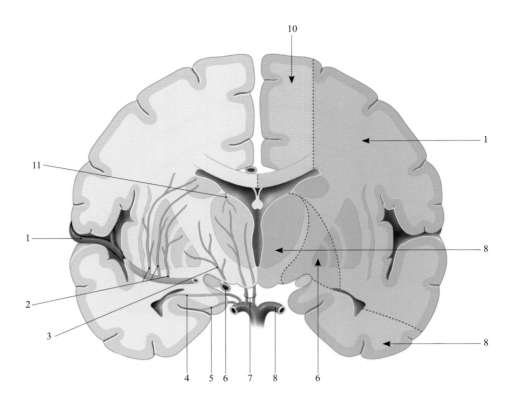

图 30.15　大脑的动脉分布区域（冠状切面）

1. 大脑中动脉
2. 纹外侧动脉
3. 远端纹内侧动脉
4. 脉络膜后外侧动脉
5. 海马 Amon 角的动脉
6. 脉络膜前动脉
7. 丘脑动脉
8. 大脑后动脉
9. 海马
10. 大脑前动脉
11. 脉络膜后内侧动脉

（2）大脑前动脉

大脑前动脉是颈内动脉最细的终末支（图 30.18 和 30.19）。

①走行和方向：大脑前动脉向前内侧穿过视神经上方，与对侧的同名动脉靠近，而后向前上方入大脑纵裂，经大脑半球的内侧面，包绕胼胝体。

双侧大脑前动脉由前交通动脉相连，被其分为两个部分，即交通支前部和交通支后部。

②侧支：所有起自大脑前动脉和交通支前部的动脉被称为前内侧中央动脉。

● 前交通动脉发出如下动脉。

- 视交叉上动脉。
- 正中联合动脉。
- 胼胝体动脉。

前交通动脉是大脑动脉环动脉瘤的最高发区域，可导致双眼颞侧下象限盲。

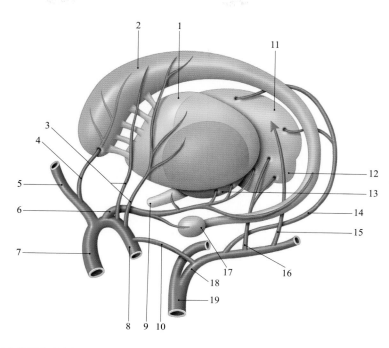

图 30.16 左侧丘脑和纹状体动脉的示意图（外侧面观）

1. 壳
2. 尾状核
3. 纹外侧动脉
4. 尾状核的分支
5. 大脑前动脉
6. 脉络膜前动脉
7. 颈内动脉
8. 大脑中动脉
9. 视束
10. 后交通动脉
11. 丘脑
12. 膝状体
13. 苍白球
14. 脉络膜后内侧动脉
15. 脉络膜后外侧动脉
16. 丘脑膝状体动脉
17. 杏仁体
18. 大脑后动脉
19. 基底动脉

- 交通支前部（A1 段）发出如下动脉。
  - 近端内侧纹状动脉。
  - 视上动脉。
  - 前穿动脉。
  - 视神经前动脉。
- 交通支后部（A2 段）发出如下动脉。
  - 远端内侧纹状动脉。该动脉折返向后外侧与大脑前动脉平行走行，穿过前穿质。该动脉滋养豆状核的内侧部和外侧部、尾状核的头和内囊的前部（图 30.20 和 30.21）。
  - 额基底内侧动脉。

- 额极动脉。
- 胼胝体边缘动脉，该动脉发出：
  →前内侧额支；
  →中间内侧额支；
  →后内侧额支；
  →扣带支；
  →旁中央支。
- 胼胝体周围动脉，该动脉发出：
  →不稳定的旁中央支；
  →楔前支；
  →顶枕支。

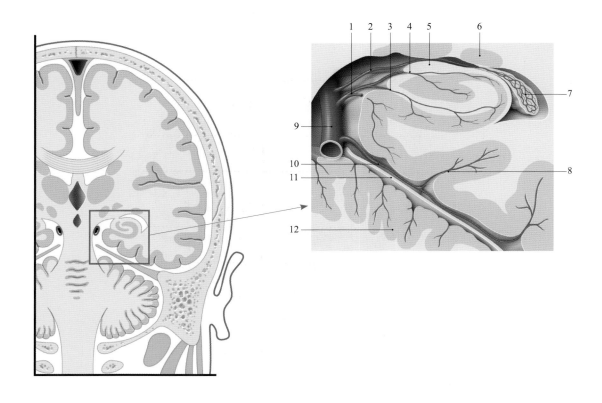

图 30.17　海马的动脉（冠状面）

1. 海马 Ammon 角的动脉	4. 短支	7. 侧脑室颞角的脉络膜丛	10. 颞后动脉
2. 脉络膜后外侧动脉	5. 海马伞	8. 外侧沟	11. 小脑幕
3. 长支	6. 尾状核的尾	9. 大脑后动脉	12. 小脑

③供血区域如下。

● 浅部供血区域包括以下区域。

- 额叶眶部表面。

- 胼胝体、扣带回。

- 额内侧回、旁中央小叶。

- 大脑半球上内侧的 3/4，包括中央前回和中央后回的上部，后两者与小腿及足的运动和感觉区域相关。

- 楔前叶和其邻近的大脑半球的外侧面。

● 深部供血区域包括以下区域。

- 胼胝体嘴部。

- 透明隔。

- 壳的前部。

- 尾状核的头。

（3）后交通动脉

该动脉起自颈内动脉近终末处（图 30.8 大脑后动脉）。

①走行：后交通动脉经视束和大脑脚下方，与同侧大脑后动脉相吻合。

该动脉管径差异很大，左、右后交通动脉常存在差异。

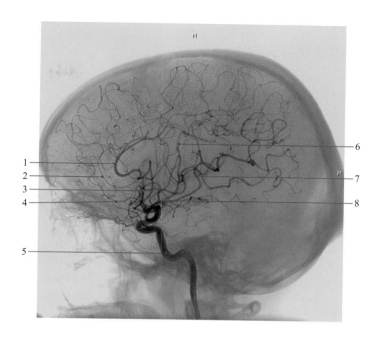

图 30.18 左颈内动脉：选择性动脉造影（由 J. Drouineau 博士提供）

1. 胼胝体周围动脉
2. 胼胝体边缘动脉
3. 大脑前动脉
4. 额基底内侧动脉
5. 左颈内动脉
6. 中央沟的动脉
7. 中央后回动脉
8. 大脑中动脉（M2 节段）

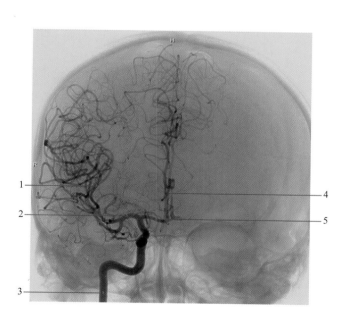

图 30.19 选择性血管造影：冠状面观（由 J. Drouineau 博士提供）

1. 岛叶动脉
2. 大脑中动脉（M1 节段）
3. 左颈内动脉
4. 大脑前动脉（A2 节段）
5. 大脑前动脉（A1 节段）

393

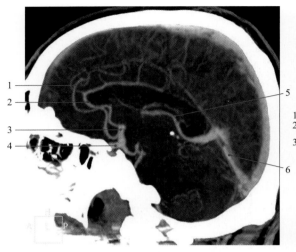

图 30.20　血管造影 MRI：矢状切面（由 J. Drouineau 博士提供）

1. 胼胝体边缘动脉
2. 胼胝体周围动脉
3. 大脑前动脉
4. 颈内动脉
5. 大脑内静脉
6. 直窦

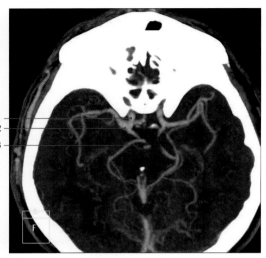

图 30.21　血管造影 MRI：横切面（由 J. Drouineau 博士提供）

1. 颈内动脉
2. 大脑前动脉
3. 大脑后动脉

后交通动脉滋养视束、大脑脚、脚间区和海马旁回。

②侧支：后交通动脉发出如下分支。

- 后内侧动脉，继而发出前支和后支。

- 视交叉支。

- 灰结节动脉，继而发出内侧支和外侧支。

- 丘脑 – 结节动脉。

- 下丘脑支。

- 乳头体动脉。

- 动眼神经支。

③供血区域：后交通动脉滋养视束、大脑脚、脚间区和海马旁回。

后交通动脉瘤常位于后方，通常导致动眼神经麻痹。

（4）大脑中动脉（图 30.22）

大脑中动脉是颈内动脉的最大终末支。

①走行和分部：大脑中动脉向外侧方走行，分为蝶部（M1）和岛盖部（M2）两部分。

- 蝶部呈水平位，在大脑半球额叶和颞极中间通过。

- 岛盖部位于大脑外侧窝内，向后上方走行止于下支和上支。

②侧支：具体如下。

- 蝶部（M1）发出以下分支。

- 由近端外侧纹状支和远端外侧纹状支组成的前外侧中央动脉。

前外侧中央动脉中最大的一支被称为脑内出血动脉（Charcot 动脉）。

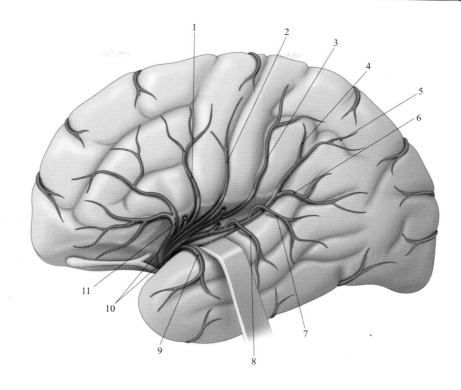

图 30.22　大脑的动脉（外侧面观）

1. 额前动脉	4. 顶前动脉	7. 颞后动脉	10. 岛叶动脉
2. 中央沟的动脉	5. 顶后动脉	8. 颞中间内侧动脉	11. 额基底外侧动脉
3. 中央后回动脉	6. 角回的动脉	9. 颞前动脉	

- 钩动脉。

- 颞极动脉。

- 颞前动脉。

● 岛盖部（M2）发出岛叶动脉。

③终末支：大脑中动脉终末支向后上方走行至大脑皮质。

● 下终末支包括如下。

- 颞前支、颞中支、颞后支。

- 颞枕支。

- 角回支。

● 上终末支包括如下。

- 额基底外侧动脉。

- 中央前沟动脉。

- 中央沟动脉。

- 中央后沟动脉。

- 顶前动脉和顶后动脉。

④供血区域：具体如下。

● 皮质区包括如下。

- 眶回。

- 额叶外侧面的大部、围绕外侧沟的顶叶及颞叶部分，特别是额叶视觉区、语言中枢（Broca 和 Wernicke）、面部和上肢的感觉中枢和运动中枢。

- 脑深部中央区域包括如下。
  - 壳。
  - 尾状核。
  - 内囊前部。

（5）脉络膜前动脉（图 30.23 和 30.24）

　　脉络膜前动脉是颈内动脉的一个小分支，起自后交通动脉或大脑中动脉。

①走行：该动脉在颞叶的内侧面向后方走行，经海马沟内侧部的下方。

　　该动脉经侧脑室下角，穿过脉络膜裂，止于侧脑室的脉络丛。

②侧支：脉络膜前动脉发出很多分支。

- 侧脑室脉络膜支和第三脑室脉络膜支。
- 前穿质支。
- 视交叉支。
- 视束支。
- 外侧膝状体支。
- 内囊膝支。
- 内囊后肢支。
- 内囊豆状核后部支。
- 苍白球支。
- 尾状核支。
- 海马支，其中海马沟支并不恒定存在。
- 杏仁体支，有时发出滋养灰结节和下丘脑核的小动脉。

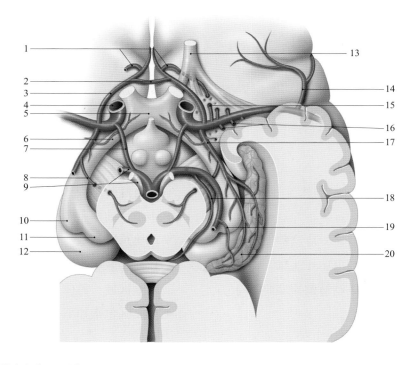

图 30.23　脉络膜动脉（下面观）

1. 远端内侧纹状动脉	6. 视束	11. 内侧膝状体	16. 大脑中动脉
2. 交通动脉	7. 后交通动脉	12. （丘脑）枕	17. 脉络膜前动脉
3. 大脑前动脉	8. 大脑脚的动脉	13. 嗅束	18. 脉络膜后内侧动脉
4. 颈内动脉	9. 动眼神经和大脑后动脉	14. 额基底外侧动脉	19. 脉络膜后外侧动脉
5. 视交叉	10. 外侧膝状体	15. 中央前外侧动脉	20. 侧脑室脉络膜丛

图 30.24　脉络膜前动脉（上面观）（根据 Pernkopf 的图绘制）

1. 室间孔
2. 第三脑室脉络膜的顶
3. 第三脑室脉络膜丛分支
4. 第四脑室脉络膜丛
5. 大脑中动脉
6. 脉络膜前动脉
7. 杏仁体核的动脉
8. 海马足
9. 齿状回
10. 侧脑室的脉络膜分支
11. 海马伞
12. 侧脑室

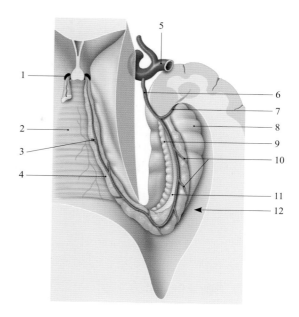

- 丘脑核支。
- 黑质支。
- 红核支。
- 脑干支。

4. 脑动脉血流循环（图 30.25~30.29）

　　大脑主要的动脉汇聚吻合形成大脑动脉环，形成大脑血液循环调控的第一层面。

　　脑血液循环调控的第二层面是动脉之间广泛的吻合。要弄清楚这些吻合是一项很大的工程，这有赖于 G. Lazorthes、A. Gouazé 和 G. Salamon 所做的工作。

　　大脑每分钟的血流量是 750ml，是心排量的 14%。该血流量与肾血流量相比较小，但相当稳定。

（1）胚胎的脑血液循环

　　大脑动脉环在胚胎 8 周龄时形成，保证了大脑充足的氧供。事实上，胎儿的血液经卵圆孔至心脏，经过左心房、左心室、主动脉、颈内动脉和椎动脉，到达胎儿大脑。构成大脑动脉环的动脉的直径随动脉内的血流压力而变化，即随它们起始动脉的应力水平而变化。

（2）成人的脑血流循环

　　大脑前动脉、大脑中动脉和大脑后动脉形成皮质血供的吻合网络，后者与硬脑膜动脉网相连。

　　这两个动脉吻合网可以被甄别。

①浅层动脉血流：该血流自大脑皮质向侧脑室腔汇合。

②深层动脉血流：该血流主要来自大脑动脉环和脉络膜动脉。这些动脉穿入大脑深部至基底核和脉络丛。

　　来自基底核的动脉吻合向侧脑室额角的脉络丛汇合。

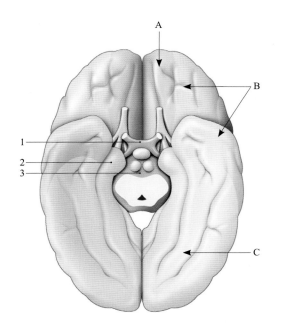

图 30.25　大脑动脉的分布区域（下面观）

A.　大脑前动脉（蓝色）

B.　大脑中动脉（粉红色）

C.　大脑后动脉（黄色）

1.　视交叉

2.　钩

3.　后交通动脉

图 30.26　大脑动脉的分布区域（外侧面观）

A.　大脑前动脉（蓝色）

B.　大脑中动脉（粉红色）

C.　大脑后动脉（黄色）

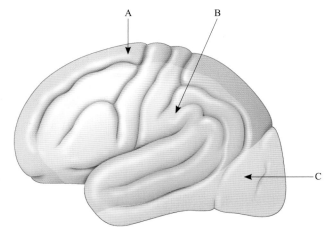

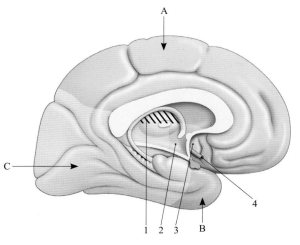

图 30.27　大脑动脉的分布区域（内侧面观）

A.　大脑前动脉（蓝色）

B.　大脑中动脉（粉红色）

C.　大脑后动脉（黄色）

1.　脉络膜前动脉和后动脉

2.　后交通动脉

3.　大脑前动脉和前交通动脉

4.　颈内动脉

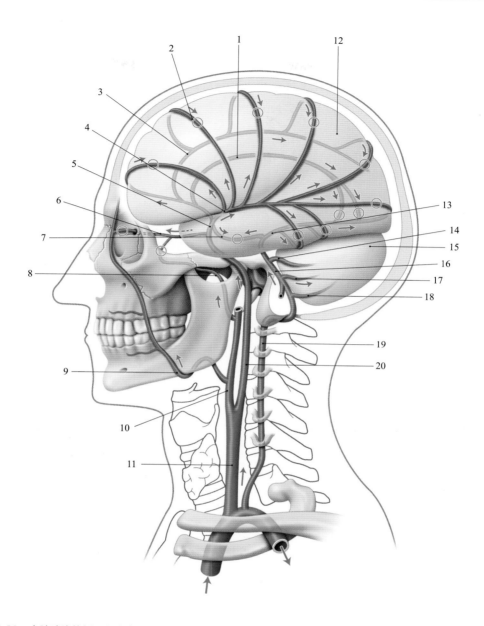

图 30.28　大脑动脉的循环和吻合

1. 胼胝体周围动脉
2. 动脉吻合
3. 胼胝体边缘动脉
4. 大脑中动脉
5. 大脑前动脉

6. 眼动脉
7. 后交通动脉
8. 上颌动脉
9. 面动脉
10. 左颈外动脉

11. 左颈总动脉
12. 大脑
13. 大脑后动脉
14. 小脑上动脉
15. 小脑

16. 基底动脉
17. 小脑下前动脉
18. 小脑下后动脉
19. 左椎动脉
20. 左颈内动脉

脑血管意外（AVC）是由血管病灶（动脉闭塞或是破裂）导致的神经组织病变，在医学影像学上表现为"缺血半暗带"。

病变组织的可逆性依赖于血流再灌注的速度和大脑耗氧量。

可逆性也依赖于个体的大脑神经突触的可塑性。

图 30.29　血管造影 MRI：横切面
（由 J. Drouineau 博士提供）

1. 大脑前动脉
2. 大脑中动脉
3. 大脑后动脉
4. 乙状窦
5. 横窦
6. 窦汇
7. 颈内动脉
8. 直窦

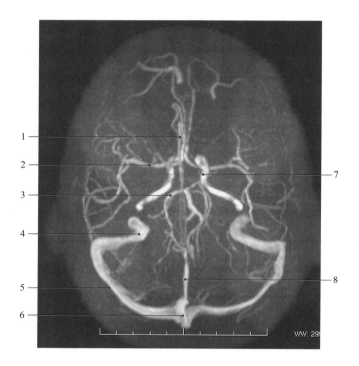

第二节　脑的静脉

脑的静脉系统引流大脑、小脑和脑干的血液（图 30.30 ~ 30.40）。

这些静脉与相应动脉的走行不同。

脑的静脉管壁薄，不含肌纤维，管腔内无瓣膜。

脑静脉（图 30.30）的大部分穿过蛛网膜下隙，至硬脑膜的静脉窦。

脑的静脉系统可分为 4 组。

● 脑的浅静脉。

● 脑的深静脉。

● 脑干的静脉。

● 小脑的静脉。

1. 大脑的浅静脉

这些静脉在蛛网膜下隙内，沿软脑膜表面的脑沟走行。包括以下静脉。

● 大脑上静脉。

● 大脑中浅静脉。

● 大脑下静脉。

（1）大脑上静脉

大脑上静脉引流大脑半球上外侧面和上内侧面的血液至上矢状窦。

①大脑上静脉有 8 ~ 12 支，包括如下。

● 起自额极的额前静脉。

● 起自额叶上 1/3 的额静脉。

● 起自顶叶的顶静脉。

● 颞静脉。

● 起自枕叶的枕静脉。

②上矢状窦：沿大脑半球上边缘走行。

（2）大脑中浅静脉

为粗大的静脉，引流大脑半球外侧面的血液。它经大脑外侧沟，汇入海绵窦。

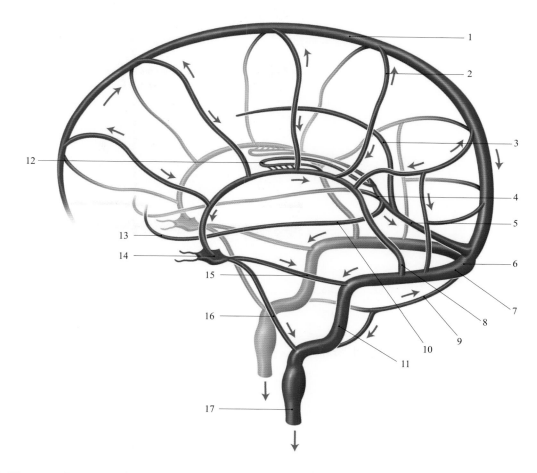

图 30.30　静脉窦和大脑静脉之间的吻合（根据 Williams 和 Warwick 的图绘制）

1. 上矢状窦
2. 上吻合静脉
3. 下矢状窦
4. 大脑大静脉
5. 直窦
6. 窦汇
7. 横窦
8. 大脑下吻合静脉
9. 枕窦
10. 基底静脉
11. 乙状窦
12. 大脑内静脉
13. 大脑前静脉
14. 海绵窦
15. 岩上窦
16. 岩下窦
17. 颈内静脉

大脑中浅静脉与大脑上静脉和大脑下静脉吻合。

在这些吻合中，有两个大的易变的静脉。

①大脑下吻合静脉：联络大脑中浅静脉和横窦。

②大脑上吻合静脉：联络大脑中浅静脉和上矢状窦。

（3）大脑下静脉

大脑下静脉主要引流大脑半球下面的血液。

①眶静脉：引流额叶下部的血流，注入大脑上静脉。

②颞静脉：引流颞叶下部的血流，注入海绵窦、岩上窦和横窦。

③枕静脉：引流枕叶下部的血流，注入直窦和横窦。

2. 大脑的深静脉

大脑的深静脉引流基底核和相关大脑结构的血流。

这些静脉最终注入大脑大静脉。

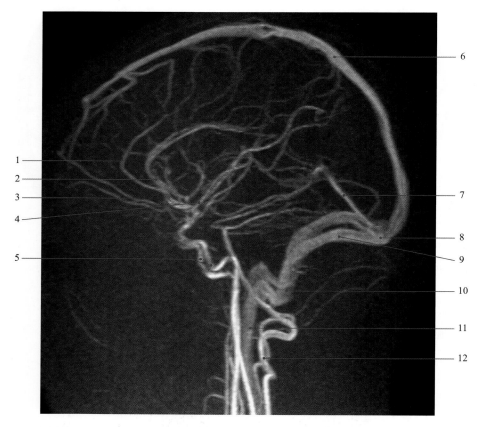

图 30.31 头颈部血管造影 MRI：侧面观（图片由 J. Drouineau 博士提供）

1. 胼胝体边缘动脉
2. 胼胝体周围动脉
3. 额基底动脉
4. 中央沟的动脉
5. 颈内动脉
6. 上矢状窦
7. 直窦
8. 窦汇
9. 横窦
10. 乙状窦
11. 颈内静脉
12. 椎动脉

（1）大脑大静脉

是粗大、不成对的静脉，由左、右大脑内静脉汇合形成。

它长度较短，呈弓形，位于胼胝体压部的下方。

它注入直窦的最前端。

注入该条静脉的上游血管包括基底静脉、胼胝体上静脉、小脑蚓上静脉和（上、下）丘间静脉。

（2）大脑内静脉

有左、右两条，每条大脑内静脉由丘脑-纹上静脉和脉络膜上静脉在室间孔水平汇合而成。

大脑内静脉在第三脑室脉络丛顶，沿横裂、在穹隆和丘脑之间向后方走行。

①上游传入静脉包括如下。

- 侧脑室内侧静脉起自顶叶和枕叶的中心，在侧脑室内侧壁内走行。

- 侧脑室外侧静脉起自顶叶和枕叶的中心，在侧脑室外侧壁内走行，引流尾状核静脉。

- 外侧直接静脉起自第三脑室壁，直接注入大脑内静脉。

新生儿的上矢状窦穿刺

新生儿取仰卧位，头部呈过曲位，严格制动。穿刺点位于前囟后角，穿刺针贴颅骨内侧面向后方刺入（图30.32和30.33）。

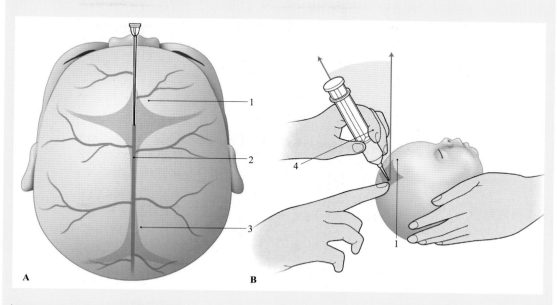

图30.32　新生儿上矢状窦的穿刺

A. 解剖学触诊	1. 前囟	3. 后囟
B. 穿刺的技术	2. 矢状窦	4. 血液回流

图 30.33　头的矢状切面：静脉造影 MRI（由 J. Drouineau 博士提供）

1. 矢状窦
2. 大脑内静脉
3. 基底静脉
4. 直窦
5. 海绵窦

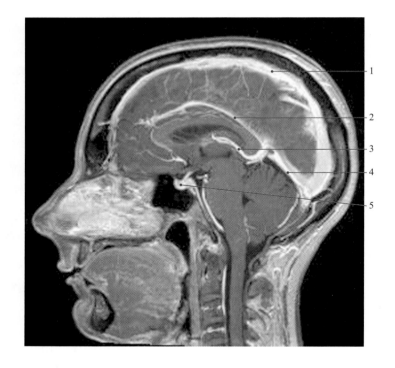

②丘脑 – 纹上静脉（终静脉）：该静脉在丘脑和尾状核之间走行，接受以下静脉回流。

● 透明隔前静脉，起自胼胝体膝部水平，在透明隔上方走行。

● 透明隔后静脉，起自侧脑室底。

● 尾状核静脉。

③脉络膜上静脉：该静脉流经侧脑室所有的脉络丛。

引流穹隆、海马和胼胝体的血液。

（3）基底静脉

每条基底静脉起自前穿质水平，经海马旁沟，止于大脑大静脉。

①起源静脉如下。

● 大脑前静脉和嗅回静脉。

● 大脑中深静脉，引流岛叶静脉。

②传入静脉如下。

● 丘脑 – 纹下静脉。

● 钩静脉，引流海马钩的血液。

● 脑室下静脉。

● 脉络膜下静脉。

● 大脑脚静脉，引流中脑外侧静脉的血液。

（4）胼胝体后静脉

该静脉在胼胝体压部的上方走行。

（5）（小脑）蚓上静脉

该静脉引流小脑蚓的血流，止于基底静脉或大脑大静脉。

（6）（上、下）丘间静脉

该静脉在上丘和下丘间走行，并引流该区域。

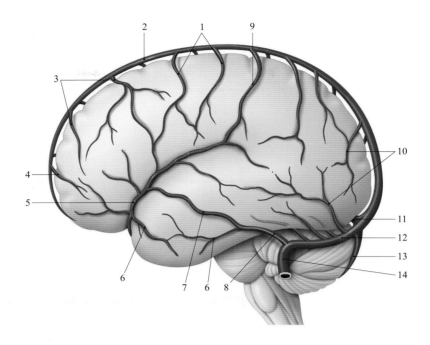

图 30.34　大脑的浅静脉（外侧面观）

1. 顶静脉
2. 上矢状窦
3. 额静脉
4. 额前静脉

5. 大脑浅中静脉
6. 颞静脉
7. 大脑下吻合 (Labbé) 静脉
8. 大脑下静脉

9. 大脑上吻合 (Trolard) 静脉
10. 枕静脉
11. 窦汇
12. 横窦

13. 枕窦
14. 乙状窦

图 30.35　血管造影 MRI，颞静脉：
侧面观（由 J. Drouineau 博士提供）

1. 额静脉
2. 额前静脉
3. 大脑中静脉
4. 大脑下吻合静脉
5. 顶静脉
6. 大脑上吻合静脉
7. 上矢状窦
8. 枕静脉
9. 窦汇
10. 横窦
11. 枕窦
12. 乙状窦
13. 颈内静脉

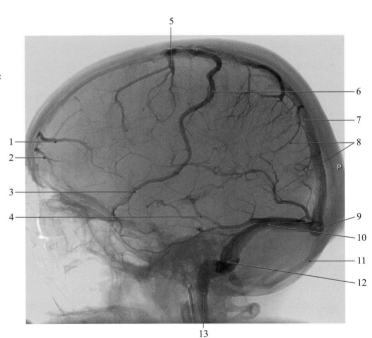

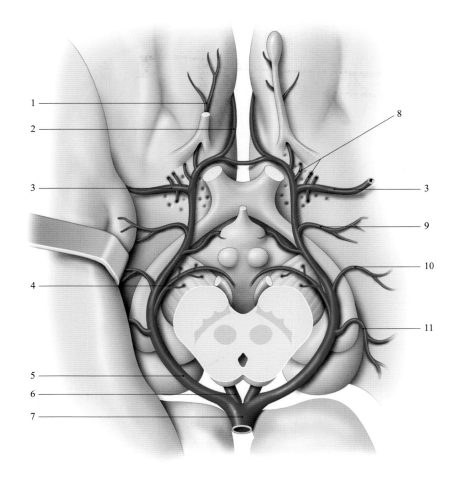

图 30.36　大脑的基底静脉

1. 嗅回静脉　　　　4. 脚间静脉　　　　　　　　7. 大脑大（Galien）静脉　　　10. 脑室下静脉
2. 大脑前静脉　　　5. 基底（Rosenthal）静脉　　8. 丘脑纹下静脉　　　　　　　11. 脉络膜下静脉
3. 大脑中深静脉　　6. 大脑内静脉　　　　　　　9. 钩静脉

3. 脑干的静脉

　　脑干的静脉与大脑、小脑和脊髓的静脉相连。其中部分静脉在多变的静脉网中比较稳定。

（1）脑桥 – 中脑静脉

　　位于中脑和脑桥的前面。
　　该静脉联系大脑脚间静脉与岩上窦。

（2）中脑外侧静脉

　　该静脉连接大脑脚静脉。

（3）脑桥静脉

● 脑桥前中央静脉、脑桥前外侧静脉和脑桥外侧静脉在相应的脑桥表面走行。
● 脑桥横静脉联系上述静脉。

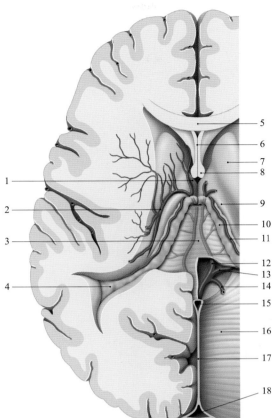

图 30.37　左侧脑室打开：大脑的横切面（上面观）

1. 透明隔的前静脉
2. 丘脑纹上静脉
3. 第三脑室脉络膜的顶
4. 脉络膜球
5. 胼胝体
6. 透明隔
7. 尾状核的头
8. 穹隆柱
9. 丘脑
10. 侧脑室的脉络膜丛
11. 脉络膜上静脉
12. 大脑内静脉
13. 基底静脉
14. 胼胝体的后静脉
15. 直窦
16. 小脑幕
17. 大脑镰
18. 上矢状窦

图 30.38　大脑大静脉的窦汇：大脑的横切面（无脉络膜顶的上面观）

1. 透明隔的前静脉
2. 尾状核的静脉
3. 脉络膜上静脉
4. 丘脑纹上（终）静脉
5. 大脑内静脉
6. 基底静脉
7. 胼胝体后静脉
8. 大脑大静脉
9. 直窦
10. 侧脑室脉络膜丛
11. 外侧直接静脉
12. 侧脑室外侧静脉
13. 脉络膜球
14. 侧脑室内侧静脉

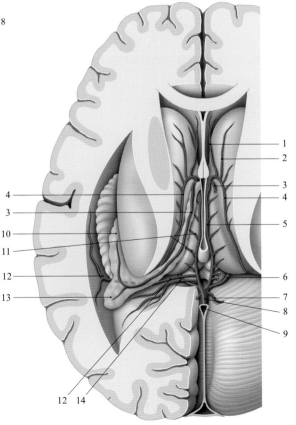

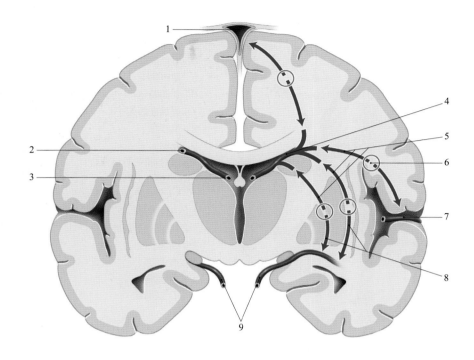

图 30.39　大脑浅静脉和大脑深静脉的联系（冠状切面）

1. 上矢状窦　　　　　　4. 丘脑纹静脉　　　　　　7. 大脑中浅静脉
2. 尾状核的静脉　　　　5. 纹上静脉　　　　　　　8. 纹下静脉
3. 大脑内静脉　　　　　6. 吻合　　　　　　　　　9. 大脑下静脉

（4）第四脑室外侧隐窝静脉

　　该静脉注入岩下窦。

（5）延髓的静脉

　　根据位置的不同，可分为如下。

● 延髓前中央静脉。

● 延髓前外侧静脉。

● 延髓后中央静脉。

● 延髓背侧静脉。

● 延髓横静脉。

（6）小脑延髓池静脉

　　该静脉连接延髓背侧静脉和小脑蚓下静脉。

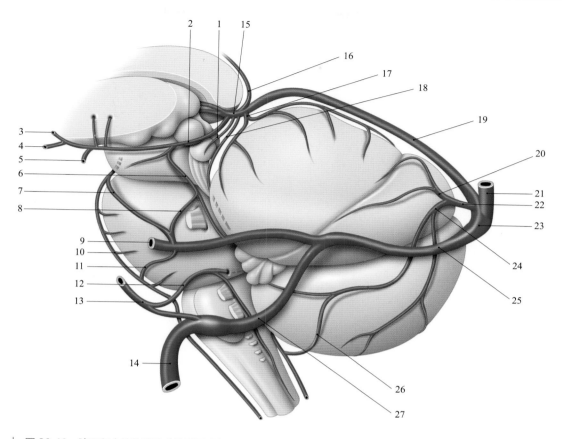

图 30.40 脑干和小脑的静脉（外侧面观）

1.（上、下）丘间静脉
2. 基底静脉
3. 大脑前静脉
4. 嗅回静脉
5. 大脑中深静脉
6. 中脑外侧静脉
7. 脑桥生中脑静脉
8. 脑桥外侧静脉
9. 岩上窦
10. 脑桥前内侧静脉
11. 脑桥横静脉
12. 第四脑室外侧隐窝的静脉
13. 岩下窦
14. 颈内静脉
15. 大脑大静脉
16. 胼胝体的后静脉
17. 蚓部的上静脉
18. 中央前静脉
19. 直窦
20. 小脑半球的上静脉
21. 上矢状窦
22. 蚓部的下静脉
23. 窦汇
24. 小脑半球的下静脉
25. 横窦
26. 小脑延髓池的静脉
27. 乙状窦

4. 小脑的静脉

（1）小脑蚓上静脉

该静脉引流小脑上静脉的血流至大脑大静脉。

（2）小脑蚓下静脉

该静脉引流小脑上静脉和小脑下静脉的血流至窦汇。

（3）小脑中央前静脉

该静脉引流小脑舌部和中央小叶的血流至大脑大静脉。

脑－脊髓
的附属器

第三十一章 脑膜

脑膜包绕中枢神经系统、脑神经的颅内部分和脊神经根。它包括相互重叠的3层。

- 周围层，与骨壁相接触，称为硬膜。
- 中间层，称为蛛网膜。
- 内层，覆盖在神经结构上，称为软膜。

脑膜常是创伤、血管病变及高血压导致血肿的好发部位。有时感染（脑膜炎、蛛网膜炎）或反应性营养不良（异物、局部药物等）也会波及脑膜。

第一节 脑膜的形成

包绕神经管的间充质聚集形成初级脑膜，初级脑膜分化为硬脑膜和软脑膜。

1. 硬脑膜

是初级脑膜外侧致密的部分，较厚，并演变为脑和脊髓的硬膜。

2. 软脑膜

是初级脑膜内侧柔软的部分。

硬脑膜和软脑膜之间的液体间隙，被蛛网膜支持带分隔。

蛛网膜和软脑膜之间的间隙为蛛网膜下隙。

蛛网膜支持带形成蛛网膜梁和终丝。

脑室区域的软脑膜变薄，与血管一起内陷，形成脉络丛。

第四脑室脉络丛在第48~50日龄、胚胎长度约22mm时首先形成。

第二节 脑膜结构

1. 硬膜

硬膜是一层坚韧的、起保护作用的纤维膜。

硬膜在不同区域与骨面的黏合度不同，比如在颞区的黏合度就很小。

在硬膜和蛛网膜之间潜在的间隙为硬膜下隙。

硬膜是致密结缔组织，由大量弹性纤维和胶原纤维构成。

这些纤维呈多层重叠排列，在同一层

中排列方向相同，但相邻层中的排列方向不同。

2. 蛛网膜

蛛网膜是一层无血管结缔组织膜，由5~8层致密的成纤维细胞构成。与硬膜下隙接触的一面覆有薄的鳞状上皮细胞。

蛛网膜与软膜之间有蛛网膜下隙，该间隙中有大量成纤维细胞构成的蛛网膜小梁。这些小梁形成三维网状结构连接蛛网膜和软膜。

蛛网膜也含有感觉神经纤维（Krause小体），在大脑底部的蛛网膜中，沿血管分布有组织细胞、淋巴细胞甚至是黑色素细胞。

蛛网膜下隙包含血管、大量巨噬细胞、淋巴细胞、肥大细胞和胚胎间充质细胞。

3. 软膜

软膜是位于内层的脑膜，薄而透明，与中枢神经系统的表面相接触，形态也与之相适应。通过蛛网膜下隙与蛛网膜相分离。

（1）结构

软膜是一层由丰富血管网和结缔组织构成的血管膜。结缔组织包括多层被精细的胶原纤维分离的成纤维细胞层。

软膜有内、外两层。

①内层：软膜的内层覆盖在神经系统和血管表面，向裂隙内凹陷，有毛细血管直接与神经胶质细胞联系。在脑神经和脊神经的起始部也覆盖有软膜内层。

②外层：与蛛网膜下隙相接触，富含胶原纤维，与蛛网膜小梁相延续。

（2）功能

软膜与神经胶质细胞相接触，保护中枢神经系统，也保证了脑脊液的调节和更新功能。

软膜调控离子的交换。

软膜是脑血管屏障的一部分，对于某些微生物和药物分子来说，软膜是无通透性的。这个功能在胚胎中是不存在的，是在个体发育中逐渐发展出来的。

第三节 脊膜

脊膜结构见图31.1和31.2。

1. 硬脊膜

硬脊膜包绕脊髓和脊神经根至椎间孔，与骨膜相延续。

（1）形态

硬脊膜呈圆柱形，直径比脊髓大、比椎管小，借硬膜外隙（或硬膜周隙）与椎管壁相分隔。

①硬膜的尾端在 S_2 水平，覆盖在终丝的坚硬部直至尾骨底。

②硬膜外隙内有脂肪和纤维束，后者连接椎管壁、椎内静脉丛、动脉、淋巴管和脊神经的脊膜分支。在该间隙可进行硬膜外麻醉的注射。

（2）血供

椎动脉的脊髓支、肋间后动脉、肋下动脉和腰动脉参与硬脊膜的血供。

（3）神经支配

硬脊膜由脊神经的脊膜支支配。

2. 脊蛛网膜

脊蛛网膜是蛛网膜包绕脊髓和脊神经根直至椎间孔的部分，上方与脑蛛网膜相延续，下方止于第二骶椎水平的蛛网膜囊，称为腰池。

3. 软脊膜

是覆盖在所有脊髓和终丝的柔软部表面的软膜。

内侧面与脊髓相粘连，覆盖脊髓的血管，陷入正中裂之中，包绕脊神经的根部。外侧面邻脊蛛网膜下隙。

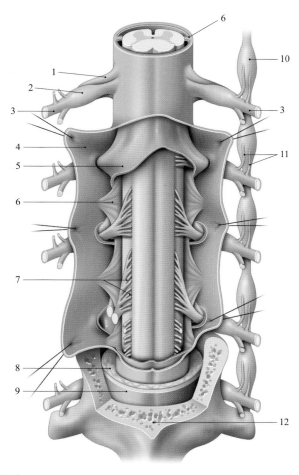

图 31.1　脊髓被膜（后面观）

1. 脊神经的前根	4. 硬脊膜（已拉开）	7. （脊神经）根丝	10. 交感神经节
2. 脊神经节和后根	5. 蛛网膜（已部分切除）	8. 硬膜外间隙	11. 交通支
3. 脊神经	6. 齿状韧带	9. 黄韧带	12. 胸椎

软脊膜有两个向外侧的延伸，即齿状韧带；两个向后方的延伸，即颈中间隔。

它的内侧边缘固定在脊髓的外侧面，外侧边缘悬挂在脊神经孔之间的蛛网膜上。

（1）齿状韧带

是一层连接软脊膜和脊蛛网膜的结缔组织层。

（2）颈中间隔

每个颈中间隔是一层薄结缔组织隔，在颈髓水平分隔薄束和楔束。

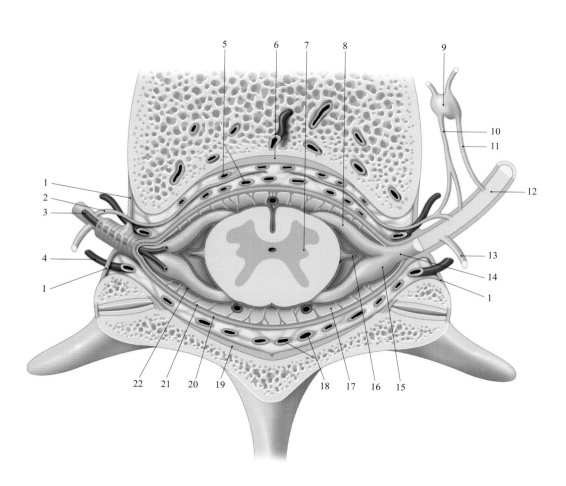

图 31.2　脊神经（胸椎水平脊髓的横切面）

1. 椎间孔的纤维盖帽	7. 脊髓	13. 脊神经的后支	19. 黄韧带
2. 脑膜支	8. 前根	14. 脊神经干	20. 硬脊膜
3. 根动脉	9. 交感神经节	15. 脊神经节	21. 蛛网膜
4. 根静脉	10. 灰交通支	16. 齿状韧带	22. 软脊膜
5. 椎内前静脉丛	11. 白交通支	17. 蛛网膜下隙	
6. 后纵韧带	12. 脊神经的前支	18. 椎内后静脉丛	

4. 硬膜外麻醉（图 31.3）

麻醉剂的注射部位为硬脊膜外隙。

（1）高位硬膜外麻醉

患者呈屈曲坐位或左侧屈曲卧位。

穿刺点通常位于第四和第五腰椎棘突间。

穿刺针垂直穿过浅层约 2cm，阻力变小。当穿过黄韧带有落空感后停止穿刺。取出空心针管中的针轴，在注射麻醉剂之前注射生理盐水保证穿刺针位于硬膜外隙中（液体阻力消失法）。

（2）低位（或尾端）硬膜外麻醉

患者侧屈卧位或俯卧位，骨盆部放置一滚柱。

骨性标志有两侧髂后上棘窝和骶管裂孔。骶管裂孔相当于以髂后上棘连线为底的等边三角形的顶点。

以骶正中嵴末端为参照，穿刺针呈45°穿过骶尾韧带后，向前下方进入骶管的硬膜外隙。

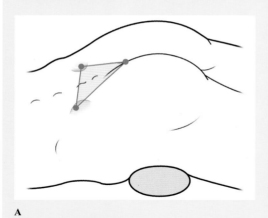

A

B

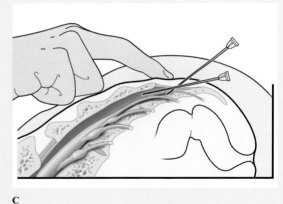

C

图 31.3　低（尾）位硬膜外麻醉

A、B. 患者的体位以及解剖学标志

C. 注射技术

第四节 脑膜

1. 硬脑膜（图 31.4）

硬脑膜包绕脑。

（1）结构

硬脑膜有内、外两层，与颅骨之间由硬膜下隙分隔，两层之中包含静脉窦。

①外层：较厚，与颅骨特别是骨缝处、颅底和枕骨大孔处相粘连。硬脑膜延续至颅孔处，在眶部与眼球的巩膜相连续。硬脑膜与颅骨的骨膜相接触。

部分粘连不紧密处，在颅骨骨折时可分离，形成血肿。

硬脑膜颞区附着疏松，被称为 Gérard Marchand 易分离区，是颞区硬膜外血肿的好发部位，往往因大脑中动脉损伤所致。该血肿可压迫大脑结构，导致颞叶和小脑脑疝，进而压迫脑干（图 31.5）。

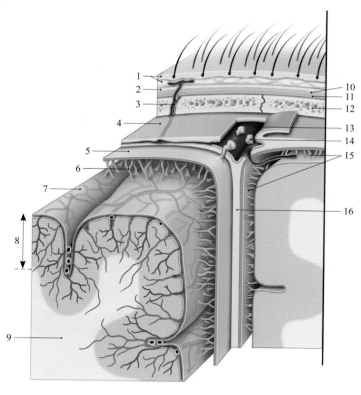

图 31.4　脑的被膜（冠状倒角切面）

1. 头皮	5. 蛛网膜	9. 白质	13. 打开的上矢状窦
2. 帽状腱膜	6. 蛛网膜小梁	10. 颅上间隙	14. 蛛网膜粒
3. 板障静脉	7. 软脑膜	11. 颅骨膜	15. 蛛网膜下隙
4. 硬脑膜	8. 灰质	12. 板障	16. 大脑镰

②内层：内层薄，近蛛网膜，发出分隔颅腔的大脑镰、小脑镰、小脑幕和鞍隔（图31.6）。

（2）血供

硬脑膜的血供来自颈内动脉、椎动脉（脑膜前支和脑膜后支）、上颌动脉（脑膜中动脉）。

（3）神经支配

硬脑膜接受自主神经系统的支配。
①前颅窝的硬脑膜：受眼神经的筛骨支支配。
②中颅窝的硬脑膜：受上颌神经、下颌神经的脑膜支、幕神经、眼神经的分支支配。
③后颅窝的硬脑膜：受迷走神经脑膜支、舌下神经和第一至第三颈神经的支配。

（4）大脑镰

该部分硬脑膜构成颅腔垂直的分隔，位于大脑纵裂之中。

大脑镰分隔左右大脑半球。

镰状的大脑镰后部最高，约5cm，由后向前高度逐渐减小至1cm。
①上边缘凸起，固定于正中线左右两边颅骨的内侧面、自盲孔至枕内隆突。其中包含上矢状窦。
②下边缘凹陷、薄而游离，包含下矢状窦，

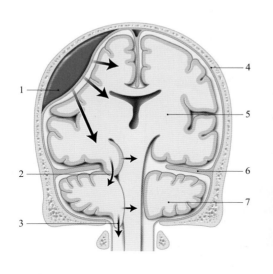

图31.5　硬膜外血肿的解剖结果（冠状切面）

1. 硬膜外血肿
2. 颞部（压力）方向
3. 小脑（压力）方向
4. 硬膜
5. 大脑
6. 小脑幕
7. 小脑

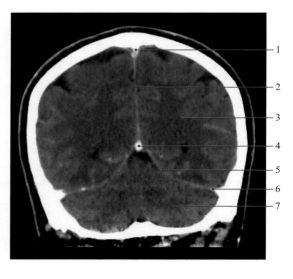

图31.6　头部CT冠状切面（由Th. Diesce博士提供）

1. 上矢状窦
2. 大脑镰
3. 大脑半球的半卵圆中心
4. 直窦
5. 小脑幕
6. 横窦
7. 小脑的后叶

与胼胝体上面相对。

③前侧尖部插入鸡冠内。

④后侧基底部固定于小脑幕的正中嵴上，包含直窦。该部分在新生儿中由易分离的两层构成。基底部坚韧，前部较薄，常有孔。

（5）小脑幕（图31.7和31.8）

该部分硬脑膜将大脑和小脑分隔开，呈向下方和向后方倾斜的屋顶状。

①上面与大脑镰的基底部正中相附着，外侧与枕叶相对。

②下面与小脑镰的上边缘正中相附着，外侧与小脑半球相对。

③周围边缘凸起，附着在以下部位。

● 后部，附着于枕叶的横沟唇和顶叶的后下角。

● 外侧，附着于颞叶岩部的上边缘，包含岩上窦。

④前边缘向前凹陷，游离，形成小脑幕切迹，固定于前床突。

在颞骨岩部尖水平，小脑幕从三叉神经上方经过，形成一通向三叉神经（节）腔的小孔。

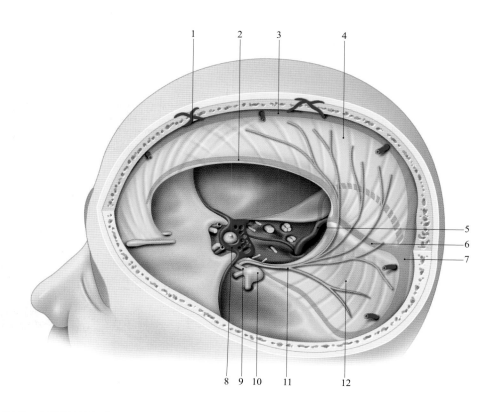

图 31.7 小脑幕的神经（左侧颅腔的上外侧面观，大脑已去除）

1. 板障静脉	4. 大脑镰	7. 窦汇	10. 三叉神经节
2. 下矢状窦	5. 乙状窦	8. 海绵窦	11. 小脑幕的神经
3. 上矢状窦	6. 直窦	9. 眼神经（三叉神经的第一支）	12. 小脑幕

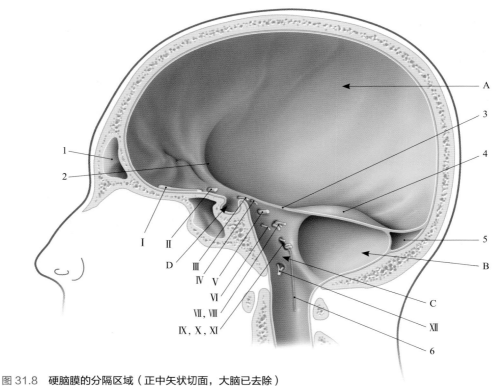

图 31.8　硬脑膜的分隔区域（正中矢状切面，大脑已去除）

A. 硬膜的大脑区域　　　1. 额窦　　　　　　　4. 小脑幕
B. 硬膜的小脑区域　　　2. 蝶骨大翼的后缘　　5. 窦汇
C. 硬膜的脑干区域　　　3. 小脑幕的切迹　　　6. 副神经的脊髓根
D. 硬膜的垂体区域

（6）小脑镰

该部分硬脑膜位于双侧小脑半球之中，构成正中分隔。

小脑镰上侧基底部固定于小脑幕下面的正中线。

①后边缘固定于枕内嵴，包含有枕窦。

②前边缘凹陷、游离，与小脑会厌相对。

③前端尖部常分为两层，沿枕骨大孔周边逐渐消失。

（7）鞍隔（图 31.9）

该部分硬脑膜构成蝶鞍上方水平的分隔。

● 鞍隔固定结构如下。

– 后方，鞍背上边缘和后床突。

– 前方，视神经交叉沟后边缘和前床突。

● 鞍隔上有一个孔，有垂体脚穿过。

上面与视交叉和下丘脑相接触，下面与垂体相对应。

（8）三叉神经节腔

该硬脑膜腔隙包绕三叉神经节，此处发出眼神经、上颌神经和下颌神经。

图 31.9 **海绵窦和小脑幕：组成**

1. 颈内动脉
2. 床突间韧带
3. 鞍隔
4. 海绵窦的上面
5. 翼蝶韧带
6. 岩下窦
7. 小脑幕切迹
8. 三叉神经的运动根

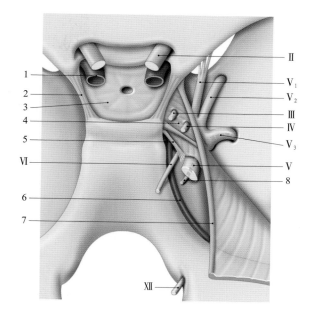

2. 脑蛛网膜

脑蛛网膜包绕大脑，凹入大脑正中裂中，与大脑镰相伴（图 31.10 和 31.11）。

脑蛛网膜位于大脑上面的部分薄而透明，在基底的部分增厚且不透明。

该膜在大脑静脉窦内有突起，称为蛛网膜粒。

蛛网膜粒为小而柔软的圆形结构，常成群出现。在 18 月龄时出现，数量和体积随年龄的增长而增多和增大。在老年人中，蛛网膜粒在颅骨的内侧面形成小窝。

每个颗粒由蛛网膜的微小隐窝发育而来，称为蛛网膜绒毛。

蛛网膜绒毛逐渐发育。首先它凸入硬膜下隙中，进而被覆上皮层穿过硬脑膜，到达静脉窦。

在老年人群中，钙化的结节常出现在结缔组织中。

蛛网膜粒管理自蛛网膜下隙至大脑静脉窦的脑脊液重吸收。

3. 蛛网膜下脑池

是蛛网膜下隙中体积较大的部分（图 31.12）。

蛛网膜下脑池由覆盖有软脑膜的大脑表面凹陷构成，在软脑膜上有蛛网膜覆盖。

脑池有 10 个，它们之间由蛛网膜下隙相互连通。

（1）大脑外侧窝池

该脑池位于大脑外侧沟水平。

大脑外侧窝池成对且对称，以外侧沟唇为界，延伸至岛叶。

下方与交叉池和脚间池相通。

大脑外侧窝池内有大脑中动脉通过。

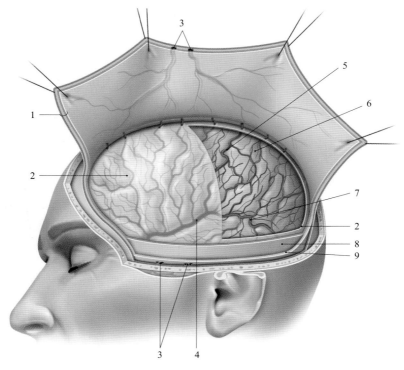

图 31.10　硬脑膜（大脑）（蛛网膜下隙已开窗）

1. 硬膜	4. 大脑中浅静脉	7. 大脑下吻合静脉
2. 蛛网膜	5. 大脑上吻合静脉	8. 硬膜的内层
3. 脑膜中动脉的分支（已切断）	6. 软膜覆盖大脑	9. 硬膜的外层

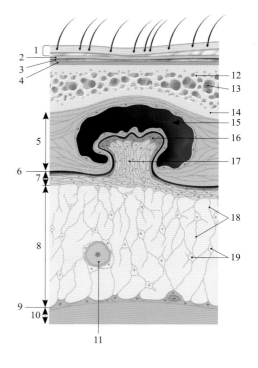

图 31.11　蛛网膜粒的结构（横切面）

1. 头皮	11. 血管
2. 帽状腱膜	12. 外侧板
3. 颅上间隙	13. 板障
4. 颅骨外膜	14. 内侧板
5. 硬膜	15. 静脉窦
6. 硬膜下隙	16. 细胞丘
7. 蛛网膜	17. 蛛网膜绒毛
8. 蛛网膜下隙	18. 蛛网膜小梁
9. 软膜	19. 成纤维细胞
10. 灰质（大脑皮质）	

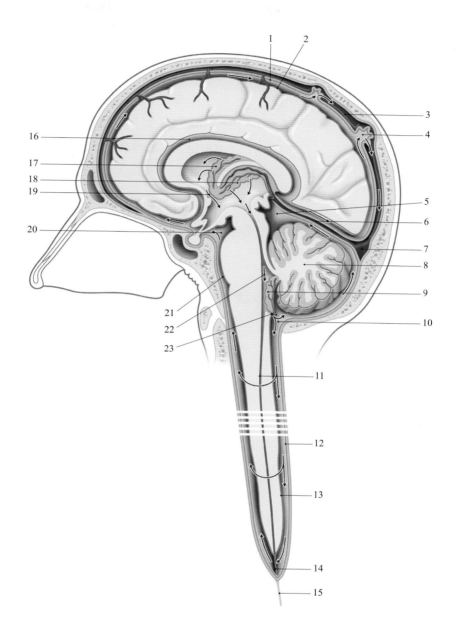

图 31.12 　脑脊髓被膜和蛛网膜下池（正中矢状切面）

1. 脑的硬膜和蛛网膜	8. 小脑	13. 软脊膜	20. 脚间池
2. 软脑膜	9. 小脑下后动脉和第四	14. 终丝的柔软部分	21. 脑桥池
3. 上矢状窦	脑室的脉络膜丛	15. 终丝的坚硬部分	22. 第四脑室
4. 蛛网膜粒	10. 小脑延髓池	16. 胼胝体周围池	23. 第四脑室的正中孔
5. 大脑大静脉的池	11. 中央管	17. 侧脑室的脉络膜丛	
6. 直窦	12. 脊髓的硬膜和蛛网膜	18. 第三脑室的脉络膜丛	
7. 窦汇		19. 室间孔	

（2）胼胝体周缘池

该脑池是位于胼胝体上面的蛛网膜下脑池，前方与终板池、后方与大脑大静脉池相通。

（3）终板池

终板池位于终板的上部，上方与胼胝体周缘池、下方与交叉池相通。

（4）交叉池

交叉池位于大脑底部、视交叉前方。

下方与脚间池、上方与终板池、外侧与大脑外侧窝池相通。

交叉池内有大脑前动脉和大脑前交通动脉通过。

（5）脚间池

脚间池位于脑基底部的中间，边界如下。

- 前方：视交叉。
- 后方：脑桥和中脑的前面，被软脑膜覆盖。
- 下方：蛛网膜，向外侧呈桥状位于双侧颞叶之上。

脚间池内有颈内动脉分叉部和后交通动脉经过。

其上方与交叉池、下方与脑桥池、外侧与大脑外侧窝池相通。蛛网膜小梁在此处长而厚。

（6）环池

环池环绕于中脑周围，与大脑大静脉池和脑桥池相通。

（7）大脑大静脉池（四叠体池）

是脑深部的脑池，位于大脑和小脑之间，边界如下。

- 前方：松果体和上、下丘。
- 上方：胼胝体压部。
- 下方：小脑上面和小脑上脚。

该脑池与胼胝体池和脚间池相通。

（8）脑桥池

位于前方的脑桥和后方的枕叶基底部之间，上方与脚间池、下方与脊髓蛛网膜下隙、后方与小脑延髓外侧池相通。

（9）小脑延髓外侧池

该脑池位置与延髓橄榄相对。

（10）小脑延髓后池（大池）

该脑池是蛛网膜下脑池中最宽大的一个。

- 截面呈三角形，边界如下。
  - 前方和下方：覆盖有软脑膜的延髓。
  - 上方：覆盖有软脑膜的小脑蚓部和小脑扁桃体部。
  - 后方：蛛网膜，经过延髓脑桥及小脑上方。
- 与以下结构相通。
  - 下方：脊髓蛛网膜下隙。
  - 前方：脑桥池、第四脑室（经第四脑室正中孔）。

小脑延髓后池内有小脑下血管通过。

4. 软脑膜

软脑膜覆盖在所有脑结构的表面。

软脑膜延伸进入大脑半球和小脑半球表面的沟和裂之中。

经大脑横裂的软脑膜的延伸部形成第三脑室和左右侧脑室脉络丛顶。

软脑膜呈桥状经第四脑室的后面，构成脉络丛顶。

软脑膜在脑神经颅内段包绕其根部。

（1）第四脑室脉络丛

第四脑室脉络丛成对，位于第四脑室顶下表面的两侧，由血管绒毛构成。

每个脉络丛由沿正中线排列的垂直段和延伸至第四脑室外侧隐窝的横行段组成。

（2）第三脑室脉络丛

第三脑室脉络丛成对且对称，覆盖第三脑室，在脉络丛顶的下面分离。

该脉络丛自松果体上窝向室间孔延伸，与侧脑室脉络丛相延续。

该脉络丛覆盖有室管膜，由间质结缔组织血管袢构成。

（3）侧脑室脉络丛

是从侧脑室的脉络丛间隙中出现的血管皱褶。

侧脑室脉络丛有一向前的延伸，直至室间孔与第三脑室脉络丛相通；有一个颞侧的延伸，但不到达颞角的末端；没有向额角和枕角的延伸。后部的侧脑室脉络丛更厚。

侧脑室脉络丛由簇状的微小弯曲的血管增厚呈突起绒毛状，覆盖有软脑膜和来自室管膜的上皮。

其供血动脉来自脉络膜前动脉和脉络膜后动脉。脉络膜静脉接受透明隔静脉、纹状体静脉、丘脑静脉、穿隆静脉和海马静脉的回流。脉络膜静脉注入大脑内静脉，然后至大脑大静脉。

（4）脉络膜血管球

是侧脑室脉络丛中体积最大的部分，位于侧脑室中央部和颞部的连接处。

第三十二章　脑脊液

脑蛛网膜下隙和脊髓蛛网膜下隙、脑室和脊髓中央管充满了脑脊液。

脑脊液由 Cotugno 在 1764 年发现。在 1890 年，Quincke 首次通过腰椎穿刺把脑脊液引出体外。

脑脊液主要由脉络丛分泌（70%），剩余的部分来自代谢（12%）或室周神经纤维滤过（18%）。

每 24 小时产生 400~500ml 脑脊液。

脑积水是脑脊液产生过多或重吸收障碍、循环受阻所致脑脊液增多。脑积水可导致颅内高压，后者会引发眩晕、头痛、恶心、呕吐、视神经盘水肿等症状。

第一节　特征

1. 物理性质

脑脊液是清澈无色的液体。

通常体积约 140ml，其中 25ml 位于脑室内；比重为 1.007；pH 为 7.35。侧卧位时脑脊液压力为 70~100mmH$_2$O。

2. 生物性质

性质上，化学组成和血浆相似。

数量上，脑脊液中的白蛋白很少（0.20~0.30g/L）、葡萄糖较少（是血糖值的 50%）、氯较多。

脑脊液中淋巴细胞很少（0~2/ml），无中心粒细胞及红细胞。

第二节　功能解剖

1. 脑脊液循环

从脑室至蛛网膜下隙。

脑脊液自侧脑室经室间孔至第三脑室，与第三脑室脉络丛产生的脑脊液相混合后，经中脑水管至第四脑室，后经第四脑室正中孔和外侧孔进入小脑延髓池。第四脑室是脑脊液循环的十字路口。

自第四脑室，脑脊液一部分由小脑蛛网膜下隙至大脑大静脉池，另外一部分进入脑和脊髓的蛛网膜下隙。

脑脊液经静脉在蛛网膜粒、椎静脉丛、椎间静脉被重吸收。

脉络丛动脉的搏动、室管膜细胞纤毛的运动、静脉较低的压力保证了脑脊液的正常循环。

脑脊液的循环很缓慢，呼吸运动、肌肉收缩、颅内动脉压力激活脑脊液的循环。

脑脊液的重吸收大部分来自静脉系统。但淋巴系统和鼻黏膜也参与重吸收，后者经嗅神经的调控。

2. 功能

脑脊液保护中枢神经系统，维持神经系统环境稳定，特别是动脉搏动所带来的压力。

脑脊液运送营养物质和神经元的代谢产物。

3. 脊髓脑脊液的取样

脑脊液取样有助于判断脑膜和中枢神经系统的受损情况。常在脑室处或脊髓蛛网膜下隙取样。

（1）枕下穿刺（图 32.1）

患者坐位、头呈过曲位或俯卧位、肩部过桌子的边缘、头呈过曲位且固定。

穿刺点在经乳突的水平线。

穿刺方向指向鼻尖，经寰椎后椎弓的上方。进针约 25mm 时，针尖穿过寰枕膜，后者约 4mm 厚。

当穿过此膜后，小脑延髓池中的脑脊液即可流出。

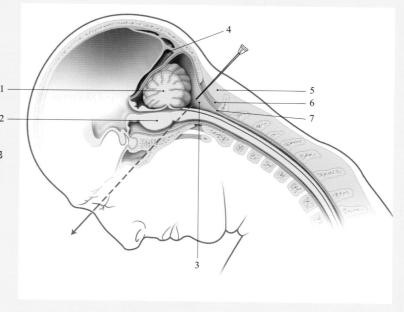

图 32.1 小脑延髓后池的穿刺（正中矢状切面）

1. 小脑
2. 脑桥
3. 小脑延髓后池
4. 直窦
5. 项韧带
6. 寰枕后膜
7. 硬膜和蛛网膜

（2）腰椎穿刺（图32.2）

患者通常取坐位、背屈。

穿刺点位于髂嵴水平的后正中线上。

穿刺针垂直于皮肤上，针尖稍微向上。

穿过6~8cm后，会出现黄韧带的阻力。一旦越过此轻微的阻力，即停止继续进针。

如果针头处于蛛网膜下隙内，拔出针芯会有脑脊液流出，以此证实穿刺准确。

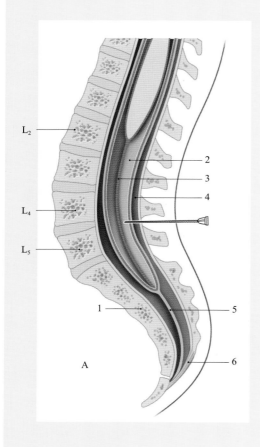

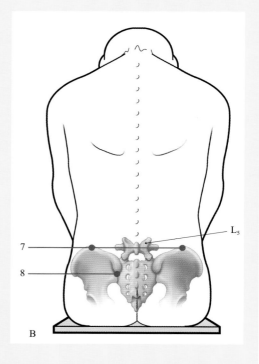

图 32.2　**腰椎穿刺**

A．穿刺部位

B．穿刺点的解剖学标志

1．骶骨

2．蛛网膜下隙

3．终丝（软膜部）

4．硬膜外腔

5．终丝（硬膜部）

6．骶尾韧带

7．髂嵴

8．髂后上棘

附录

参考文献

1. AGUR A.M.R. Grant's atlas of anatomy, 11e éd. Williams-Wilkins, Baltimore, 2004.

2. BAER M.F., CONNORS B.W., PARADISO M.A. Neurosciences. À la découverte du cerveau. Éd. française d'A. Nieoullon. Pradel, Paris, 2002.

3. BARSON A.J., LOGUE V. The vertebral level of termination of the spinal cord during normal and abnormal development. J Anat, 1970, 106 : 489-497.

4. BERTHET J. Dictionnaire de biologie. De Boeck, Bruxelles, 2006.

5. BES A., GERAUD G. Circulation cérébrale, Tome 1 : Physiologie, Tome 2 : Physiopathologie. Sandoz éditions, Rueil-Malmaison, 1974.

6. BISHOP K.M., WAHLSTEN D. Sex differences in the human corpus callosum: myth or reality? Neuro-science and biobehavioral Reviews, 1997, 21 : 581-601.

7. BJORKLUND A., HOKFELD T., SWANSON L.W. Handbook of chemical neuroanatomy. Elsevier, New York, 1989.

8. BOSSY J. Anatomie clinique, Tome 4 : Neuro-anatomie. Springer-Verlag, Paris, 1996.

9. BRAIN W.R. Visual disorientation with special reference to lesions of the right cerebral hemisphere. Brain, 1941, 64 : 224-272.

10. CAMBIER J., MASSON M., DEHEN H. Neurologie, 12e éd. Masson, Paris, 2008.

11. CARPENTER M.B. Human neuroanatomy. Williams-Wilkins, Baltimore, 1969.

12. CHANGEUX J.P. L'homme neuronal. Fayard, Paris, 1983.

13. CONNOR J.M., FERGUSON-SMITH M.A. Congenital malformations. Essential Medical Genetics. Blackwell, Londres, 1987.

14. CUNNINGHAM F.O., FITZGERALD M.J.T. Encapsulated nerve endings in hairy skin. J Anat 1972, 112 : 93-97.

15. DELMAS A. Voies et centres nerveux, 10e éd. Masson, Paris, 1975.

16. DORLAND'S illustrated medical dictionary, 30e éd. Saunders, Philadelphie, 2000.

17. DUUS P. Diagnostic neurologique. Les bases anatomiques. Éd. française de J.P. Braun. De Boeck, Bruxelles, 1998.

18. DUVERNOY H.M., DELON S., VANNSON J.L. Cortical blood vessels of the human brain. Brain Res Bull, 1981, 7 : 519-530.

19. DUVERNOY H.M. The human hippo-campus, 2e éd. Springer, Berlin, 1998.

20. ELIAS H., PAULY J.E., BURNS E.R. Histologie et micro-anatomie du corps humain. Piccin, Padoue, 1984.

21. ELLIS H., LOGAN B., DIXON A. Human cross-sectional anatomy. Atlas of body sections and CT images. Butterworth-Heinemann Ltd., Oxford, 1991.

22. ENGLAND M.A., WAKELY J. A color atlas of the brain and spinal cord. Wolfe, Londres, 1991.

23. FELDMEYER J.J. Cerveau et pensée. La conquête des neurosciences. Georg, Paris-Genève, 2002.

24. FELTEN D.L., JOZEFOWICZ R.F. Atlas de neurosciences humaines de Netter. Masson, Paris, 2003.

25. FENEIS H. Pocket atlas of human anatomy. Thieme, Stuttgart, 2000.

26. FITZGERALD M.J.T., FOLANCURRAN J. Neuro-anatomie clinique et neurosciences connexes. Éd. française de R. Perelman. Maloine, Paris, 2003.

27. FITZPATRICK R., McCLOSKEY D.I. Proprioceptive, visual and vestibular thresholds for the perception of sway during standing in humans. J Physiol 1994, 478 : 173-186.

28. FIX J.D. Neuro-anatomie, 2e éd. française, traduction d'A. Dhem. De Boeck Université, Bruxelles, 2000.

29. FUSTER J.M. The prefrontal cortex. Raven Press, New York, 1997.

30. GILBERT S.F. Biologie du développement, 2e éd. française de S. Rolin et E. Brachet. De Boeck, Bruxelles, 2004.

31. GOUAZÉ A. L'examen neurologique et ses bases anatomiques. Expansion scientifique française, Paris, 1983.

32. GOUAZÉ A. Neuroanatomie clinique, 3e éd. Expansion scientifique française, Paris, 1988.

33. GOULD S.J. La mal-mesure de l'homme. Odile Jacob, Paris, 1997.

34. GREGORY R.L. Le cerveau. Un inconnu. Dictionnaire encyclopédique. Traduction française de J. Doubovetzky. Robert Laffont, Paris, 1993.

35. GROEN D.J., BALJET R., DRUKKER J. Nerves and nerve plexuses of the human vertebral column. Am J Anat 1990, 188 : 282-296.

36. GUÉRIN J., BIOULAC B., HENRY P., LOISEAU P. Système nerveux végétatif. Sandoz, Rueil-Malmaison, 1979.

37. GUILLERY R.W. Anatomical evidence concerning the role of the thalamus in corticocortical communication a brief review. J Anat 1995, 187 : 583-592.

38. HAMER D.H. et al. Male homosexuality. A linkage between DNA marker on the Xchromosome and male sexual orientation. Science 1993, 261 : 321-327.

39. HAMILTON BOY and HOSSMAN'S. Human embryology. W. Heffer and sons, Cambridge. Williams-Wilkins, Baltimore, 1972.

40. HIRAKI T., GOTO S., YOKOTA A., OSTA T., MATSUKADO Y. The level of termination of the spinal cord and the dural sac in fetal stage. Brain and development 1983, (5) 2 : 235.

41. HOLLINSHEAD W. Anatomy for surgeons. Harper and Row, Philadelphie, 1982.

42. HOUDART R. Introduction à la neurologie,

Tome 1 : Les syndromes topographiques et l'examen neurologique, Tome 2 : Les grandes étiologies. Sandoz, Rueil-Malmaison, 1972, 1974.

43. JEANNEROD M. Le cerveau intime. Odile Jacob, Paris, 2002.

44. JUNQUIERA L.C., CARNEIRO J., KELLEY R.O. Histologie, 2e éd. française de M. Maillet. Piccin, Padoue, 2001.

45. KAHLE W., LEONHARDT H., PLATZER W. Anatomie 3 : Système nerveux et organes des sens. Flammarion, Paris, 1979.

46. KAMINA P. Dictionnaire atlas d'anatomie. Maloine, Paris, 1983.

47. KEITH L. MOORE. L'être humain en développement. Embryologie orientée vers la clinique. Vigot, Paris, 1974.

48. KORITKE J.G., SICK H. Atlas of sectional human anatomy, 2e éd. Urban and Schwarzenberg, Munich, 1988.

49. KRSTIC′ R.V. Illustrated encyclopedia of human histology. Springer-Verlag, Berlin, 1984.

50. KWAK H.H., PARK H.D. et al. Branching patterns of the facial nerve and its communication with the auriculotemporal nerve. Surg Radiol Anat 2004, 26 : 494-500.

51. La mémoire (numéro spécial). La recherche, 267. Paris, 1994.

52. La moitié oubliée du cerveau. Les cellules gliales. Pour la science, 323. Paris, 2004.

53. LANGMAN J. Embryologie médicale, 7e éd. Pradel, Paris, 2003.

54. LARSEN W.J. Embryologie humaine, 2e éd. Éd. française d'A. Dhem. De Boeck, Bruxelles, 2003.

55. LASJAUNIAS P., BERENSTEIN A. Surgical neuro-angiography. Springer-Verlag, Berlin, 1987.

56. Le cerveau (numéro spécial, éd. française). Pour la science, 25. Paris, 1979.

57. Le cerveau (numéro spécial). La recherche, 289. Société d'éditions scientifiques. Paris, 1996.

58. Le corps transparent. Pour la science, 338. Paris, 2005.

59. LAZORTHES G. Le système nerveux central. Masson, Paris, 1973.

60. LAZORTHES G. Le système nerveux périphérique. Description, systématisation, exploration. Masson, Paris, 1981.

61. LAZORTHES G., GOUAZÉ A., DJINDJIAN R. Vascularisation de la moelle épinière. Masson, Paris, 1973.

62. LAZORTHES G., GOUAZÉ A., SALAMON G. Vascularisation et circulation cérébrales, Tomes 1 et 2. Masson, Paris, 1976, 1978.

63. LEGENT F. et al. Manuel pratique d'ORL, 3e éd. Masson, Paris, 1990.

64. LEMIRE R.J. Variations in development of the caudal neural tube in human embryos (Horizons XIV-XXI). Teratology 1973, 2 : 361-370.

65. LOUIS R. Chirurgie du rachis. Anatomie chirurgicale et voies d'abord. Springer-Verlag, Berlin, 1993.

66. MAIN D.M., MENNUTI M.T. Neural tube defects : issues in prenatal diagnosis and counselling. Obstet Gynecol 1986, 67 : 1, 1-16.

67. MEUNIER J.M., SHVALOFF A. Neurotransmetteurs, 2e éd. Masson, Paris, 1995.

68. MOORE K.L., DALLEY A.F. Anatomie médicale. Aspects fondamentaux et applications cliniques. Éd. française de J. Milaire. De Boeck, Bruxelles, 2001.

69. MOUNTCASTLE V.B. The columnar organization of the cerebral cortex. Brain 1997, 120 : 701-722.

70. MULLER F., O'RAHILLY R. The development of the human brain, the closure of the caudal neuropore and the beginning of secondary neurulation at stage 12. Anat Embryol 1987 (176) : 413-430.

71. NETTER F.H. Atlas d'anatomie humaine. Éd. française de P. Kamina. Masson, Paris, 2004.

72. NIEWENHUYS R., VOOGD J., VAN HUIJZEN C. The human central nervous system. Synopsis and atlas, 3e éd. Springer-Verlag, Berlin, 1988.

73. Nomina Anatomica, 6e éd. Williams-Wilkins, Londres, 1993.

74. O'RAHILLY R., MULLER F., BOSSY J. Atlas des stades de développement des formes extérieures de l'encéphale chez l'embryon humain. Arch Anat Hist Embr norm et exp 1986, (69) : 3-39.

75. PATURET G. Traité d'anatomie humaine, Tome 4 : Système nerveux. Masson, Paris, 1951.

76. PAXINOS G., MAI J.K. The human nervous system, 2e éd. Elsevier Academic Press, San Diego, 2004.

77. POIRIER J., RIBADEAU-DUMAS J.L., CATALA M., GHERARDI R.K., BERNAUDIN J.-F. Abrégé d'histologie moléculaire, 5e éd. Masson, Paris, 1997.

78. POLLARD T.D., EARNSHAW W.C. Biologie cellulaire (éd. française). Elsevier, Paris, 2004.

79. PRICE C.J. The anatomy of language : contributions from functional imaging. J Anat 2000, 197 : 335-339.

80. PRITCHARD T.C., ALLOWAY D.K. Neurosciences médicales. Éd. française de Y.R. Tran Dinh. De Boeck Université, Bruxelles, 2002.

81. PURVES D., AUGUSTINE G.J., FITZPATRICK D., KATZ L.C. et al. Neurosciences, 2e éd. française de J.M. Coquery. De Boeck, Bruxelles, 2003.

82. REYCHLER P. Traité de pathologie buccale et maxillo-faciale. De Boeck, Bruxelles, 1980.

83. RICE G. et al. Male homosexuality : absence of linkage to microsatellite markers at Xq28. Science, 284 : 665-667.

84. ROBERTS A.C., ROBBINS T.W., WEUSKRANTZ L. The prefrontal cortex : executive and cognitive functions. Oxford University Press, 1998.

85. ROMANES G.J. Cunningham's textbook of anatomy, 11e éd. Oxford University Press,

Londres, 1972.

86. ROMEROWSKI J., BRESSON G. Morphologie dentaire de l'adulte. Encycl Méd Chir, Stomatologie-Odontologie, 22-003-A-10, 1994, 34 p.

87. ROUVIÈRE H., DELMAS A. Anatomie humaine, 15e éd. Masson, Paris, 2002.

88. SALAMON G. Atlas de la vascularisation artérielle du cerveau chez l'homme. Sandoz, Paris, 1971.

89. SMITH M.C., DEACON P. Topographical anatomy of the posterior columns of the spinal cord in man. Brain 1984, 107 : 671-698.

90. SNELL R.S. Clinical neuroanatomy, 6e éd. Lippincott Williams-Wilkins, 2006.

91. SOBOTTA J., PUTZ R., PABST R. Atlas d'anatomie humaine, 3e éd. française d'A. Dhem et A. Gouazé. Éditions médicales internationales, Cachan, 1993.

92. Spécial cerveau. La recherche, 410. Société d'éditions scientifiques, Paris, 2007.

93. TENSER R.B. Trigeminal neuralgia. Neurology 1998, 51 : 17-19.

94. TERENGHI G. Peripheral nerve regeneration and neurotrophie factors. J Anat 1999, 194 : 1-14.

95. Terminologia Anatomica. International anatomical terminology. Federative comitee on anatomical terminology. Thieme, Stuttgart, 1998.

96. TORSTEN B., MÖLLER T.B., REIF E. Atlas de poche d'anatomie en coupes sériées TDM-IRM. Éd. française de M. Williams. Flammarion, Paris, 2001.

97. VIDAL C., BENOÎT-BROWAEZ D. Cerveau, sexe et pouvoir. Belin, Paris, 2005.

98. WAXMAN S., KOCSIS J.D., STYS P.K. The axon. Oxford University Press, New York, 1995.

99. WILKINSON J.L. Neuroanatomy for medical students, 2e éd. Butterworth-Heinemann Ltd., Cambridge, 1992.

100. WILLIAMS P.L. Gray's anatomy, 39e éd. Chruchill Livingstone, Londres, 2004.

101. WILSON-PAWELS L., AKESSON E.J., STEWART P.A. Cranial nerves. Anatomy and clinical comments. Decker B.C. Inc., Toronto, 2002.

索引